U0216381

悦 读 阅 美 · 生 活 更 美

女性生活时尚阅读品牌

☐ 宁静　　☐ 丰富　　☐ 独立　　☐ 光彩照人　　☐ 慢养育

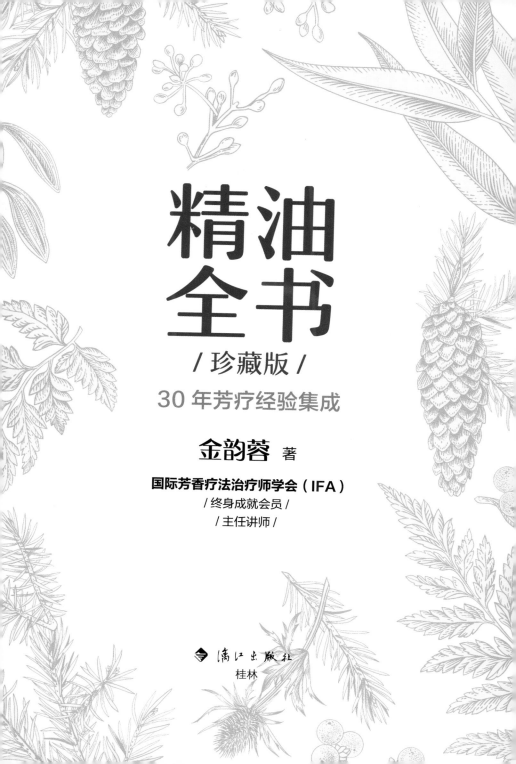

# 精油全书

## /珍藏版/

### 30年芳疗经验集成

**金韵蓉** 著

**国际芳香疗法治疗师学会（IFA）**

/终身成就会员/

/主任讲师/

漓江出版社

桂林

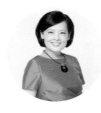

金韵蓉

一个总喜欢介绍自己是兼具两种身份的专业人士。

第一个重要身份，是拥有在医院里多年临床心理治疗工作经验的心理学专业人士；

第二个重要身份，是拥有多年生活经验的过来人，于数十年岁月中积累了无价的智慧。

和芳香疗法或精油的关系，源于本身的心理治疗专业需求。在临床经验中发现，运用植物精油的天然香气而进行的嗅觉疗法，是安抚甚至治疗情绪和心理的最佳途径之一，它既安全有效，又容易被接受，因此，遂将精油心理治疗作为重要学科潜心研究30多年时间。为IFA（International Federation of Aromatherapists）国际芳香疗法治疗师学会终身成就会员，主任讲师。

如今，专心教授芳香疗法课程，希望能为学员留下美好的传承。此外，也应邀到各地就亲子教育、情绪管理、亲密关系等主题发表演讲或主持工作坊。

除了讲课之外，写作也是热爱的工作，早年为报纸和杂志写专栏，练就了勤于笔耕的良好习惯和写作速度，如今已出版的畅销书有 20 多本，主题包括女性成长、亲子教育、婚姻家庭、色彩心理学、旅游札记，以及芳香疗法。

金韵蓉老师微博

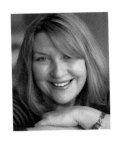

## 瓦勒莉·安·沃伍德医生
## （Dr Valerie Ann Worwood）

**精油医疗的顾问和专家；辅助疗法医生；AG™ 芳香基因学 Aroma-Genera system of personality 创始人；享誉世界的讲师；著有 8 本精油专著的畅销书作家，作品已被翻译为 10 种语言。**

精油是来自丰饶大自然的理疗圣品。每一朵花，每一颗果实，每一个叶片，每一块根茎和树皮，都能萃取出精油，为人类的健康和福祉做出贡献。精油所富含的无限疗愈潜能，能强健我们的身体，提振我们的情绪，舒缓我们的心灵。虽然"芳香疗法"这个词汇，曾经局限于专业人士使用精油来帮助身心灵健康的范畴，但如今，全世界已经有超过千百万人将精油运用在日常生活的各个层面中。

金韵蓉老师 Tammy Liu 是一位备受尊敬的精油大师，同时也是一位拥有天赋的老师和讲师。在她辉煌的专业生涯中，包含了将精油对身心健康的贡献介绍进了亚洲。她开设了中国第一所受到国际认证的专业芳香疗法学校，通过她的诚信正直和专业能力，令人鼓舞地将芳香疗法的知识传授给成千上万的学生。对于向往身心健康的人，她深知大自然的精油能带给他们怎样的帮助。

Essential oils are derived from natures bountiful pharmacy. Each flower, fruit, leaf, root and bark that produce an essential oil is contributing to the health and wellbeing of mankind. The limitless therapeutic potential of essential oils can heal the body, uplift the mind and sooth the soul. Although aromatherapy is the professional use of essential oils, for health and wellbeing, there are millions of people around the world that use essential oils in their daily life.

Tammy Liu is a respected Master of Aromatherapy and a gifted teacher and lecturer, who in her illustrious career introduced the application of essential oils and aromatherapy for health and wellbeing to Asia. Opening the first accredited institute of Aromatherapy in China, her integrity and ability to pass on her experience and knowledge to thousands of students is inspirational. Ms Tammy Lui understands the possibilities that natures essential oils have to help all those who wish to achieve a sense of wellbeing.

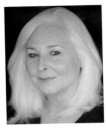

## 科琳·奥夫莱厄蒂 - 希尔德
## （Colleen O'Flaherty-Hilder）

ATP ™ (Alchemical Transformation Programmes ™ ) 自然疗法创始人；作家；IFA 国际芳香疗法治疗师学会主席（2014—2018）和 30 年以上的会员。

　　我在专业实践中积累了丰富的精油经验，这更让我在面对珍贵精油的治疗能力时，深感谦卑。作为植物的精质，它们携带着植物特有的遗传智慧，这些智慧超越了它们的香气和天然化学成分。而作为一位真正的治疗师，我们必须能与这些智慧沟通，才能宣称自己拥有帮助他人的能力。但是，这种智慧不能从短期课程或信息不完整的书籍中获得。金韵蓉老师 Tammy Liu 是一名作家和教师，对植物的智慧有着很深的理解，而这种理解显然来自严格的学习纪律和多年的实践经验——因为唯有如此，你才能拥有值得传授他人的精油知识。

　　My extensive experience with Essential Oils in professional practice has given me a deep humility of the therapeutic ability of these precious oils that extends beyond their aroma or their chemical composition. As essences, they carry the unique genetic wisdom of their plant, and it is that knowledge with which we must communicate to be effective therapists. But, that wisdom cannot be gained from short courses or books with incomplete information. Tammy Liu is an author and teacher who has a deep relationship with this wisdom that has obviously evolved from the strict disciplines of study and many years of experience - only then can you say that you have knowledge of essential oils worthy to impart to others.

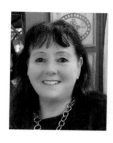

## 宝琳·艾伦
### （Pauline Allen）

**IFA 国际芳香疗法治疗师学会 执行长**

芳香疗法既是一门科学，也是关乎生命哲学的自然疗法，因此不仅需要专业的知识，也需要多年的专业实践经验。金韵蓉老师 Tammy Liu 是 IFA 的终身成就会员，也是 IFA 30 年的会员，对将 IFA 专业芳香疗法教育引进中国，有极大的贡献，也在中国拥有众多的学生，训练出许多的专业治疗师。我们俩既是同僚，也是多年好友，很开心为大家推荐这本书。

Aromatherapy is not only a science, but also a natural therapy related to the philosophy of life, so it not only needs professional knowledge, but also years of practical experience. Tammy Liu has been a fellow and member of IFA for 30 years. She has made great contributions to bringing the IFA's professional aromatherapy education into China, where a large number of students have trained with her to become professional aromatherapists. We are colleagues and friends for many years, and I am very happy to recommend this book.

## 孙俪（演员）

我喜欢一切和生活有关的东西。

对我来说，生活就像是一种态度。

特别是那种纯天然、健康、舒适的生活状态。

可能是天秤座的爱好兴趣太广泛了，但凡不同的、有趣的、有益身心健康的，我就会忍不住地想去研究它。

我和金老师的缘分，起源于一次活动上的相遇，也从此开启了我研究精油的大门。

精油听起来很时尚、很优雅，但其实它有不同药理与疗愈作用。不同的体质可能就有不同的护理方式，好比每个人都有一种性格，有些是树干型的，有些是叶片型的，这就是各人的特质，与生俱来。同样一种味道，不同性格的人就有完全不同的认识。

所以我时常会请金老师帮我上课，久而久之我们成为了好朋友。

金老师不但很懂精油，而且是专业的心理治疗师，最难得的是她特别懂女人、懂生活，所以她总是能根据我的体质，与当下不同的心理状态跟需求，给我不同的配方建议，在金老师的帮助下，探索精油世界更加事半功倍，这是我切身的体会。

希望这次透过金老师的《精油全书（珍藏版）》，能让更多的人领略精油的奥秘，跟着金老师的"芳香思维"，举一反三，能轻松地让生活变得更健康、更美好。

不管是因紧张繁忙而引起的生理失调

因情绪压力所引致的心理障碍

或因失去所爱而造成的心灵伤害

都能在芳香中获得安抚和平衡


芳香令我们——

以积极正面的角度看待事情

用乐观的态度和温柔的心情去接受每一个当下

不管处艰难、处困苦、处快乐、处欢愉

都能有一颗安定而温暖的灵魂

保护我们更勇敢坚强

更温柔快乐


金韵蓉

# 目 录
Contents

PART **01**

# 芳香疗法的过去与现在

PART **02**

# 精油是什么？

# PART 03

## 精油的类别

# PART 04

## 精油档案

PART **05**

## 媒介油档案

PART **06**

## 纯露档案

# 芳香进行式

PART **08**

芳香收藏室

## 初版自序
## 情凝芳香

从学校毕业之后，我的第一份工作是在医院专门治疗心理和行为异常儿童的心理卫生中心，担任儿童心理治疗师。8年多的时间里，我工作得十分辛苦，原因不是身体太累，而是情绪的负荷让我喘不过气来。每天上班，对我来说都是一种严酷的煎熬，看见一对对父母惶惑无助的眼神，一个个本该像小天使却表现得像恶魔般的孩子，我的心时刻都像被撕裂一般痛苦难受。

于是，我逃到了学校心理辅导体系，专门负责培训初、高中的辅导老师，同时也帮助辅导老师辅导那些需要被专业治疗的青少年。开始，我满心以为终于可以比较铁石心肠地面对已经有自理能力的大孩子了，没想到它又是另一场痛苦经历的开始。老师们带来的个案让我备受挫折，并深感自己能力的渺小。我无力改变严酷的升学压力，无力改变家长对孩子殷切的期望，无力改变荷尔蒙作怪下不安定的灵魂，更无力改变社会环境的诱惑和险恶。终于有一天，在宣告一个原来成绩顶尖的男孩必须结束心理治疗而转往精神科住院治疗后，我决定必须转换工作。

我的第三份心理辅导工作，是在当时才刚刚萌芽的家庭医学门诊里的婚姻辅导中心，也就是所谓的婚姻门诊。在 6 年多的婚姻治疗师职业生涯中，我虽然已拥有更多的岁月历练和人生经验，已不再为个案感到锥心刺骨的难过，可以冷静地以专业的角度看待并解决问题，但看见原本相知相爱的恋人，当那最初的爱恋和感动在婚姻中被磨蚀得百孔千疮，甚至必须以离婚收场时，情绪还是不免受到影响而难以释怀。

　　我变得越来越不快乐，越来越消极，越来越不相信人间还有纯真美好的事物。因此，我知道是时候了，是该勇敢面对自己的弱点和不足，承认自己不是优秀的心理治疗师，明白自己无法只以"同理"而非"同情"的专业角度来面对如溺水般挣扎的个案。于是我选择离开，挥别十多年的心理辅导工作，寻找一个更适合我"温柔心肠"（更确切地说，是懦弱！）的专业。

　　到巴黎学习色彩心理治疗，到伦敦学习自然疗法和芳香疗法，就成为我既能延续热爱的心理治疗专业，又能转换到适合自己灵魂跑道的职业规划。结果，遇见精油，其成为我生命中最美好的事物之一；芳香疗法，也成为我日后得以安身立命的美丽选择。

在伦敦启蒙以及之后不断学习和实践的过程中，我一次次见识了精油对身心症状的神奇理疗功能。不管是因紧张繁忙而引起的生理失调，还是因情绪压力所引致的心理障碍，或是因失去所爱而造成的心灵伤害，都能借由萃取自植物的芳香精油，以香气牵动大脑知觉的嗅觉疗法和天然化学成分对生理器官的协调作用，来获得安抚和平衡。

更棒的是，芳香精油还能通过诱发孩提时代的快乐记忆，帮助我们以积极正面的角度看待事情。当我们经历过生命，知道人生的旅途无法天色常蓝、花香常漫；知道世事艰难，无法常晴无雨、常乐无苦。如此，我们才需要有乐观的态度和温柔的心情去接受每一个当下，不管处艰难、处困苦、处快乐、处欢愉，都能有一颗安定而温暖的灵魂，保护我们更勇敢坚强，更温柔快乐。

我很庆幸自己终能找到既结合所学，又符合自己性格的专业，更高兴的是，自 2004 年开始，我又担任国际芳香疗法治疗师学会（IFA,International Federation of Aromatherapist）在大中华区的教育推广工作，并且将芳香疗法和心理治疗结合在一起帮助了许多有需要的朋友。因此，这本书，是我个人从 1991 年开始已钻研 15 年的芳香疗法的研究报告，也希望以此和更多热爱生命的朋友结缘。

金韵蓉

2006 年 3 月

# 再版自序

我第一次听说芳香疗法，是在 1986 年的秋天，那时现代芳香疗法的研究风潮刚刚兴起，世界上第一个芳香疗法学术组织 IFA（International Federation of Aromatherapist）才刚在前一年，也就是 1985 年的夏天，于英国伦敦成立。

我之所以被这个很时新的芳香疗法所吸引，是因为那时在医院的心理卫生中心担任心理治疗师的我，看见了专业心理学期刊《今日心理学》（Psychology Today）里的一篇论文，论文中阐述了精油的天然香气能通过嗅觉器官进入大脑的边缘系统，借由释放深埋在潜意识里的情绪记忆，来达到心理情绪的疗愈目的。因此，出于求知，也出于实际工作的需要，我在 1988 年的春天，来到了位于英国肯特郡的学校，跟随老师学习芳香疗法，并且在 1991 年，取得了 IFA 国际认证的专业芳香疗法治疗师资格，同时也开始把精油应用在我的心理治疗工作上。

不过在这里我必须坦白一件事：1991 年，也就是近 30 年前，我参加的 IFA 认证考试，其难度、深度和广度，不及今天国际认证考试的十分之一，而且当时有些观点甚至在今天看来还是错误的。例如，我的一位英国老师认为，不能把同属于顺势疗法的精油和中药材放在同一个柜子里，也不能同时使用，因为它们的疗愈能力会彼此抵消。

但事实上，自从 20 多年前我把芳香疗法教学引进国内之后，有好多学习中医的学生跟着我学习这门崭新的课程，她们学成回到自己的工作岗位之后，根据自己的专业理解和知识，把精油和中医结合在一起，得到了非常好、非常惊人的疗愈成果。在今天，姑且不论在中国的发展，即便是在现代芳香疗法发源地的英国，几乎每一个小镇里都能看见一个把精油和中医结合在一起的工作室或诊所，而用精油来刮痧或推拿，也成为举世公认的良方。

作为自然疗法中最闪耀的一颗明星，既安全又有疗愈能力的精油当然也吸引了各个不同专业领域的注意，除了精神科医师和心理治疗师之外，专门研究大脑如何运作的神经内科学界，在最近的 10 年之内，进行了为数众多的、非常具有价值的严谨科学研究，其中最受瞩目的研究成果，是精油对阿尔茨海默病的预防、减缓和复健的理疗能力。

除了阿尔茨海默病之外，精油对于癌症的理疗功能也是研究人员关注的问题。因此，同样地，过去的 10 年之内，在全球范围的大学实验室里也有非常多的严谨实验已然完成研究或正在进行中。而在这些已然完成的实验研究报告里，我们也欣喜地发现，在针对癌症的理疗功能上，精油不仅仅能作为在传统认知上对癌末病人的安宁照护，同时也具有一定程度的理疗能力。

当然，不管是对阿尔茨海默病还是癌症的护理功效，精油仍然需要有更多、更深入、更科学严谨的实验研究证据来支撑它的理疗能力，我向来严格主张并郑重告诚学生：作为没有受过严谨的医学养成教育、非医学专业的芳香疗法治疗师，对于任何生理疾病，精油只能严格遵守对生理疾病的"预防"和"康复"这两个层面，对于生理疾病的"治疗"，别说是实际行动，哪怕只是"宣称"都是不被允许的事。

因此，我总是非常清楚和严厉地告诉学生，有一条专业道德的红线绝对不能跨越：那就是，但凡遇到需要治疗的生理疾病，芳香疗法治疗师必须立刻退后，请个案寻求专科医师的诊断和帮助，如果经过医师的诊断，确认个案不需要立即的医疗介入，这时，我们才能往前一步，提供精油在预防感染、缓解症状、增强免疫力、康复体能方面的协助，否则个案很可能就会因为我们的自大自夸和不负责任，延误了就医的黄金时间。另外，也唯有如此严格自律，我们才能为精油最美好的能力——"改善身心症"的能力，赢得应有的尊敬。

《精油全书》第一版付梓于2006年，15年间，虽然对芳香疗法、对每一个单方精油的基本认识和基本理论并没有改变，但确实因为更多的实验研究，以及更多的实践经验的加入，拓展和加深了我们对这个学科的知识、理解和视野。因此，当出版社和我商量要重新出版这本书时，我在倍感荣幸的当下，也清晰地表达原来书本里的知识已不能概括芳香疗法现今的发展全貌。

感谢漓江出版社的编辑老师们，允许并给予我足够的时间来丰富和完整这本书的内容，我用了半年多的时间，用心查阅了许许多多的研究报告和实验结果，在原书的 10 万字内容上，又增加了近 10 万字的内容，而所增加的内容大多集中在每一个单方精油疗愈能力的实验研究和实践成果上。

希望这本《精油全书》既能给专业同行们提供具有参考价值的内容，也能为对精油喜好和好奇的朋友们提供能窥其堂奥的介绍。最后，请允许我用一句我最喜欢引用的话来为芳香疗法以及精油做一个美好的注解：

我不是治疗师，因为，治疗的神奇起始于我们自己！

金韵蓉

2020 年 1 月

◎ 49 种 "珍藏级" **单方精油**，占据本书大半篇幅，
干货满满

—— 精油排序，按国际通行的英文名首字母排序。
拉丁文名是精油选购的重要指标。

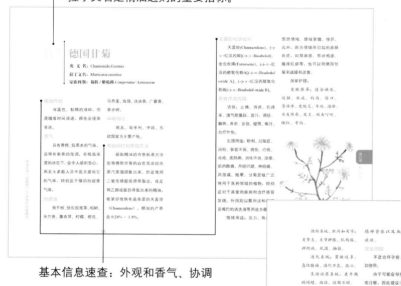

基本信息速查：外观和香气、协调
油、种植地区、萃取部位和方法、主要
化学成分、芳香疗法应用。

"精油密码"细述其性情特质、代
表功效。大量关于疗愈能力的实验研究
和实践成果，参考价值极高。

49 种精油，全部经过漫长的"认证"考验。

"认证"，指需要被足够多的专业芳疗师所使用，取得了足够说服力的疗愈成果和科学证据，进而具有栽种培育的经济价值。

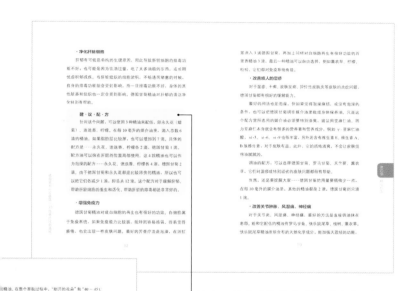

注意，代表功效均有建议用法或 / 和经典配方，不限于"建议配方"形式。千万别错过。

# ◎ 27 种**媒介油** +5 种媲美精油**的优质纯露**

媒介油排序，按国际通行的英
文名首字母排序。

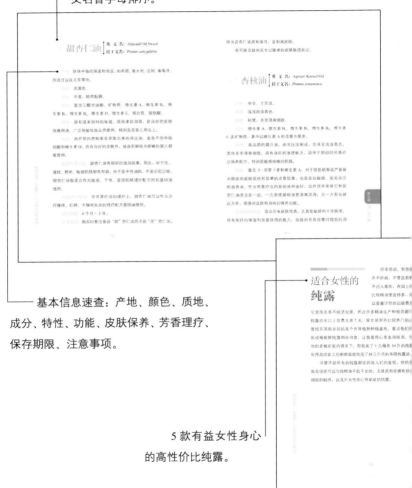

基本信息速查：产地、颜色、质地、
成分、特性、功能、皮肤保养、芳香理疗、
保存期限、注意事项。

5 款有益女性身心
的高性价比纯露。

推荐充分发挥功效的使用方法。

泡澡

### 02 罗马甘菊纯露 Roman Chamomile / Chamaemelum nobile

## 奥图玫瑰纯露 Rose / Rosa damascene

保湿喷雾

护理面膜

纯露的"使用方法和效用"速查

# ◎ "芳香进行式"，360度场景应用速查

主题场景，按部就班，应用方法、要点、注意事项、步骤、配方……全景无死角。

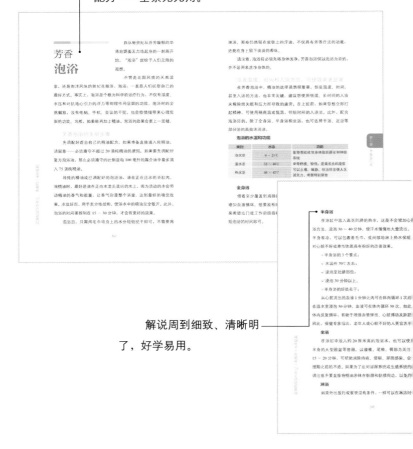

解说周到细致、清晰明了，好学易用。

囊括泡浴、足浴、手浴，热和冰的芳香敷布法，芳香按摩、喷雾，精油美肤，以及乳霜、精华液、洗发乳等日用保养品 DIY 等。

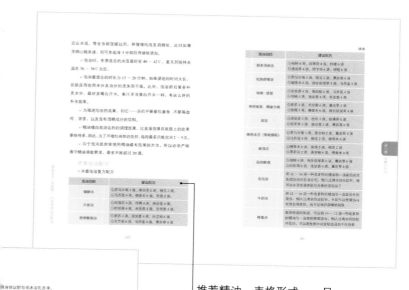

推荐精油，表格形式，一目了然，按需查用。

"心理范畴对于香气的感觉，就像是一条心灵传译的道路。"

——"芳香疗法之父"、法国化学家加德弗塞（Rene Maurice Gattéfossé）对精油护理途径的说明

PART **01**

# 芳香疗法的过去与现在

对于已成为流行生活风尚的芳香疗法，有些人以为可以用它来治疗疾病，有些人以为它仅仅是怡情养性的时髦产品。对于这些片面的认识，芳香疗法其实有其更精致且深刻的内涵。

# 回归自然的
# 芳香疗法

芳香（Aroma），意谓芬芳、香气，是一种渗透入空气中看不见但闻得到的细致物质。疗法（Therapy），意谓对疾病的医疗。

芳香疗法（Aromatherapy）是一种辅助性疗法，是与正统医疗相似，但并非取代正统医疗的护理方法。

长久以来，人类的需求激励着科学研究，带动着工商业向前跃进。然而，在 21 世纪的今天，人们在享受进步成果之余，渐渐发现文明的科技除了带来社会繁荣与生活便利之外，也让我们居住的环境开始恶化。空气品质低劣，以及随处可见的各种污染已占据了我们大部分的生活空间，各式各样的文明后遗症已开始侵蚀着我们的身体与心灵。因此，如何保持我们的身心健康，已经是当前一个重要的课题，而"回归自然"正是解决这个问题的不二法门，"预防"和"治未病"更是保持身心健康的重要方法。

在回归自然的新生活观念趋势中，芳香疗法是最广为人知也最受人欢迎的自然疗法之一。广义的芳香疗法，是指利用萃取自植物的"精油"和"香气"来达到恢复身体健康的目的。这个香气，来自从一株植物的青草、木材、花朵、果实、种子、叶片、根茎、树脂中所提炼出的精油的气味。所谓的精油，并非指一般意义上的油脂，在功能上，它更像是植物的荷尔蒙或血液。精油的芳香气味在自然界中形成了一个环环相扣的复杂系统，在此系统内，每种精油于一定的剂量下，各有其专司的治疗功能。因此，精油就如同植物的生命能量，蕴含了植物生命的原动力。

拜科学昌明之赐，今天，植物香气的应用更功能化和精致化。通过现代科技，已能将植物中有益的天然化学成分萃取出来，使它的功能达到一株植物单纯功能的数十倍或数百倍之多。而经过萃取的精油，分子极其细小，被吸入和吸收的速度和能力更是一般日用化学合成品的好几十倍。此外，由于现代生活中的许多物品都是经由石油裂解后的化学合成品，在医学知识与环保意识抬头的趋势下，人们发现化学成分所形成的惯性作用与副作用，已深深影响到人体的健康和环境品质，因此，从大自然的植物中萃取可供利用的成分，已成为拯救环境困境的必然趋势，而自然植物的安全性和有效功能更是化学合成物所无法取代的。

对于已成为流行生活风尚的芳香疗法，有些人以为可以用它来治疗疾病，也有些人以为它仅仅是怡情养性的时髦产品。对于这些片面的认识，芳香疗法其实有其更精致且深刻的内涵。被后人尊称为"芳香疗法之父"的法国化学家加德弗塞（Rene Maurice Gattéfossé）说明精油的护理途径时说："心理范畴对于香气的感觉，就像是一条心灵传译的道路。"当香气经由嗅觉神经被输送到大脑时，有一把神秘的钥匙会开启埋藏在记忆和情绪深处被刻意遗忘却又遗忘不了的情愫，这个情愫也许是欢愉的，也许是不欢愉的，但它们都会启动潜藏的能量，刺激大脑释放神经化学物质，来影响情绪、思维，甚至是身体器官的生物功能。因此，芳香疗法的真谛就在于经由香气的作用，来增强人的内在能量。它并不会直接治愈人的疾病，而是增进人们对疾病的抵抗力，以及增强克服疾病的意志能力。

# 植物精油与
# 芳香疗法简史

在植物精油和芳香疗法悠久的发展历史中，许多先民哲人在探索芳香的道路上留下了智慧的轨迹，他们主导了芳香疗法的发展，也为现代芳香疗法做出了巨大的贡献。其中有几个重要时期和几位重要人物，是认识芳香疗法必须了解的基本资料。

考古学家的研究表明，最早出现运用药草的记录，是在尼安德特人（Neanderthals）的时代。1975 年，当考古学家在伊拉克的沙尼达尔（Shanidar）挖掘出以德国的尼安德特山谷而命名的尼安德特人骨骸化石时，发现这些距今约 6 万年的骨骸周围，有药草植物的踪迹，而且其中的某些药用植物直至今天仍然被伊拉克人民所种植。

至于植物精油的历史，则可追溯至古埃及和中国，这两个文明古国为植物精油的神奇世界开启了序幕。

## 公元前——古埃及的芳香记录

古埃及的寻香之旅源于对生命与轮回的敬畏。由于古埃及人

021

相信人类的灵魂是不朽的，而且在死后仍然能保持完好并悠游于天地之间。因此，为了安放灵魂，古埃及人将法老的尸身制成"木乃伊"，用植物精油防腐，并将尸体存放在金字塔里以隔离空气和自然界的污染。

1922年，考古学家在埃及挖掘出一座图唐卡门法老王（Tutankhamun）的墓穴，发现里面有用玛瑙瓶子盛装着的由玫瑰花、杉木以及乳香提炼出的固态精油。而且神奇的是，当考古学家打开瓶盖后，它们仍然芳香四溢。据考古学家推测，这瓶精油有可能在公元前1350年就被放在金字塔里了！现今，大英博物馆和开罗美术馆，都收藏了一些从图唐卡门法老王墓穴内挖出的瓶子。

古埃及人被认为是最懂得运用药用香草植物的民族之一。根据记录，具有药用价值的香草会出现在祭祀、制作木乃伊、保养身体等各种场合。例如：古埃及的祭师发现杉木具有很好的杀菌防腐效果，便利用杉木精油来制作涂敷木乃伊的防腐油；借用香柏木的防虫害能力来烟熏纸草叶，使记有古埃及文字的纸草书得以保存并流传下来；"太阳王"阿肯那顿（Akhenaton）的时代（前1370—前1352），神职医师每天都会在公共场所燃烧芳香药草，以净化空气和预防瘟疫；而位居最高神职的祭师则会在神庙的实验室中，制作香药酒，并在祭祀庆典中分享给会众。

古埃及的医药及香水、香料等皆由花朵萃取而来。古埃及妇女将香料涂抹于身体、头发及其圆锥形的香蜡头饰上。可惜的是，香蜡头饰在阳光下会融化并流得满头满脸，而地处沙漠的古埃及

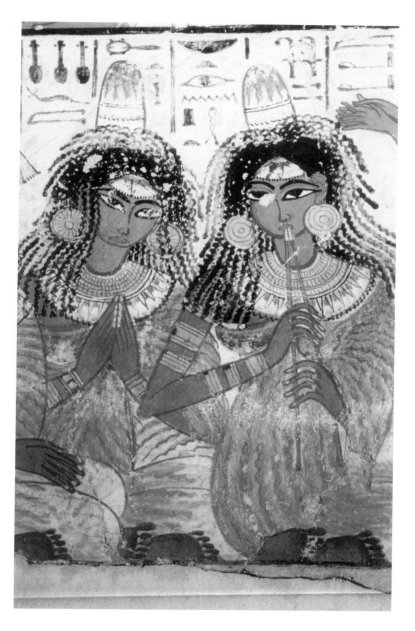

又终年艳阳高照。古埃及妇女善于装扮，可以说是将精油作为美容用途的滥觞。而它最美丽的代言人就是著名的埃及艳后克里奥佩特拉（前69—前30）。

对香料的运用十分精通和讲究的埃及艳后，第一次与安东尼会面时，便将自己乘坐的船的船帆浸入香料后晒干，以香气来魅惑安东尼，让安东尼自此神魂颠倒无法自拔，而安东尼送给她的礼物中，也有当时极为昂贵的没药香膏。至今，埃及的商场和街道商店中，仍然有乳香、没药、白松香、檀香的树脂和精油销售。

## 公元前——中国的芳香记录

古老的中国对植物和草药的治疗能力有非常深入的理解。直到今天，草药和植物精油仍然是中医在进行针灸治疗时必须使用的药物。中国人对草药的运用已经有好几千年的历史，最早有关植物医疗能力的研究书籍，可以上溯到两千多年以前的《黄帝内经》。

而明朝李时珍撰写、刊于1590年、全书共190多万字、分为52卷的《本草纲目》，则载有药草1892种，收集医方11096个。这些药用植物，以及由这些药草所萃取出的药油，至今仍然活跃在精油界，并且被广泛地使用。例如《本草纲目》中就提及人参、当归、白芷、肉桂等目前芳香疗法界仍然在使用的植物。

## 公元前——古希腊的芳香记录

亚历山大大帝于公元前331年征服埃及后，埃及受希腊人统治近 300 年。古希腊人从古埃及人那里学到了有关精油的知识，并将之用于健康温泉（SPA）、健康农场（Health Farm）以及浴池（Bath）上。当时，香水及身体保养是精油的主要用途，而香料也广泛应用于医疗领域。

原本希腊的学生都在希腊的医校接受医学训练，但到大约公元前 400 年时，希腊的科斯岛（Cos）开办了自己的医学院，而著名的希腊医师希波克拉底（Hippocrates）（前 460 — 前 377）就是在此学习医学并研究了 300 多种药草的用途。根据记载，希波克拉底采用自然香料和草药来预防和治疗疫病及传染病，其中包括经常以没药、百里香作为治疗疮伤的处方油。而公元 1 世纪时，希腊医生迪奥斯科里德斯（Dioscorides）则以大蒜来对抗传染病。

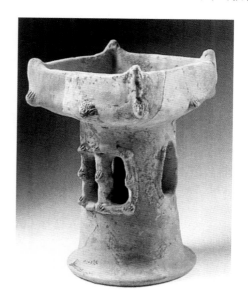

希波克拉底曾在医疗处方中建议"每日接受芳香药油浴及芳香药油按摩，可重拾健康"，他还建议病人家属以焚香来净化空气品质，预防传染病的蔓延和杜绝感染。影响了现代西方医学的希腊名医，同时也是罗马皇帝御医的格伦（Claudius Galenus，英译为 Galen，129—199），也在医书中强烈建议在室内焚香以净化空气。

## 公元前——罗马帝国的芳香记录

当公元前 30 年罗马人攻入并接管希腊时，所有关于草药的用法即由希腊人传授给了罗马人，而后又由罗马兵丁传扬至被其征服的许多国家。

承继了古埃及和古希腊医学技术的古罗马人，将药草学和香药油提升到了享乐的层面。古罗马人很喜欢香料，他们将香水运用在很多地方，包括用香精遍洒屋墙或喷在头发、身体及衣服上，

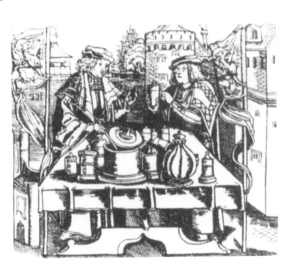

并进一步将香精等放入用玛瑙、玻璃或雪花石膏所做的瓶子及坛子中。尼罗王（Nero）甚至要求银匠专门设计制作了一个银质的管子，用来将以香油制成的香水遍洒皇宫。古罗马人所用的香料有三种形态：香膏、香油及香粉。

常春藤被罗马人视为神奇的植物，常用于罗马节庆时，象征生命的延续与春天再临人间。而常春藤也是罗马神祇巴克斯（Bacchus）的代表植物。罗马帝国衰微后，史册中就鲜有关于香料的记载，香料和香精失传了好几百年。因而，这段时期在精油历史上被称为"黑暗时期"。

《圣经》中曾多次提及植物精油。门徒将耶稣的双脚浸在没药精油中（《路加福音》，第7章第8节）；之后，门徒又买了1磅的昂贵香水及纯松香（喜马拉雅山的香油膏）来清洗耶稣的双脚，并用自己的头发擦拭，使屋内充满香气。在《出埃及记》第30章第22节中记载着："上帝对摩西说'将没药、香肉桂、菖蒲、桂皮混合，按作香之法调和成圣膏油'。"《圣经》记载：在耶稣诞生时，有三位东方智者以乳香及没药作为赠物。

## 公元前——其他古老文明的芳香记录

其他古老的文明，例如印度、土耳其、阿拉伯，也有运用植物和青草的记录，他们广泛地将植物用于医疗、宗教祭祀、抵抗瘟疫，以及化妆品和香水的制作上。

公元前3000年，示巴女王（Queen of Sheba，阿拉伯南部女王）

至耶路撒冷拜访所罗门王，就是取道香料贩卖商运送乳香的路。依《旧约·列王纪上》第 10 章第 10 节中记载，示巴女王赠予所罗门王的礼物中就包含了黄金、贵重的宝石及大批香料。示巴女王庙就位于骆驼商队运送乳香的必经之路上，后人称此路途为"乳香之路"（Frankincense Route）。骆驼商队要从此经过还须支付香料税金。

之后，伊斯兰教兴起，但其宗教仪式中并不使用任何香料，因此，乳香之路逐渐衰微，因香料之路而兴盛的城市也渐趋凋零。

## 公元后——阿拉伯的芳香记录

接着，自埃及、希腊及罗马流传下来的香料、香精知识，被翻译成波斯语和阿拉伯语传入了阿拉伯世界。阿拉伯人继拜占庭帝国和罗马帝国之后开始使用精油，到了公元 13 世纪，阿拉伯的香水在欧洲已经相当有名。阿拉伯人善于经商贸易，自印度引进东方的香料，如豆蔻、丁香、黑胡椒、肉桂，也自耶路撒冷引进穗甘松、乳香、没药，供给阿拉伯的医生作为治疗之用。

阿拉伯气候干燥，适合各种香树脂植物的生长，因此盛产各种香树脂香料。阿拉伯的香料商旅从阿拉伯南方出发，一直到叙利亚和埃及。随后因以色列和邻国之间的不友善关系，改为从红海经水路运至埃及。

阿拉伯最伟大的医师 Abu Ali Sina（980—1037），西方人称为"爱维森纳"（Avicenna），被誉为蒸馏法的发明者。爱维森纳学识广博，通晓逻辑学、几何学、数学、哲学、医学、天文学等，他在 17 岁时即已成为布哈拉（Bukhara）知名的医师。爱维森纳第

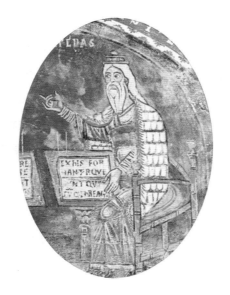

一次的实验就是从玫瑰中蒸馏出精油，而后又从许多植物中萃取出精油，用于各种慢性病的治疗。爱维森纳对樟脑、甘菊和薰衣草做了许多研究工作，他的医学论文《堪农药史第二卷》（*Canon Medicinae 2nd*）就以论述研究植物精油的医药用途为主。

### 中世纪——欧洲的芳香发展

中世纪的欧洲，随着文艺复兴的新思维浪潮，开始提倡恢复古罗马时代的各种辉煌成就，由于当时罗马帝国召集军队横扫了欧洲，使用精油的知识也随着士兵的脚步散播到罗马帝国所占领的地区。此外，罗马士兵也把用精油按摩身体的方法带到欧洲其他国家。具有创造力的罗马人还设计了盛装精油的瓶子，有玛瑙、蜜蜡及玻璃等不同的材质。

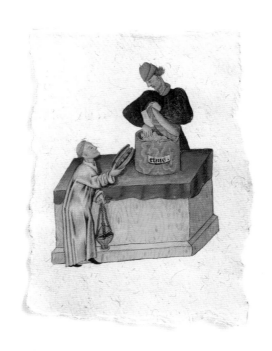

　　中世纪时期，欧洲各地盛传致命的瘟疫"黑死病"，但奇怪的是，那些在香水工厂里工作的人却很少有人患病。当时，许多科学家根据这个现象进行研究，最后发现，这些工人是因为长期接触精油（精油能增强他们的免疫能力），才免于瘟疫的传染。至此，精油的使用在欧洲达到了前所未有的高峰。

　　后来，随着罗马帝国的衰败，使用精油的记录因基督教的发展也日趋没落。一直到13世纪，一位欧洲的王公贵族将精油运用在手套的制作上，精油的使用才在欧洲再度兴起。那时，迷迭香精油是第一种被加入手套布料里的精油。

## 中世纪——欧洲对精油的学术研究

### ·希腊

公元 1 世纪，被视为"药理学之父"的希腊医生和药剂师迪奥斯科里德斯撰写了一部关于植物学和药物的重要著作《药物志》。到公元 10 世纪，在科尔多瓦的哈里发阿卜杜勒·拉赫曼三世（Abd al-Rahman Ⅲ，891—961）统治时期，这部作品被翻译成阿拉伯语。1518 年，安东尼奥·德·内布里哈（Antonio de Nebrija）在托莱多翻译学院第一次将这部作品由西班牙文译为拉丁文。1555 年，出版商胡安·拉茨奥（Juan Lacio，约 1524—1566）在安特卫普出版了译自拉丁文的西班牙文版本，该版本由教皇尤利乌斯三世 （Pope Julius Ⅲ） 的医生安德烈斯·拉古纳（Andrés Laguna）翻译完成。拉古纳

在经常去罗马出差的过程中，参阅了各种抄本以及草药医生彼得罗·安德烈亚·马蒂奥利（Pietro Andrea Matthioli）在威尼斯撰写的药用植物书籍。此版本的作品在 18 世纪中叶之前一直在编辑和完善中，在 19 世纪制作了摹本。这本书包含了 600 幅描绘植物和动物的图像，所有的物种名称都以多种语言显示在页面

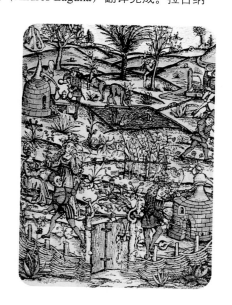

上，是跨越数个世纪知识传递的范例。

迪奥斯科里德斯医师在《药物志》中建议：将百里香药油抹在颈项和膝盖处，将薄荷油抹在手臂，将马乔莲药油抹在头部，身体的其他部位则以混合油涂抹。而奥林匹克运动员则以吸嗅百里香药油和马乔莲药油来激发勇气和斗志。

### ·法国

法国外科军医皮尔斯·巴瑞（Pierre Barrière，1520—1593），曾在家乡向理发师学习放血、灌肠、拔火罐、包扎、脱臼复位、骨折治疗及外伤治疗，后来到巴黎市立医院做了 3 年的助理医师职务。他曾以用蛋黄、玫瑰油、松香油自制的软膏，为伤兵治疗火药伤和止痛，终止了已流传了 500 年的阿拉伯烧灼法，或以热油来治疗身体创伤的古旧方法。

16 世纪之前，药草书和医书都是以手稿方式完成，并为贵族所保存。而第一本以印刷术印制、以阿拉伯文撰写的草药书，则始自 1477 年的法国马赛，这本书中介绍了 90 种草药的用途。

16 世纪，法国普罗旺斯省的格拉斯地区开始出现大片的薰衣草田，为全世界提供高品质的薰衣草精油。直到今天，法国普罗旺斯的格拉斯小镇仍然是生产薰衣草精油的重镇。

### ·英国

罗马帝国远征军攻掠欧洲时，罗马士兵将习得的新知识带到了所占领的国家，而薰衣草精油就是在这个时期被介绍到英国的。即使到了今天，薰衣草精油仍然是英国人使用最多的精油种类。

1568 年，英国植物学之父威廉·特纳（William Turner），出版了第一本不是以拉丁文而是以英文书写的《新草药》（*New Herball*），受到民众的追捧和喜爱，而至今仍享誉全球的英国花园和香草园，就是从这个时候开始的。另一位英国的植物学专家约翰·杰拉德（John Gerard），于 1597 年出版了《药草》（*The Herball*），将北美印第安人的传统药草（如烟草）和东方人的姜，介绍到了欧洲。自此，香草和香料广泛地进入了英国家庭，甚至每一个英国家庭里都有一个以主妇使用为主的自制香料实验室（Still Room）装置。

1652 年，英国著名的药草学家尼古拉斯·卡佩波（Nicholas Culpeper）完成了巨著《英国医师》（*English Physitian*）；随后又在 1653 年出版了《药草全书》（*Culpeper's Complete Herbal*）。这两本书的问世，使得普通家庭和个人有机会学习"如何掌握自己的健康"。此外，尼古拉斯·卡佩波也将以拉丁文书写的《伦敦药典》（*London Pharmacopoeia*）翻译成英文，使得药草知识更为普及。

19 世纪期间，英国医生们拜访患者时，会在自己的手肘衣袖里藏一瓶精油，用于消毒杀菌、保护自己——如果遇上传染病患者，就随时拿出来放在鼻下吸闻，以防自己被传染。

· **德国**

瑞士籍，但居住在德国的医师巴拉赛苏斯（全名为 Philippus Aureolus Theophrastus Bombastus von Hohenhein Paracelsus，1493—1541），撰写了一本《记号的学说》（*The Doctrine of*

*Signatures*），主要探讨植物的形体与人体及疾病之间的关系。他认为，每个植物都有其独特的形态和记号，因此能治愈与之相呼应的身体疾病。这本书可以说是现代自然疗法中顺势疗法、同位疗法的滥觞。

1590 年出版的《德国药典》中记载有 80 种植物精油的名称和它们的各种用途。而 1709 年，生于意大利、定居德国的吉欧凡尼·玛丽亚·法丽娜（Giovanni Maria Farina）发明了"科隆之水"（eau de Cologne）并在巴黎设厂行销。

## 19 世纪——芳香疗法的历史意义

### 雷奈·摩里斯·加德弗塞（Rene Maurice Gattéfossé）

1914—1918 年，第一次世界大战期间，法国化学家雷奈·摩里斯·加德弗塞发现精油对于外伤与灼伤有神奇的疗效。而后，因在一次实验中不慎发生爆炸，加德弗塞的手臂被严重灼伤，加德弗塞情急之下立刻将其灼伤的手臂敷上干净的薰衣草，在使用了数次薰衣草精油后，他的手臂复原得很快而且没有留下任何伤疤，这更加大了加德弗塞研究精油的兴趣。

加德弗塞首先将精油用于化妆品，并成立了自己的研究室"加德弗塞坊"。他在 1928 年出版了一本名为《芳香疗法》(Aromatherapy)的书，稍后又撰写了许多与精油治疗相关的书籍。尽管植物精油的历史可回溯至几千年前，但直到加德佛塞对沉寂多年的精油感兴趣后，精油的医疗用途才因此复生。

**珍·瓦耐**（Jean Valnet）

第二次世界大战（1935—1945）爆发后，加德弗塞的研究被迫中断，鲜有关于精油研究的文章发表。但稍后，另一位法国医师珍瓦耐受到加德弗塞研究的启发，也开始在他的医疗方案中使用精油。

珍·瓦耐既是科学家、物理治疗师、微生物学家，又是卫生保健学医师。第二次世界大战爆发后，他在法国军队担任少校及军医，也学习加德弗塞在第一次世界大战中治疗伤患的方法，将精油用于医疗用途，并且通过在第二次世界大战中的实践，发现精油对外伤有很好的疗效。

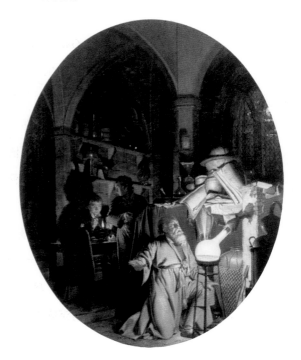

珍·瓦耐将植物精油应用于许多病症，并对精油做了相当深入的研究，也发表了许多文章。他以法文写的《芳香疗法》（*Aromatherapy*）一书出版于 1964 年，8 年后该书又被翻译成英文出版。虽然"芳香疗法"（Aromatherapy）一词是由加德弗塞所命名，但是促成"芳香疗法"的医疗用途被大众所了解的人，却是珍·瓦耐。

### 玛格丽特·莫瑞（Marguerite Maury）

玛格丽特·莫瑞女士，是一位与珍·瓦耐同时期的奥地利治疗师，她在研究了珍·瓦耐的论文和著作后，将植物精油用于美容疗法。她是第一位使用精油的非医学专业人士，并将"芳香疗法"的美容护理技术在法国扬名。莫瑞女士也是第一位将美容护理提升到医学层次的人。此外，她又发明了一套使用精油的按摩手法，至今仍被用于芳香疗法治疗中心的护理中。

莫瑞女士有许多有关芳香疗法和植物精油的著作，其中以1961 年法文版的《青春的资产》（*Le Capital Jeunesse*）和 1964 年英文版的《生命与青春的秘密》（*The Secret of Life and Youth*）这两本书最为知名。

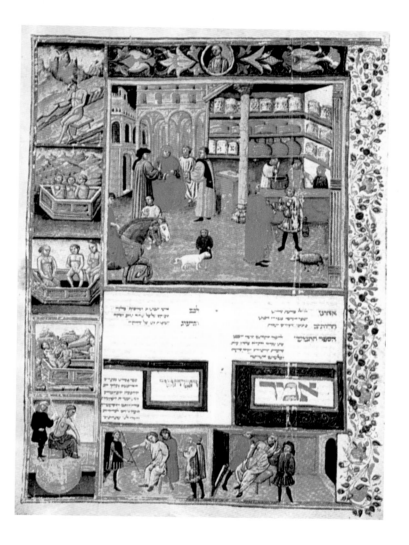

"精油是植物的血液、荷尔蒙，甚至灵魂。"

——关于"精油的本质"

# PART 02

# 精油是什么？

　　精油是存在于植物中具有生命的物质，根据它们所含有的天然化学成分，每一种精油都具有特殊的功能属性。

# 精油的
# 本质

精油是植物的血液、荷尔蒙，甚至灵魂。若要对每一种精油的特性和功能有正确的认识，就必须了解它们所含有的天然化学成分属性。

精油因植物油腺细胞分布部位的不同，可自植物的不同部位萃取而得，其存在于植物中，没有经过添加、过滤或人工合成的过程，因其在植物中只有些微的含量，所以需要大量的植物才能萃取出精油。

当我们用手指搓揉捏挤天竺葵的叶片时，你会感到手指上有些黏黏油油、带着香味的东西，那就是天竺葵精油。它是从储存于天竺葵叶片中的腺囊（sac）里释放出来的。精油是存在于植物中具有生命的物质，根据它们所含有的天然化学成分，每一种精油都具有特殊的功能属性，例如，安抚、松弛、兴奋、提神，以及许许多多针对情绪心理、身体器官和身心平衡的能力。

植物精油含有 500 种以上不同的天然化学成分，因此属性极为复杂，具有易挥发、气味芳香以及高浓缩度的性质。所以，除了薰衣草和茶树精油以外，绝对不可用纯精油直接接触手掌以外的皮肤，即使是薰衣草和茶树精油也不可直接抹在开放的伤口上，以免留下棕色痕印。

植物精油内所含有的天然化学成分是维持植物生命的重要元素，它们被称为"植物的'第五生命元素'或'植物的内在天性

（intrinsic nature）'"。因此，有人说"精油是植物的血液、荷尔蒙，甚至灵魂"。此外，若要对每一种精油的特性和功能有正确的认识，就必须了解它们所含有的天然化学成分属性，例如，醇类精油具有非常好的提神功效，醛类精油具有很好的安抚功效，等等。

精油的分子包含了阴（负）和阳（正）两种元素。含有较多阴元素的精油为"镇定油"，而含有较多阳元素的精油则为"兴奋油"。但是某些精油也会同时具有这两种性质，如薰衣草精油既能为兴奋油又具有镇定作用。有些植物可自不同部位提炼出功能不同的精油，以苦柳橙树为例：

· 自苦柳橙花瓣中所提炼出的精油，称为"橙花精油"（Neroli）；

· 自苦柳橙果皮萃取出的精油，称为"苦柳橙精油"（Orange Bitter）；

· 自苦柳橙树的叶片与嫩枝萃取的精油，称为"橙叶精油"（Petitgrain）。

# 可萃取植物
## 精油的
## 部位

花朵：玫瑰、茉莉、橙花、莲花、紫罗兰、德国甘菊等。

青草：柠檬草、香茅等。

茎叶：几乎所有的唇形科植物，如紫苏、快乐鼠尾草、牛膝草、马乔莲、香蜂草、广藿香、迷迭香、欧薄荷、百里香等。

果实：柠檬、佛手柑、莱姆（青柠）、柳橙、葡萄柚、杜松莓等。

根茎：白芷根、缬草、生姜等。

种子：芫荽、豆蔻、黑胡椒等。

木材：杉木、檀香木、紫檀、松木等。

树脂：乳香、没药、安息香、甘松香、榄香脂等。

# 精油的
## 神奇能力

植物精油主要从以下三个方面来帮助我们。

### 1. 药理方面 (pharmacologically)

指精油在血液循环的运作。

精油分子的结构非常复杂，包含数百种不同的天然化学物质，这些成分会经由血液循环运送至身体各个部位，和人体内的化学成分产生反应，影响荷尔蒙分泌和酵素的运作，进而影响生理功能。

例如：茴香精油含有天然雌激素，能模仿并调节体内雌激素的分泌，因此是很好的更年期和月经周期调理油；百里香精油和茶树精油能增进白细胞的生成，加强身体的免疫功能，所以是很好的杀菌、消毒精油。

## 2. 生理方面（physiologically）

指精油对人体系统和器官的帮助。

精油的部分天然化学成分和身体某些部位关系密切，这些精油分子能有效作用于人体，产生平衡、镇定、振奋、激励等功效。

例如：紫苏精油具有兴奋神经的功能，能增强记忆力和帮助注意力集中；薰衣草精油则对神经细胞有很好的安抚作用，对失眠、镇定极具功效。

## 3. 心理方面（psychologically）

指精油经由神经系统对香气的刺激反应而影响情绪和心理。

传递到脑部嗅觉区及周遭系统的精油香气分子，能刺激中枢神经系统的反应，影响精神与情绪的运作。

例如：佛手柑有很好的提神、振奋功能，是良好的抗抑郁精油；檀香木能增加性感，让人对自己更有信心；生姜有温暖、安抚的能力，是寂寞孤寂时的安慰良方。

根据萃取部位的不同，植物精油除了具备上述三个层面的理疗功能，对于细胞和生理组织还有促进再生、活化的积极作用。因此，植物精油有助于提高身体的自我免疫能力，对抗疾病的入侵。

总之，植物精油能帮助我们在药理、生理及心理上取得平衡。

植物精油进入人体发挥疗效的路径有两条：一是透过嗅觉发挥作用；二是经由皮肤吸收发挥作用。

# 精油进入身体的途径——嗅觉

嗅觉是人类最原始也最古老的感觉器官之一，也是吸收植物精油的最快途径。

当我们吸嗅精油时，植物精油的芳香分子会通过遍布于鼻翼两侧的嗅觉神经小体，被带入鼻子的顶点，传递到位于大脑前叶的嗅觉区，最后到达"边缘系统"（Limbic Center），继而引发情绪反应。边缘系统又称为"情绪的脑"（emotional brain）或"旧脑"（old brain），人类的记忆与情绪反应都是在这个脑部区域内发生的。也就是说，处理嗅觉的神经中枢，正与控制情绪的神经中枢紧密相连。这也就是气味能强烈影响一个人的意识、思维、行为和喜怒哀乐的主要原因。

当大脑嗅觉中枢的神经细胞被刺激兴奋后，不但可以支配神经活动，达到调节神经活动的目的；还会促使相邻的脑下垂体立刻作出反应，以神经调节的方式，控制腺体分泌荷尔蒙，从而调整人体的生理状况，并达到舒缓紧张、提振精神、使人兴奋或刺激身心等效果。

此外，从大脑的脑波变化上，我们也会发现香气分子对大脑运作的影响。当心情平静时，大脑的脑波为每秒 8 ～ 11 赫兹的安静波。当嗅闻到某些具有安抚镇静作用的香气时，脑波会慢慢下降到每秒 6 ～ 7 赫兹，进入精神恍惚波，此时人会昏昏欲睡，甚至再降至每秒 4 ～ 5 赫兹，成为熟睡波，让人进入深度睡眠状态。相反地，当嗅闻到具有提神效果的香气时，平静波会迅速增加至 10 ～ 13 赫兹的紧张波，让人完全清醒。

吸嗅精油不仅仅能对人的心理和情绪产生作用，也可以对调节生理机能发挥作用，如通过对内分泌腺体和免疫系统的调节，达到理疗的目的——吸嗅精油对于疼痛、头晕、恶心、鼻塞、气喘、心悸、失眠等生理症状有极好的效果。

## 吸嗅精油的方法

| | |
|---|---|
| ·扩香热油皿 | ·熏蒸台 |
| ·灯泡环 | ·扩香石 |
| ·泡浴法 | ·蒸汽室 |
| ·芳香桑拿 | ·空气清香喷雾 |
| ·直接滴在面巾纸或手帕上 | ·加在干燥花里 |
| ·热水蒸汽法 | ·滴在掌心直接吸入法 |

## 影响嗅觉的因素

**性别：**女性的嗅觉敏感度比男性低，尤其处于生理期的女性，嗅觉敏感度还会明显降低。不过，女性在排卵期及妊娠期的嗅觉敏感度则会升高。

**年龄**：气味的辨别力及敏感度会随着年龄的增长而降低。

**时间**：若长时间接触同一种气味，随着时间的增长，嗅觉敏感度会随之降低（一般来说，持续吸嗅 20 分钟之后会出现疲乏的现象）。因此，进行芳香疗法的时间，最好控制在 1 ~ 2 个小时。

**注意力**：嗅觉也会受到情绪和注意力的影响，注意力愈集中，敏感度愈高。

**气温**：气温升高时，嗅觉的敏感度会增强。

**健康**：呼吸系统疾病会直接影响嗅觉。

# 精油进入身体的途径——皮肤

除了通过嗅觉，精油分子还可以透过皮肤的吸收或口腔黏膜进入身体。皮肤是一个半渗透膜，能允许一定的细小分子进入体内或排出体外。由于植物精油的分子十分细小，因此，也可以通过毛孔（又称"皮脂孔"）的吸收而进入体内。

当精油接触到皮肤表面时，首先通过毛孔的吸收到达表皮的毛细血管，接着再被深入送进皮肤组织内，在深入皮肤组织后，精油分子会穿透表皮层与体液混合，然后进入真皮层的毛细血管，最后进入身体的血液循环、淋巴循环，最终这些微小物质会找到它们的目标器官。例如：桉树精油会由于其极易氧化的性质影响呼吸系统；甜橙精油会进入消化系统，从而激发肠道的治疗过程。血管中的精油到达目标器官，再被激活发挥作用，大约需要 20 分钟。

精油一旦到达目标器官后，会停留在器官里工作 6 ~ 8 个小时，待器官利用完毕后，再通过排汗、排尿、呼吸以及排便的方式，将废物和多余的精油排出。

## 通过皮肤吸收精油的方法

由于精油的浓度很高，进行皮肤吸收法时，必须先将纯精油以萃取自植物、经由冷压法取得的媒介油（或称"基础油""调和油"）稀释，才能接触皮肤，否则极易造成皮肤的灼伤。

| | |
|---|---|
| ·泡浴 | ·坐浴 |
| ·按摩浴 | ·漱口 |
| ·按摩 | ·冷敷、热敷 |
| ·制成润肤水 | ·滴入乳液或乳霜中 |

## 影响皮肤吸收的因素

**肤质**：干性皮肤吸收精油的速度，比油性皮肤快。

**健康**：健康皮肤吸收精油的速度，比问题肌肤（痤疮、皮肤炎、湿疹等）快。

**抽烟**：抽烟也会影响精油的吸收，烟抽得愈多，对精油的吸收就愈慢。

**排汗：**皮肤吸收精油靠的是毛孔的作用，如果排汗量太大，会阻碍精油进入皮肤的速度。

**体温：**精油具有高度的挥发性，如果体温太高（刚蒸完桑拿或者刚泡过热水澡等），会使精油的挥发速度加快，无法全部被皮肤吸收。

## 精油排出体外的四个途径

**皮肤：**精油分子残渣通过附着在皮肤表面的汗腺和皮脂腺排出体外。

**肺脏：**呼出的二氧化碳能够把精油分子残渣从肺部带出体外。

**肾脏：**肾脏中的精油分子残渣可通过尿液排出。它们从肾脏→输尿管→膀胱，最后由外泌尿口排出体外。

**肠道：**精油分子残渣可在大肠和直肠中脱水后通过肛门以粪便形式排出。

# 精油的
# 运用范围

精油被称为"植物的第五元素"或"美好的精华本质"。在全世界超过 3000 种具有香气的植物品种中，只有几百种植物拥有这种本质，而至今运用在商业用途上的精油也只有 100 多种，主要有以下四大用途。

香料用途：牙膏、漱口水、口香糖、调酒、酱料等。

芳香用途：香水、洗发水、古龙水、空气清香剂等。

理疗用途：医药（仅有专业医师才可将精油作为治病的处方）。

芳香疗法：精油有很多使用方法，如按摩、吸入、冷敷／热敷、足浴、坐浴、浸浴、蒸汽、熏蒸等。

虽然精油的用途广泛，但有些精油含有皮肤或神经性毒性，使用后会引致皮肤过敏、红肿、瘙痒。此外，掺有人工化学物杂质的劣质精油或过期的精油也会引起皮肤发炎。劣质的精油不仅刺激皮肤，还会伤害黏膜组织，因此，向可靠的供应商购买精油是很重要的。另外，吸入太浓的精油也会导致眩晕或头痛。根据研究发现，人们在受伤或身体健康状况不良时，对精油的敏感度会比正常的情况来得高。

# 精油的
# 萃取方法

随着芳香疗法逐渐成为减压、排毒护理的首选，为了应对日益庞大的市场需求，"如何研发出更经济实惠而又品质精良的精油萃取方法"，已经是精油供应商们当前最重要的课题之一。但不管萃取科技如何精益求精，精油的制造仍然不会脱离蒸馏法、挤压法、溶剂萃取法、香脂法等基本方法。

## 蒸馏法（Distillation）

是萃取精油最常用的方法，95%的精油是由此法萃取而得。

此方法是将含有芳香物质的植物部分（碎木屑、花朵、叶片等）放入一个大容器内（蒸馏器），在容器的底部，以低压加热燃烧的蒸汽从此往上灌入。当炙热的蒸汽在容器里充满之后，会将植物内存的芳香精油成分吸收，并且随着水蒸气通过上方的冷凝管，最后引入冷凝器内。冷凝容器是一个螺旋形的管子，周围环绕着冷水，以使蒸汽冷却转化为水，最后流入底下的收集瓶内。如果所蒸馏的精油比重较水轻，就会浮在收集瓶的上方；如果精油比重较水重，就会沉在水与油的混合物的底部。采集工人接着就能将精油与水分开收集。

在冷凝过程中，循环的水可多次使用，最后可用来制作成纯露或精油香水，有的厂商把它标示为"纯蜜"。

## 挤压法（Cold Expression）

绝大多数的柑橘属精油，如柳橙、佛手柑、葡萄柚、柠檬，都采用这个方法萃取，因为大部分的柑橘属精油无法抵抗蒸馏的热气，萃取的过程会破坏储存在果皮里的精质成分。但是同为柑橘属的莱姆精油（Lime）却是以蒸馏法萃取的，因为以蒸馏法萃取的莱姆精油香气比较独特，品质也比以挤压法萃取的好。

一直到20世纪30年代，挤压法还是由人力以手操作，方法是拿着一块天然海绵前后来回用力地搓揉果皮。果皮被摩擦挤压渗出汁液，这些从果皮中渗出的精油接着就被天然海绵完全吸收，而后，工人捏压饱满浸湿的海绵将精油挤进收集瓶内。这些挤压干净的海绵又能以芳香海绵出售。

现今，大部分的精油制造商出于控制成本和提高产量的考虑，已经用机器代替手工，但法国南部的格拉斯地区仍然有人用人工方法萃取柑橘属精油，普罗旺斯地区的小街上也仍然可以买到天然的芳香海绵。

## 溶剂萃取法（Solvent Extraction）

这是和上面两种萃取方法比较起来相对昂贵的萃取方式，原因在于它的工序复杂，所萃取出的精油量也比较少。溶剂萃取法多用在不喜欢热源、细致脆弱的植物花瓣或树脂的萃取上。

溶剂萃取法首先是以石油或苯这些碳水化合物的溶剂，来抽取植物经压碎后易挥发及不易挥发的精质成分；接着将萃取后的混合物再次以溶剂过滤，等溶剂挥发后就产生一种包含精油成分的半固体蜡状物质；最后，以酒精（或称"乙醇"）选择性地将精油的成分从蜡状物质中抽离出来，就得到高品质、高浓度的植物精油。因此，对相同的植物部位，以溶剂萃取法得到的精油，其成分与以蒸馏法萃取的精油成分会有些许不同，香气也更为细致，当然，它们的价格也会更高。

利用溶剂萃取法萃取植物的花朵、花瓣、花芽等部位，首次萃取后的产物称为"凝脂"（Concrete）。若萃取的是植物的天然分泌物，如树胶、树脂或树膏，则首次的产物称为"树脂"

（Resubiud）。把首次产物"凝脂"或"树脂"再次以酒精或醇类抽离后，所得到的第二阶段终极产物，就叫作"绝对油"（Absolute）。

## 香脂法（Enfleurage）

这是萃取品质非常纤细的精油的方法，由于相当耗工耗时，现已较少使用。

首先，将清水漂洗过的花瓣一片一片地铺在涂满动物脂肪或植物油脂的玻璃板上，将玻璃板用木框套住，接着将铺满花瓣的镶框玻璃板一块一块地叠上，最后，将摞放成堆的木框玻璃板放在太阳下，利用阳光的热力让花瓣释出精质。每一至两天，将玻璃板翻转过来，把已泛黄枯萎的花朵倒掉，再铺上新鲜的花朵，一直重复这个程序，直到涂在玻璃板上的油脂吸饱了释出的精油为止。此时，这些脂肪称为"香脂"（Pomade）。最后，再以易挥发的纯酒精将香脂中的油脂洗去，得到精致昂贵的绝对油。

## 二氧化碳（$CO_2$）萃取法（超临界萃取法）

精油的二氧化碳萃取方法，又称为"超临界萃取法"。二氧化碳萃取是通过先将二氧化碳加压，直到它变成临界点的液态，然后将液态的二氧化碳充当溶剂，将天然植物中具有挥发性质的精油含量溶解到液体的二氧化碳中，然后，再将二氧化碳经过自然加压返回到气态，而剩下的就是油液状的精油。

这一套运用"高压、低温"的萃取方式开始于 20 世纪 80 年代，其仪器与设备非常复杂且昂贵，所萃取的精油会标示为"$CO_2$ Extraction"（二氧化碳萃取）。这种萃取方式全程都在一个密闭的反应槽中进行，所需的时间非常短，只要几分钟即可，而蒸馏法最少需要 1 个小时。

---

• **TIPS**

认识精油的萃取方式，可以帮助我们了解精油的以下信息。

**特性**：例如柑橘属精油遇热后化学成分会改变，所以保存时要注意温度，同时保存期限比其他种类的精油短。

**品质**：不同的萃取方式所得到的精油在品质上有极大的差异，例如，以蒸馏法萃取的玫瑰精油和以二氧化碳萃取法萃取的玫瑰精油在品质上就有不同。

**价格**：萃取工艺越复杂，精油的价格就越昂贵。

"将香气像音乐的曲调般相混合，直至成为一首美丽的和弦。"

——法国香水师塞普蒂默斯·菲塞（Septimus Piesse）

# PART 03

# 精油的类别

你可能会发现同一种精油出现在两种完全相反的功能属性类别栏中，这是它的天然化学成分和天然性质使然，也正是精油的神奇之处。

# 按香气
## 分类

　　每一个人对香味都有自己独特的感觉。有时，对某人来说是浓重难忍的气味，对另一个人却可能是清香宜人的香气，因此表中所描述的气味分类，只能当作参考，并不是绝对的标准。

　　在制造香水的专业领域里，专家们花了近20年的时间来研究定义"鼻子"这个专业工种名词。"鼻子"是专业香水制造工业里的重要专业人才，他们能精确地分辨出两种香水或精油混合物之间细微的芳香属性。

| 香气 | 精油 | 特性 |
|------|------|------|
| 柑橘香<br>Citrus Oils | 佛手柑、葡萄柚、柠檬、莱姆（青柠）、橘子、甜柳橙、苦柳橙 | 由柑橘类的果实萃取而来，具有清甜的果香，通常拥有兴奋循环、提振精神、愉悦心情的功效 |
| 花香<br>Floral Oils | 玫瑰、茉莉、香水树、天竺葵、莲花、橙花 | 由花朵、花瓣萃取而来，有浓郁芳香的甜味，通常具有调节内分泌、增加自信、平衡心灵的功效 |

精油全书（珍藏版）30年芳疗经验集成

| 香气 | 精油 | 特性 |
|---|---|---|
| 草本香<br>Herbal Oils | 白芷根、紫苏、快乐鼠尾草、牛膝草、马乔莲、香蜂草、迷迭香、山艾、绿薄荷、百里香、欧蓍草 | 由草本植物的茎、叶或整株植物萃取而来，具有清新的草香，多为帮助腹腔器官功能的中度治疗油 |
| 樟脑香<br>Camphor Oils | 桉树、薄荷、茶树 | 由具有挥发性物质的植物中萃取而来，具有清凉醒脑的医药味道，是木香中具有樟脑香气的一群 |
| 木香<br>Woody Oils | 白千层、杉木、柏树、红桧、杜松、山鸡椒、绿花白千层、松木、檀香木、紫檀 | 由树皮、树根、木材、木心萃取而来，具有芬多精的木质味，拥有镇定宁神的功效 |
| 树脂香<br>Resin Oils | 乳香、没药、安息香、榄香脂 | 由矮小粗壮树木所分泌的树脂萃取而来，具有温暖馥郁的味道，多用在生殖系统保养和情绪的抚慰上 |
| 土香<br>Earthy Oils | 广藿香、岩兰草 | 由完全干燥的植物草本萃取而来，具有沉稳厚重的气味，有再生、愈合的能力 |
| 辛香<br>Spicy Oils | 肉桂叶、丁香苞、黑胡椒、甜茴香、肉豆蔻 | 由植物的种子或浆果萃取而得，有辛辣刺鼻的气味，对消化系统有很好的兴奋作用 |

第三章 精油的类别

# 按生理功能
## 分类

你可能会发现同一种精油出现在两种完全相反的功能属性类别栏中，这是它的天然化学成分和天然性质使然，也正是精油的神奇之处。例如：薰衣草精油在低剂量时是非常好的安抚镇定精油，而高剂量使用时会成为具有兴奋刺激功能的精油。

| 生理功能 | 精油 |
| --- | --- |
| 兴奋功能<br>Stimulants | 杜松莓、茴香、紫苏、黑胡椒、桉树、绿花白千层、欧薄荷、橙叶、迷迭香、茶树 |
| 镇定功能<br>Sedatives | 薰衣草、乳香、玫瑰、紫檀木、百合、紫罗兰、德国甘菊、罗马甘菊、快乐鼠尾草、茉莉花、香蜂草、马乔莲、橙花、柳橙、檀香木 |
| 平衡／安抚功能<br>Balancing/Calming | 大部分的精油都具有平衡作用，下述的精油一方面具有平衡作用，另一方面又能安神，例如：紫苏、佛手柑、柏树、乳香、天竺葵、薰衣草、马乔莲、没药、桃金娘、玫瑰 |
| 催情功能<br>Aphrodisiacs | 快乐鼠尾草、茴香、生姜、茉莉花、橙花、玫瑰、檀香木、香水树 |

| 生理功能 | 精油 |
|---|---|
| **防腐抑菌功能**<br>Antiseptics | 佛手柑、杉木、甘菊、柏树、乳香、天竺葵、薰衣草、迷迭香、檀香木 |
| **止痛功能**<br>Analgesic | 佛手柑、甘菊、桉树、天竺葵、薰衣草、马乔莲、迷迭香、茶树 |
| **收敛功能**<br>Astringent | 快乐鼠尾草、天竺葵、欧薄荷、迷迭香、檀香木、柏树 |
| **滋补神经功能**<br>Nerve Tonics | 紫苏、黑胡椒、甘菊、快乐鼠尾草、茴香、天竺葵、杜松莓、柳橙、香水树 |
| **抗抑郁功能**<br>Anti-Depressants | 茉莉、佛手柑、马乔莲、天竺葵、紫檀木、甜橙、紫苏、甘菊、快乐鼠尾草、薰衣草、香蜂草、橙花、檀香木、香水树 |
| **利尿功能**<br>Diuretics | 黑胡椒、甘菊、桉树、茴香、天竺葵、杜松莓、薰衣草、柠檬 |
| **催眠功能**<br>Sleep-Aid | 帮助头脑沉静、放松，达到促进催眠的效果，例如：薰衣草、橙花、天竺葵、罗马甘菊 |
| **提神作用**<br>Uplifting | 清理昏涨的头脑，达到活力再现的效果，例如：薄荷、佛手柑、茶树、杜松莓；刺激沉闷的心情，让潜藏的情绪奔放，达到轻松欢愉的效果，例如：玫瑰、甜橙、香水树、肉桂 |

第三章 精油的类别

# 按所调节
# 情绪问题分类

　　人类许多生理疾病都是压力和紧张所引起的，在精神医学上称为"身心症"或"身心失调"（Psychosomatic）。所以，调制芳香疗法精油配方时，考虑精油与情绪的对应因素是非常重要的。

| 所调节的情绪问题 | 精油 |
|---|---|
| 愤怒<br>Anger | 甘菊、香蜂草、橙花、玫瑰、香水树 |
| 冷漠<br>Apathy | 茉莉、杜松、广藿香、迷迭香 |
| 焦虑<br>Anxiely | 紫苏、安息香、佛手柑、甘菊 |
| 心情混乱、困惑<br>Confusion | 紫苏、柏树、乳香 |
| 抑郁、沮丧<br>Depression | 紫苏、佛手柑、甘菊、快乐鼠尾草、乳香 |
| 恐惧<br>Fear | 紫苏、鼠尾草、茉莉、杜松莓 |

| 所调节的情绪问题 | 精油 |
|---|---|
| 悲伤（失去亲人）<br>Grief | 牛膝草、马乔莲、香蜂草、玫瑰 |
| 多愁善感<br>Hypersensitive | 甘菊、茉莉、香蜂草 |
| 臆想症<br>Hypochondria | 茉莉、香蜂草、香水树 |
| 歇斯底里<br>Hysteria | 甘菊、快乐鼠尾草、牛膝草、橙花 |
| 不耐烦 / 急躁<br>Impatience | 甘菊、樟脑、柏树 |
| 犹豫不决 / 优柔寡断<br>Indecision | 欧薄荷、广藿香 |
| 易怒<br>Irritability | 薰衣草、马乔莲、乳香 |
| 活在过去，不愿面对<br>现实<br>Living in the past | 安息香、乳香、玫瑰 |
| 神经质<br>Nervous | 柏树、天竺葵、茉莉、薰衣草 |
| 惊吓<br>Shock | 香蜂草、橙花、欧薄荷、茶树 |
| 压力<br>Stress | 安息香、佛手柑、杉木、胡荽 |
| 催眠功能<br>Sleep-Aid | 马乔莲、香蜂草、橙花、玫瑰 |

第三章 精油的类别

# 依照挥发的
# 速度分类（note）

"note"，在这里译为"音调"。note 这个单词，用在香水上，表示可使香水被识别的独特香气；用在植物精油上，则指它的挥发性和稳定性。

19 世纪，一位名叫塞普蒂默斯·菲塞（Septimus Piesse）的法国香水师，发明了利用如同音乐音阶一般的音符来为各种香气定性，以创造出拥有完美和谐香气的香水。塞普蒂默斯·菲塞想以音乐的音符来调和香水，并将每一种自然的香味以一个音符来描述，如中度 C 即表示樟脑等。塞普蒂默斯的意思是，若要调制出和谐的香水，就要将香气像音乐的曲调般相混合，直至成为一首美丽的和弦。

塞普蒂默斯建立这个香味的识别系统，即假设人类的嗅觉神经是能以不同的敏感程度来知觉各种气味，就如同听觉神经能听音乐、辨识音调一般。塞普蒂默斯将香气的韵律比拟为音韵，并使香气和音乐一样，成为协调感官的系统，例如音乐能激励人心也能舒缓神经，而香气亦然。如果专注聆听某一个音调，就能感

精油全书（珍藏版）30 年芳疗经验集成

受到各音阶波幅振动的长度。低调的音阶，听起来似乎震荡于身体的脊椎骨；中调的音阶则仿佛环绕于胸腔心脏；而高音调则直接影响头部神经。

在香水工业的领域里，note 有三种不同的类别，分别意味着可使香水被识别的特殊气息。

"高度"（top note）的香气，是具有清爽、提神的香气。

"中度"（middle note）的香气，是具有个性的香气，同时也代表擦拭香水者的人格特质或是想向世界所显现的特色。此外，"中度"也是香水师最希望持久的香气。

"低度"（base note）的香气，则具有香气最持久的特性，即能使调和油延续香气。

因此，香水工业的调香师在调和香水时的公式为：

**先滴入高度精油，接着滴入中度精油，最后滴入低度精油。**

## 芳香疗法的调油原则：根据需要决定先后

如果把形容香水的方法用于调制芳香疗法的精油配方，那么，中度精油则代表具有治疗生理器官特性的"治疗油"（therapeutic oil）。因此，调油时必须根据使用者的实际需要（生理或心理）做选择，并将它放在第一位，先滴入瓶中。拥有高度香气特性的精油，则能给予调油立即的香气，也就是主导调油首先让人闻到的气味。至于低度精油，则具有"稳定"（hold back）的功效，能将调油的功能（尤其是中度的治疗油）稳住，不让它流失。

因此，调配芳香疗法精油配方首要考虑的是调油的目的——是要强调精油的治疗特性（如按摩或泡浴理疗油），还是希望表现精油的香气（如调节室内氛围的空气香氛）。如果目的是要强调精油的治疗特性，则须将该理疗精油置于第一位；若仅为产生特殊香气的目的，就不需要遵守调油的规则。

## 芳香疗法的调油顺序：中度→低度→高度

如果调油是为了治疗，那么芳香疗法治疗师调和精油的常规公式为：中度→低度→高度。

首先，滴入中度精油来决定理疗目的；

接着，滴入低度精油来保持中度治疗油的稳定性和持久性；

最后，滴入高度精油，给予决定性的香气。

高度精油的香气有两个功能：打通嗅觉的通道，决定个性。

当调油抹在皮肤上或滴入浴缸时，首先漫溢出的香气会立即顺着呼吸器官直冲脑部，开启积极情绪治疗系统，帮助精油在身体器官运行它的理疗功能。此外，这个立即漫溢出的香气香型，也决定了这个调油的个性——是女士喜欢的花香调，还是男士比较容易接受的木香调……

一般说来，柑橘的香气挥发速度较快，木香类速度较慢。通常挥发愈快的气味愈刺激，如百里香；挥发速度慢的则较沉稳，如檀香；而速度中等的则较和谐，如天竺葵。

**注意：** 某些低度精油在遇到不同的协调油时，也会转变成中度的。此外，虽然每一种精油的气味都有其独特的个性，但其度数却可能因不同的产地品种、萃取方式和调油情况而改变。因此，下表所列的度数列表仅供参考。

| 精油类型 | 作用 | 推荐精油 |
|---|---|---|
| 高度精油 | 挥发速度最快，作用也最快。主要作用为帮助神经系统和情绪功能，大部分具有提神、振奋功效。如果在熏香灯的加热下使用 1 滴，香气约可持续 45 分钟至 1 小时 | 紫苏、佛手柑、香茅、桉树、葡萄柚、柠檬、柠檬草、莱姆、橘、山鸡椒、桃金娘、橙花、柳橙、棕榈草、欧薄荷、橙叶、绿薄荷、百里香 |
| 中度精油 | 主要作用为帮助消化系统各个器官的生理机能、新陈代谢等。如在熏香灯的加热下使用 1 滴，香气可持续 2 ~ 3 小时 | 豆蔻、罗马甘菊、德国甘菊、肉桂叶、快乐鼠尾草、丁香苞、茴香、生姜、天竺葵、牛膝草、薰衣草、没药、茉莉、杜松莓、马乔莲、香蜂草、松木、黑胡椒、玫瑰、迷迭香、茶树、欧蓍草、香水树 |
| 低度精油 | 主要作用在黏膜系统、脊椎、骨骼。由于稳定、持久等特性，低度精油常被应用于护理慢性疾病，以及与童年生活记忆有关的情绪问题和生理问题。如在熏香灯的加热下使用 1 滴，香氛约可持续 5 小时甚至维持几天、几周 | 安息香、杉木、柏树、广藿香、乳香、檀香木、紫檀木、缬草、岩兰草 |

"得芬芳清阳之气则恶气除，而脾胃安矣。"

——《神农本草经疏》

# PART 04

# 精油档案

这 49 种精油都是较常被使用、受到全世界芳香疗法治疗师认可，并且拥有众多临床实践证据的精油。其中有些精油的品种不止一种。

在这一章对精油的介绍里，我将很详细地介绍49种精油，这49种精油都是较常被使用、受到全世界芳香疗法治疗师认可，并且拥有众多临床实践证据的精油。其中有些精油的品种不止一种，例如杉木精油、薰衣草精油、玫瑰精油、蜡菊精油等等，我也会在文中逐一详述。

事实上，目前在专业芳香疗法界里，精油的品类已多达上百种，但许多"被新发现"的精油还需要一个相对漫长的"认证"过程。所谓的认证，就是指它需要被足够多的专业芳香疗法治疗师所使用，取得了足以说服人的疗愈成果和科学证据，进而具有栽种培育的经济价值。而本章中所介绍的精油都已经通过了上述的认证考验。

# 01 | 白芷根

英 文 名：Angelica Root
拉丁文名：*Angelica archangelica*
家族科别：伞形花科 *Apiaceae / Umbelliferae*

## 精油的外观和香气

从白芷种子（seed）萃取的精油为浅黄色液体，带有强烈、清新且少量的辛辣气味。前调是类似松脂的味道，尾调则是香甜的茴香味调；白芷种子精油不如根部精油来得稳定，尤其是精油储存不当或老化时；欧白芷种子精油的主要成分——水芹烯（Phellandrene），容易产生聚合和树脂化。精油的品质会因为来源、储存环境和老化因素产生多样的差别。

白芷根（root）精油为浅黄色至深琥珀色的液体，因为内含有各种各样的酮类，所以带有温暖、刺激性、麝香／泥土的香气，又因含有水芹烯，所以有清新辛辣的前调。目前坊间也有制造销售白芷根的绝对油（absolute），它是一种黏稠的黄棕色液体，精油中含有少量或不含有水芹烯成分，其气味为强烈的麝香－木材香（musky-woody），并带点香辣气味，有点像洋茴香根（pimpinella root），是一种非常新鲜、甜辛的辛辣青草味。

## 协调油

柑橘属类精油、快乐鼠尾草、广藿香、缬草。

## 种植地区

广布于欧洲及亚洲各地，特别是北半球或高海拔之地区，主要种植于匈牙利、荷兰、比利时、德国、法国和印度。目前，以法国为主要产地。

## 萃取部位和萃取方法

白芷有一形似萝卜的地下茎及粗壮的芽，根部和种子都含有精油成分。来自根部、球茎、果实（或种子）等部位的精油都是以蒸馏法萃取而得。

白芷根精油萃取自干燥的根部。能萃取精油的白芷通常都是要在生长的两年之内，因为白芷的植物形态并不属于大树，而是一种最高能够长到两米的草本植物，所以根部通常也会比较年轻，在比较表浅的土中而不会埋得很深。根部精油的萃取时间较长，需要12～24小时的蒸馏时间。

## 主要的化学成分

水芹烯(Phellandrene)、蒎烯(Pinene)、柠檬烯(Limonene)、芳樟醇(Linalool)。

## 芳香疗法应用

功效：抗痉挛、通气、除腹胀、助消化、利尿、调经、健胃整肠等。

生理用途：厌食症或食欲不振、贫血、支气管炎、感冒、胃/腹胀气、风湿症。

情绪用途：偏头痛、精神疲劳、神经紧张、注意力不集中。

居家护理：

皮肤保养：适合晦暗和毛孔阻塞的皮肤，以及敏感的状况、干癣。

循环系统、肌肉和关节：毒素堆积、关节炎、痛风、风湿痛、水肿。

呼吸系统：支气管炎、咳嗽。

消化系统：恶心、胀气、消化不良。

神经系统：头晕、虚弱、偏头痛、精神紧张，以及压力引起的症状。

由于白芷根能增加尿液中的含糖量，因此，不适合给糖尿病患者或疑似有糖尿病倾向的人直接接触皮肤使用，例如按摩或泡澡。此外，白芷精油具有光敏反应，除了不要过量，使用后也需注意避免阳光直射和暴晒。

# 精油密码

白芷根精油，购买的时候需要留意，不是"白芷"而是"白芷根"，也就是需要购买的是"Angelica Root"，因为安全而有疗效的白芷根精油必须来自它的根茎。

根茎类的植物精油都拥有着大树一般的智慧。因为根茎埋在土壤下，可能几十年甚至几百、几千年的时间，所以它要比大树上生长的、每年都要掉落的叶子、花朵、果实等年长很多，同时也拥有着更多的智慧，而这些智慧来自生命，也来自大地母亲。

### ·安定的力量

根茎由于稳稳地扎根于地下，所以它的精油都具有让人安定的能量；同时也会让人产生深深的归乡情结，因为根往往是故乡的象征。所以，以白芷根精油为代表的根茎类精油都具有这种功能，让人觉得身心安顿。

### ·沟通的智慧

如果看过《指环王》这一类的电影，大概就能明白大树之间的沟通都是靠着根来进行的，所以根茎类的精油，还拥有着另一个智慧，那就是它能够帮助我们很好地跟别人沟通，能够更安静地、不带很多情绪地去听别人说话。

### ·滋补肠道和消化系统

根茎类精油除了能够提供安定的安全感和能帮助我们沟通之外，它还含有一个更具体的智慧。看看根的长相，就会发现根很像河流，很像是人类肠道的组织结构。所以，但凡根茎类的精油，如果我们用"同位疗法"的这个观念去理解和解释，就会得到一个有趣的答案，那就是根茎类的精油，绝大部分对于肠道、消化系统，都会有很好的功效。而白芷根就是其中之一。

### ·天使的羽翼

白芷根精油除了我们上面讲到的具有根茎类精油的功效之外，它还有一个非常特别的功能。白芷的英文是 Angelica，中文的意思就是"像天使一样"。所以白芷根精油能提供给我们像天使一般的保护。而从星相学的角度，我们都知道每一个人根据自己的生辰，都会找到一个属于你自己的天使和保护你的天使，我们称之为"守护天使"（guardian angel），白芷根就具有这种天使的能力。

在欧洲，你会发现无论是很久以前还是现在，白芷根都和"净化"这个词有关。"净化"是一个比较婉转的字眼，如果用比较直白的话来表述，就是"避邪"。欧洲人会把白芷根精油做成喷雾，喷洒在室内的空气中，或家门外的脚垫上，就能够帮助驱散家中的晦气，或者是如果觉得最近家里有些不愉快，总是要吵架或者做什么事情都不顺当……就可以把白芷根精油稀释在纯净水里做成喷雾。当喷雾喷洒于空间，就能够很好地把存在于空间里的这些负能量都清洁干净。而喷洒在进门的脚垫上，就能够把外界有可能带来的一些消极的能量阻挡在门外。

更好、更强而有力的配方是把白芷根精油和杜松莓精油、柠檬精油这三种精油，以1：1：1的比例混合在一起，稀释在纯净水中做成净化喷雾，除了喷洒家里，也可以随身携带。有时出差，来到一个陌生的地方，例如进到酒店房间，我们不知道刚才这个房间里遗留下来了什么样的能量（例如，夫妻刚吵完架的愤怒，商务人士急急忙忙离开的焦虑……），就可以用净化喷雾喷洒整个房间，给自己一个纯然干净的居停空间。同样地，当你要离开这个房间的时候，也可以稍微喷洒一下，让下面一位住店客人也能够置身于全新的能量场。

白芷根精油除了能帮助我们增加"守护天使"的能量，也能够通过保护而强化我们的心智。因为难免有些时候，我们会突然对未来感到恐惧，不知道未来会发生什么事，所以不太愿意去面对。白芷根精油喷雾能够帮助我们在家居或是办公室的氛围里更坚强。

除了喷雾，还有一种更方便的方法，把一瓶5毫升或者2毫升的白芷根精油直接放在皮包里随身携带。只要觉得当下的情境需要生命的能量时，就可以把它滴一滴在手掌心，用力搓揉，接着把手掌覆盖在脸上做几次深呼吸，就会感觉到一股生命的能量从内心深处油然而生。如果希望家里的小朋友也拥有这种对未来积极乐观的保护能量，也可以在孩子的书房里喷洒一些。

　　总而言之，白芷根精油并不是一个被一般消费者熟悉甚至认识的精油，但实际上，它却是一个拥有生命的能量，特别深厚、特别有力量、特别有保护能力的根茎类精油。

　　当然，根茎类精油也有它的缺点。如果一个人总是喜欢或总是使用根茎类的精油，就难免会因为用多了而变得固执，不仅情绪会变得比较深沉，甚至会产生便秘。因为根茎类精油最大的问题就是不够开放，太墨守成规，所以，如果用了白芷根精油一天之后，建议第二天用一些柑橘属类的精油来让身心变得欢愉和轻盈。所以也可以把白芷根精油与柑橘属类的精油（如佛手柑、甜橙）混合在一起，这样就能够避免根茎类的精油产生负面影响。

# 紫苏（甜罗勒）

**英 文 名：** Basil

**拉丁文名：** *Ocymum basilicum / Ocimum basilicum*

**家族科别：** 唇形科 *Labiatae(Abiatate)*

**精油外观**

淡黄色到琥珀色的液体。

**香气**

青草、略微辛辣的淡樟脑味。

**协调油**

佛手柑、鼠尾草、天竺葵、牛膝草、柠檬、莱姆（青柠）。

**种植地区**

主要生长于亚洲、中东及欧洲较温暖的地区。目前，精油主要获取自匈牙利、荷兰、比利时、德国、法国、印度，还有埃及、意大利、美国、科摩罗岛、塞舌尔和马达加斯加等国家和地区。

**萃取部位和萃取方法**

以蒸汽蒸馏法自其开花的整株植物中取得。

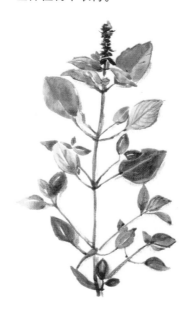

1,8-桉叶油素(1,8-Cineole)、芳樟醇(Linalool)、甲基胡椒酚(Methyl chavicol)、丁香(Eugenol)、甲基丁香酚(Methyl eugenol)、β-石竹烯(β-Caryophyllene)。

甜罗勒精油所含的1,8-桉叶油素能起到清洁鼻窦和改善鼻炎的效果，如同蓝胶桉树在体外有很好的抗微生物活性一样。高含量的芳樟醇散发出令人放松舒缓的气味，亦被证实在体外环境下能放松平滑肌；而在随着血液循环进入体内环境下，高浓度时也有助益。在人类脑部研究中，已经证实甜罗勒精油是一种神经兴奋物质，能使注意力集中，而其气味作为香氛使用的话，也很有帮助。

## 芳香疗法应用

功效：防腐、通气、除腹胀、祛痰、调经、解热、催奶、安抚、催汗，特别是对神经系统有滋补作用。

生理用途：支气管炎、抽筋（通常是由寒冷或过劳而引起致使行动困难）、咳嗽、消化不良、发烧、胃胀气、呼吸器官疾病、风湿、月经不顺、产妇奶汁分泌不足。对于青春期的经量稀少和经痛，紫苏精油具有很好的理疗效果。此外，紫苏精油也是防治晕车、晕船的良方。

情绪用途：精神不集中、长期精神涣散、无精打采、疑惑。是很好的神经滋补剂，可帮助孩子在学习时集中注意力，提升记忆力，减缓学习的压力和焦虑。

居家护理：

循环系统、肌肉和关节：痛风、肌肉酸痛、风湿痛。

呼吸系统：支气管炎、咳嗽、耳痛、鼻窦炎。

消化系统：消化不良、恶心、胀气。

生殖泌尿系统：痉挛、经量不足、经期不顺。

免疫系统：咳嗽、发烧、流感、感染性症状。

神经系统：焦虑、犹豫、疲倦、失眠、偏头痛、神经紧张。

## 安全须知

含有些微刺激性，孕妇不可使用。由于含有微量的致毒性酚类，因此必须少量使用。

## 精油密码

首先，有一些芳香疗法治疗师对于 Basil 的中文名字会有一些争论，到底是该把它翻译成"紫苏"还是"罗勒"或"甜罗勒"呢？翻看一些有关芳香疗法的中文译本，有的治疗师会把它翻译成"紫苏"，也有的治疗师会把它翻译成"罗勒"。其实并没有关系，因为我们在辨识精油的时候，一般会以拉丁文名作为依据，所以如果在买紫苏精油或者罗勒精油的时候，除了英文名字 Basil 之外，也必须看到它的拉丁文名字 *Ocymum basilicum* / *Ocimum basilicum*。

### ·拥有类雌激素的理疗能力

甜罗勒精油是一种青草类精油。它的植物品种有 70 多种，不同品种的化学成分也会有极大的差异，但一般来讲，可以萃取甜罗勒精油的植物，就只有 *Ocimum basilicum*。罗勒植物的完全生长高度大约 50 厘米，品质最佳的是甜罗勒，因此有些品牌也会直接翻译为"甜罗勒精油"，因为甜罗勒里面富含芳樟醇，这个天然化学成分的含量很高，对应的功效也最好。甜罗勒精油是属于一种叫作"类雌激素的精油"。

在这里，首先要对类雌激素做一个说明。有很多人会担心，如果用了这种含有类雌激素或者是植物性雌激素的精油之后，会不会影响到生理周期？会不会让子宫肌瘤长得更多？卵巢里的囊肿会不会更厉害？实际上，这是不用担心的，因为植物性雌激素或者是我们所称的"类雌激素"，它并不是动物性的雌激素，所以并不会增加我们体内自身的雌激素水平，也就是说，不会因为用了类雌激素的精油，包括甜罗勒、快乐鼠尾草、玫瑰、丝柏等等，血液里的雌激素水平就会上升，这是绝对不会发生的。那么这些类雌激素精油的理疗功能是怎么实现的呢？它们是利用和人类体内的雌激素非常类似的运动频率和能量，来帮助我们平衡、加强或者是抑制雌激素的分泌和运动。

芳香疗法隶属于自然疗法，自然疗法最美好的能力就在于它并不是取代我们的身体工作，而是在帮助我们把工作做得更好。因此，并不是因为体内的雌激素不够，精油就多给你一点，或者雌激素太多，就帮我们去掉一些，精油并不是在帮我们做这些事情，而是在帮助我们身体的内分泌系统能够更好地工作，更好地进行自我的分泌调节。此外，植物精油也不是西药，它是在创造一个更理想的、更和谐的体内氛围，给予身体足够的能量来帮助自身的自我调节和平衡。所以，当我们提及自然疗法时，常常会说"我们不是治疗师"，实际上治疗的能力起始于我们自己的内在，精油不过是在一旁帮助我们创造出合适的生理氛围，有了合适的生理氛围，身体才能更好地进行各种运作。

### · 完美的月经调理油

甜罗勒精油拥有类雌激素的美好功能。临床上，我们常常把甜罗勒精油用于月经量比较稀少的人群，例如，有些女性年龄还很轻，但每个月经期可能两天就结束了，这种不符合正常生理年龄状况的稀少，甚至是闭经的现象，就可以利用甜罗勒精油来帮助调节。另外，还有一种情况就是月经周期的推迟，原来都是28 天至 30 天，可是现在可能要 40 天才来一次，甚至两个月才来一次，这种周期推迟的情况也非常适合用甜罗勒精油来调节。另外，经期期间腹部会因疼痛而产生痉挛，对于这种情况，甜罗勒精油也是很好的调理精油。

拥有类雌激素功能的精油还有薰衣草、天竺葵、玫瑰、丝柏、快乐鼠尾草、绿花白千层，虽然各有不同的能力，但都能完美地调和在一起，各司其职地帮助女性改善月经问题。

### · 神经滋补功能

甜罗勒精油的另外一个能力，就是作为非常棒的神经系统滋补剂。何谓滋补剂？我们在什么时候需要这种滋补呢？

例如，这一阵子读书或工作太累了，身体非常疲倦，妈妈肯定会帮我们炖一锅鸡汤来滋补，而神经系统的滋补剂就是甜罗勒精油，对于神经系统它就像妈妈炖的那一锅鸡汤。这阵子太累了、脑子都不够用了、神经衰弱，或者是这阵子睡眠情况特别差，注意力不集中，总而言之，就是当神经系统需要吃一些补品的时候，甜罗勒精油就是一个特别好的神经系统的滋补剂。它能够帮助神经细胞恢复到强健的状态、精神集中，具有能量，不觉得疲倦。

**· 消化型失眠的良方**

另外，甜罗勒精油还特别适合"消化型失眠"。所谓"消化型失眠"，是指白天有好多担忧的事，到了晚上夜深人静准备睡觉时，就会不自觉地把白天这些担忧的事一件一件地拿出来，开始去思考和试图解决，就像是让脑子去消化白天担忧的问题，脑子活跃了，睡眠自然就受到了影响，这种情况就被称为"消化型失眠"。甜罗勒精油是很好的应对这种消化型失眠的精油配方，使用时，在手掌心滴一滴，搓揉双掌后，两手摊平覆盖在脸上，深呼吸几次。

可以将甜罗勒和檀香木、杉木、紫檀这一类具有安定、镇定精神的温暖木香精油调和在一起，也可以和本身就具有帮助睡眠的薰衣草精油一起滴在掌心。

但是请一定记住，睡前使用精油必须遵守"少就是多"这一原则。如果用多了，会刺激神经系统，反而会因为这个副作用而没有办法达到我们预期的效果。

## · 帮助注意力集中

既然甜罗勒精油是特别好的神经滋补剂，因此也能够帮助改善注意力涣散或注意力不集中的问题。如果要帮助上学的孩子解决注意力不集中的问题，可以把甜罗勒精油制成喷雾喷洒在孩子的书房，不仅可以改善注意力，也能够帮助孩子拥有一个比较好的精神状态。要达到这方面的功效，可以与百里香精油、欧薄荷精油、迷迭香精油调和在一起，它们都具有收敛滋补神经、活化脑神经细胞、增加记忆力的功效。

调和的配方和比例可以是：在 100 毫升的纯净水里，滴入 10 滴的甜罗勒精油，以及任选以上一种精油 10 滴，充分摇匀后喷洒在书房里。不过，如果孩子的书桌就在卧室里，那就单纯使用 10 滴的甜罗勒精油即可，因为另三种精油都会兴奋神经系统，影响孩子的睡眠质量。

第四章
精油档案

# 安息香

**英文名**：Benzoin

**拉丁文名**：

苏门答腊（Sumatran）品种：*Styrax benzoin*

暹罗（Siam，泰国的旧称）品种：*Styrax tonkinensis*

**家族科别：安息香科** *Styraceae*

## 精油外观

琥珀色至绛红色的树脂体。

## 香气

带有像巧克力一样的甜香脂气味。

## 协调油

佛手柑、乳香、天竺葵、茉莉、杜松、生姜、薰衣草、没药、甜橙、广藿香、黑胡椒、玫瑰、檀香木。

## 种植地区

泰国、苏门答腊、爪哇和加里曼丹岛。

## 萃取部位和萃取方法

将安息香树按重量切块，约20分钟后，切口会产生液珠（tears）或团块（lumps），然后进行蒸汽蒸馏，得到安息香精油（Benzoin Essential oil）。

也可以使用苯剂（benzene）自天然的安息香树脂中取出香脂，而后再以蒸汽蒸馏法去除安息香树脂中的苯剂，留下精纯的安息香绝对油（Benzoin Absolute）；或是使用冷酒精再次提取，所获的精油产率也很高，也称为"安息香绝对油"。

苯甲酸苄酯(Benzyl benzoat)、苯甲酸肉桂酯(Cinnamyl benzoate)、安息香酸(Benzoic acid)、肉桂酸(Cinnamic acid)。

芳香疗法应用

功效：消炎、杀菌、收敛、祛风、利尿、祛痰、镇定，兴奋身体器官，使其充分发挥生理功能。

生理用途：风湿、关节炎、气喘、支气管炎、感冒咳嗽、肠胃炎、皮肤干裂。

情绪用途：焦虑、忧虑、精神紧张、压力、缺乏自信、缺乏安全感、坐立难安、感情失控、忧伤、孤独。

居家护理：

皮肤保养：伤口、龟裂、发炎，以及皮肤的敏感症状。

循环系统、肌肉和关节：关节炎、痛风、血液循环不畅、风湿痛。

呼吸系统：气喘、支气管炎、打喷嚏、打嗝、咳嗽、喉炎。

免疫系统：流感。

神经系统：神经紧张、任何压力或不安全所引起的情绪症状。

安全须知

尽管安息香精油被归于无毒性、无刺激类，但还是可能导致某些个体过敏，因此需低剂量谨慎使用。

# 精油密码

安息香植物生长在炎热的南亚国家，也只有在终年气候炎热的地区它才能够生长。安息香属于中小型的树种，长得并不高，大概只有一米到两米之间的高度。基本上，安息香树要长到 7 年以上才能够萃取出精油，因为只有生长了 7 年的安息香树脂，才能凝聚出最好的、具有疗愈能力的天然化学成分。从第 7 年开始，一棵安息香树可以连续 12 年每一年都萃取出安息香精油。不过，从第 7 年到第 10 年，这 3 年间所萃取出的安息香精油品质才是最好的，疗愈的能力也最强。

安息香精油有两个品种来源。第一个品种是苏门答腊安息香品种，生长的地区是像苏门答腊一样的热带岛屿，苏门答腊安息香精油，气味中带着一些甜甜的粉味；第二个品种是锡安品种，锡安品种的安息香大都生长在越南、老挝、柬埔寨这些国家。对于专业的芳香疗法治疗师来讲，一般都会认为锡安品种的安息香精油要比苏门答腊品种更好。锡安品种的安息香，气味像是巧克力，而且是带有香草冰激凌味道的那种。不过，无论是苏门答腊的甜粉味儿，或者是锡安的香草巧克力的味道，都会是甜甜的，有点像小朋友喜欢吃的糖果的味道。

安息香精油背后有个既神奇有趣又特别的故事，萃取精油时利用的是从已经干了的树脂中以溶剂萃取法取得精油，而已经干了的树脂形状很像眼泪，这个"眼泪"也有级别之分，形状越像眼泪的品质越高，当然萃取出的精油价格也越贵。所以当种植安息香树以萃取精油的农夫，在取得树脂的时候，会根据树脂结块后的眼泪形状来区分，形状最好的就用费事费工的溶剂萃取法萃取，形状差一点的，就用简单一些的蒸汽蒸馏法来萃取。

## ·身心灵的疗愈

安息香是树脂类精油。所有树脂类精油，如乳香、没药、安息香、榄香脂的萃取，都需要一个相同的过程，那就是先把树皮深深地剥开或在树干上切一个深深的口，如此才能让树干中的树脂汁液流淌出来。而树脂自树干中流出的目的，则是为了疗愈和愈合伤口，以防止被虫害进一步地入侵。

因此，树脂类精油也具有相同的功效——疗愈伤口。这个"伤口"的意义很广泛，可以是生理的伤口，例如受伤切割的伤口、烫伤、摔伤；更可以是另一种心理情绪的伤口，例如成长过程的记忆创伤、当下生活中遭受的心灵创伤。这些情绪的伤口也能用树脂类精油来进行疗愈。因此，树脂类精油在所有的芳香疗法用油当中，拥有更深层的、更能够深入心灵的疗愈能力，而且因为能够疗愈，所以也拥有非常强的能量。

## ·情绪与心理治疗

光听安息香的中文名字，你就会明白，安息香精油最好的功能是有助于情绪和心灵方面的"安息"，那么什么样的人会需要用安息香精油呢？我们可以把他们分为以下几种。

第一种，是在日常生活中压力较大的人。他们背负着包括来自婚姻的压力、人际关系的压力，或是工作的压力，甚至金钱的压力等，因为种种压力引起了生理上或心理上的不适症状，如心悸、呼吸困难、睡眠不好、食欲不振，或者爱发脾气，等等。

第二种，是容易焦虑的人。他们总是对还没有发生的事情心生恐慌，遇事时，也习惯性地往坏处想，负能量特别强。这样处于过于焦虑、过于担忧、过于消极的人群，也很适合使用安息香精油。

第三种，是曾经历过心灵创伤的人。例如，小时候，也许爸爸妈妈比较喜欢哥哥姐姐或弟弟妹妹，或者自己不是父母期待中的性别，所以，小小的心灵中隐隐地生出愤怒的情绪。当然，小孩子面对那些让自己内心受伤的人、事、物时的反应，是因人而异的，有的孩子一带而过，有的孩子则会压抑在心里。但不管怎么样，当孩子产生了这样的负面情绪，这种情绪又没有被很好地处理或得以宣泄的话，就会一直被压抑并隐藏在心里，最后，就觉得自己是一个被忽略的人，是一个不被爱的人。

因此，在生活中我们会看到有些人明明已经拥有很多，别人都特别羡慕他的成功，应该是很开心的，但他自己就是快乐不起来，甚至有的时候还会有一些莫名其妙的忧伤。这其实跟我们过往的成长经验或是遭遇到的伤害都有关系，例如，曾被初恋伤得太深，或是被高中老师在班上当众羞辱过。总而言之，当那种被错误对待的愤怒没有被解决，压抑的情绪就会改头换面，以各种方式冒出头来提醒我们，并干扰我们当下的生活和心理情绪状态。

那么，为什么会选择安息香精油呢？至今，欧洲那些古老的大教堂里，你如果随手拿起或购买排列在进门处成摆成排的蜡烛时，会发现那些蜡烛很多都是以安息香精油或安息香树脂制成的（同样地，乳香精油和乳香树脂也是欧洲古老教堂里主要的蜡烛成分）。当我们走进了教堂，点上了安息香蜡烛，让安息香精油的香气缓缓地进入心灵的深处，抚慰我们，让我们觉得自己是被理解的、被爱的、被安慰的、被呵护的、被支持的。有的时候，在生活中，我们会觉得自己"在这个世界上孤军奋战，没有人了解我、支持我"。如果遇到这种情况，安息香精油就能给我们提供能量，让我们觉得自己是被保护的、被呵护的、被爱的、被支持的，觉得自己是最重要。

### ·既疗愈又阳光灿烂的配方

怎么使用安息香精油呢？针对情绪问题，最好的方法就是吸嗅，滴一滴在手掌心搓揉，接着覆盖在脸上深呼吸。每天晚上睡觉前，或是打坐、冥想、做瑜伽时，用这个方法来吸嗅安息香精油的美好香气。

另外，也可以把安息香精油跟其他的精油调和在一起，成为疗愈情绪的复方油，用于调和的精油中，乳香精油是必需的，因为乳香精油也具有疗愈心灵的功能。除了乳香，天竺葵、檀香木、广藿香也都是很好的配伍精油，将它们和安息香调和在一起，能够达到更深层的疗愈身心的效果。佛手柑也可参与配伍，它是一种欢乐的精油，虽然气味比较浅，帮助的情绪层面也比较浅，但它能让整个调油变得轻盈和欢快起来。事实上，很多时候我们不能只是调特别深的、重的精油，虽然用这样的精油能提供很好的疗愈效果，但它们会让我们觉得——揭开旧伤却没有让阳光照射进来。我们不仅需要被疗愈，也需要做一个行走在阳光下的快乐的人，佛手柑、甜橙或薰衣草都能够给调油带来像温暖阳光般的效果。

## ·滋补脾脏

由于安息香精油的色泽有点像血液被风干凝固了以后的绛红色，从同位疗法的理疗哲学思维上来说，安息香精油对脾脏有很好的调理功能，尤其适合调理中医常说的气血不足或脾虚。此外，安息香精油能帮助身体的阳气生发，所以对脾脏的造血功能、因脾虚所造成的气虚，都有很好的调养作用。和能帮助脾脏功能的精油（如黑胡椒、生姜、薰衣草精油）调和在一起，能够起到很好的脾脏滋补作用。另外，安息香精油也是有效预防上呼吸道感染的强身精油，同时是皮肤瘙痒、敏感时的安抚治疗油。

# 佛手柑

英 文 名：Bergamot

拉丁文名：*Citrus bergamia*

家族科别：芸香科 *Rutaceae*

## 精油外观

为无色至黄色、油绿色，甚至褐色，因是否为 FCF（无呋喃香豆素）精油而有所不同。当放置的时间渐长，无呋喃香豆素精油的颜色会褪至淡黄色，甚至无色；而冷压佛手柑精油的颜色则会变深。

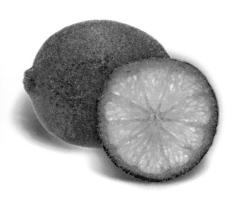

## 香气

清新、细腻、带着花香的柑橘味。

## 协调油

佛手苷、柏树、茉莉、杜松、薰衣草、柠檬、橙花、香水树。

## 种植地区

意大利南部、西西里岛、象牙海岸、美国加州、法国、德国、南美洲。

## 萃取部位和萃取方法

来自成熟佛手柑的新鲜外皮，以常温压榨法（冷压法）取得。

也有使用蒸汽蒸馏法进行

精馏，以除去有光敏毒性的呋喃香豆素成分，精馏后的精油就被称为"FCF（furanocoumarin Free，无呋喃香豆素）精油"。

主要的化学成分

乙酸芳樟酯（Linalylacetate）、柠檬烯（Limonene）、芳樟醇（Linalool）、β-松油烯（β-Terpinene）、β-蒎烯（β-Pinene）、柠檬醛（Citral）。

## 芳香疗法应用

功效：止痛、抗抑郁、杀菌消炎、抗痉挛、祛风、消除胀气、开胃、帮助消化、利尿、除臭、祛痰退烧解热、镇定、兴奋、外科伤药。

生理用途：痤疮、红肿、水疱、膀胱炎、溃疡、伤风感冒、湿疹、胀气、溃疡性静脉炎、伤口溃烂。

情绪用途：焦虑、抑郁、神经衰弱、缺乏自信，以及压力引起的生理症状。佛手柑精油有让人感到清新快乐的能力，是柑橘属家族中最具有欢快能力的精油，因此，非常适合早上起床后在客厅、餐厅、车上或办公室里熏蒸，能增加室内快乐的氛围和感受快乐的能力。

居家护理：

皮肤保养：痤疮、水疱、湿疹、蚊虫叮咬、油性皮肤、干癣、青春痘、静脉溃疡。

呼吸系统：口部感染、喉咙痛、扁桃腺炎、口臭。

消化系统：胀气、食欲不振。

生殖泌尿系统：膀胱炎、阴道炎。

免疫系统：感冒、发烧、流感、感染症状。

神经系统：焦虑、抑郁、精神紧张，以及压力引起的症状。

上文中所提及的光敏作用，是指不要在特殊的晒黑机器下做美黑护理，或暴晒在阳光底下做日光浴。平日出门、上下班时的日晒，以及温和的人工光源都没有关系，并不需要"完全"避开阳光，如果感觉阳光较强，用打伞、戴帽等日常性的防晒，就可以不必再担心光敏反应。不过为了杜绝担心，还是选购去掉佛手内酯（Bergapten）成分的（FCF）较好，但也会失去佛手柑若干的理疗功能。此外，除了佛手柑之外，其他柑橘属类精油也都含有若干的佛手内酯，但它们的含量都不高，也不足以引致光敏反应，因此不需要特别去除掉。

## 精油密码

### ·犹如阳光一般的欢乐

佛手柑精油属于柑橘属精油（甜橙、橘、柠檬、莱姆也属于柑橘属精油），也是果实类的精油。学习过芳香疗法的人都知道，果实类精油是特别欢快的，能让我们感受到黄澄澄的阳光，带来太阳一般的温暖和风光明媚的快乐。佛手柑精油也不例外，甚至它的这一功能在柑橘属类精油中是名列前茅的，能迅速地带给人强烈的欢快情绪。

佛手柑树是常青树，最高可以生长到大约 12 米高，目前全世界范围内萃取佛手柑精油最多且最好的地区，都是阳光特别充沛的地方，例如美国的加利福尼亚、意大利的西西里岛、非洲的象牙海岸，或者是加勒比海的沿岸城市。这些地方终年阳光丰沛，土壤肥沃湿润，结出的果实都是黄澄澄的，个头硕大。

**·性格娇气，容易发脾气，所以保存期限短**

佛手柑精油刚萃取出来时，是绿色的，有的甚至是类似橄榄绿那样的深绿色，但随着经历时间慢慢成熟，佛手柑精油越"老"，其颜色就会变得越浅。不过，话说回来了，柑橘属类的精油再老，也老不到多少年，一般来说，柑橘属精油容易氧化，挥发性高，保存期限最多只有 2 年。若是买了并没开封，或开封后保存得当（存放在适宜的地方，远离阳光、空气、水），那即便存放时间已超过 2 年，只要打开瓶盖闻到的气味还很新鲜，就表示还可以继续使用。要确认手头的柑橘属精油是否还在有效期内，其实很容易，就像买了一个橙子或橘子，是否新鲜、有没有坏，一闻就知道，柑橘属精油也是如此。

柑橘属精油的萃取方式必须采用冷压法（也称"压榨法"），因为柑橘属的油腺细胞，也就是腺囊，就储存在果皮里。佛手柑的果皮，挤一挤就会喷出有点辛辣刺眼的液体，这种油乎乎的液体其实就是它的精油。所以，所有的柑橘属类精油，除了莱姆之外，都是用冷压法取得的。因为，储存在果皮里的精油十分纤细娇嫩，不能够受热，否则会破坏掉它极易氧化的有效成分。买佛手柑精油时，如果其包装上标注的萃取方式是用蒸汽蒸馏法，就需要打一个问号，问清楚缘由再买。

## ·诱发光敏反应的呋喃香豆素

佛手柑精油有一个需要我们特别留意的地方，就是它含有一种很高比例的天然有效成分——呋喃香豆素。呋喃香豆素有很好的疗愈情绪功能，还有抑菌、杀菌等功能（抑制霉菌的能力尤为突出）。但是，它有一个让人伤透脑筋的问题——极强的光敏反应。如果在脸部保养品中添加了佛手柑精油，抹在脸上，出门不慎被阳光暴晒，回家后，脸部皮肤就很有可能出现斑点，或出现过敏症状。

这让芳香疗法治疗师陷入两难。

所以，现在萃取佛手柑精油的厂商都会推出两种佛手柑精油，一种直接被叫作"Bergamot Essential oil"（佛手柑精油）；另一种在这个词的后面加上了"FCF"字样，即"Bergamot Essential oil FCF"（佛手柑 FCF），这意味着它已经通过一道加工工序，把呋喃香豆素给去掉了。

"Bergamot Essential oil"（佛手柑精油）保留了呋喃香豆素的成分，因为需要让它充分发挥调理情绪和杀菌的作用。如果使用添加了这种佛手柑精油的护肤品，一定要再涂一层防晒霜，而且尽量不要立刻去强烈的阳光下。至于萃取之后利用特殊工艺去掉呋喃香豆素成分的佛手柑 FCF，即使按摩完之后没有擦防晒霜，也不用担心光敏反应，但这种产品在情绪和杀菌上的功能，会稍弱一些。

芳香疗法治疗师或精油爱好者可以根据自己的需求，从这两

第四章
精油档案

种佛手柑精油中做选择。当然，除了做好防晒工作，还要注意：如果皮肤较敏感，最好选用去掉呋喃香豆素的佛手柑精油，以免诱发皮肤过敏。

**·创造快乐氛围的女主人**

我特别愿意推荐佛手柑精油给一些女士们或妈妈们，因为我自己也经常这么使用：选一个自己喜欢的、不管是颜色或手感都让你满意的喷壶，里面装入100毫升的自来水，滴入30滴的佛手柑精油，摇匀之后，在先生和孩子都还没有起床之前，喷洒在客厅和餐厅的空气中，佛手柑精油的香气和所含有的天然化学成分，能很好地改善家里的气味和氛围。

对于现代人来说，一家人每天都很忙，各有各的工作压力和生活压力，孩子也有严酷的升学压力，因此，家庭公共空间的氛围常常是压抑、紧张和焦躁的，如果遇上家里有孩子面临中考或高考，那气压更是低得让全家人气都喘不过来。

所以，如果能在一大清早，用佛手柑精油喷雾喷洒在空气中，柑橘属精油的阳光特质，像好多小天使背着一个个小太阳飞舞在空气中，能让家里的气氛一下子轻松欢快起来。这就是佛手柑精油不同寻常的能力。另外，日本很多店家都有一个心照不宣的秘密，能让客人在进入商店以后，莫名其妙地觉得心情很阳光、很快乐、很想买东西，他们的法宝就是在店里喷洒佛手柑精油喷雾！

因此，不管是家里因亲子沟通障碍所造成的低气压，或先生的工作遇到了困难，或我们自己觉得身心疲惫，都可以试着用佛手柑精油喷雾来改善它，而且佛手柑精油能让我们在看待事情或遇到困难时，用比较积极乐观的态度去面对。

**·改善肝气郁结，让人更轻盈**

除了调节情绪的能力，佛手柑精油和特定的精油，如杜松莓、柠檬、松木调和在一起，在生理上还能够改善肝气郁结的状况。从身心症的角度来看，如果肝脏的能量是郁结的，那么在情绪上就很容易抑郁，身体也会觉得好重，总是懒洋洋的，做什么事情都提不起劲儿来。其实这都是肝气郁结的一种表现。很多芳香疗法治疗师通过临床经验发现，佛手柑精油不仅仅能够净化肝气、消除堵塞，让肝气更流畅，同时也能够让我们的心脏变得比较放松，以更轻松的态度去面对生活。

# 黑胡椒

**英 文 名：** Black Pepper

**拉丁文名：** *Piper nigrum*

**家族科别：** 胡椒科 *Piperaceae*

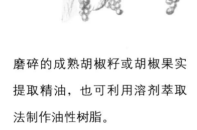

## 精油外观

清澄的淡柠檬色或浅灰绿色。

## 香气

清新干涩的木香、温暖辛辣以及刺鼻的树脂香。

## 协调油

丝柏、桉树、乳香、薰衣草、天竺葵、迷迭香、辛香类精油、檀香木。

## 种植地区

印度西南、印度尼西亚、中国、马达加斯加。

## 萃取部位和萃取方法

利用蒸汽蒸馏法自干燥且磨碎的成熟胡椒籽或胡椒果实提取精油，也可利用溶剂萃取法制作油性树脂。

## 主要的化学成分

β-蒎烯（β-Pinene）、δ-3-蒈烯（δ-3-Carene）、β-石竹烯（β-Caryophyllene）、柠檬烯（Limonene）、δ-榄香烯（δ-Elemene）。

精油全书（珍藏版）30年芳疗经验集成

## 芳香疗法应用

生理用途：贫血症、驱虫、鼻塞、伤风感冒、腹泻、痛风、流行性感冒感染、肌肉酸痛、神经痛、反胃、恶心、风湿症、病毒引起的疾病。黑胡椒用于医药可治疗痛风、天花、猩红热、痢疾、斑疹伤寒、霍乱及淋巴结鼠疫等疾病。黑胡椒对于止血亦很有效。将少量的黑胡椒涂敷于伤口上即能杀菌。

情绪用途：冷淡、慵懒、抑郁、心烦意乱、精神疲劳。

居家护理：

皮肤保养：冻疮。

循环系统、肌肉和关节：贫血、关节炎、肌肉酸痛、神经痛、血液循环不畅、肌肉松弛、风湿痛、扭伤、僵硬、麻木。

呼吸系统：鼻塞、打喷嚏。

消化系统：结肠炎、便秘、腹泻、胀气、心灼、食欲不振、恶心。

免疫系统：感冒、流感、病毒感染。

## 安全须知

低剂量使用。由于有发红发热功能，有可能刺激比较脆弱的皮肤。

## 精油密码

在精油的特性和香气分类上，黑胡椒精油属于辛香类的精油。大家可能会问：黑胡椒不是种子吗？怎么能归类为辛香类的精油呢？原因是在萃取黑胡椒精油的时候，绝大多数的黑胡椒精油都是来自黑胡椒的浆果，而不是种子。

大部分黑胡椒精油的萃取过程是：黑胡椒成树以后，会长出许多的小浆果，在这些小浆果还没有完全成熟（也就是半熟不熟）的时候采摘下来，在太阳底下晒干，晒干后再把它们完全碾碎，用蒸汽蒸馏法萃取出精油。从黑胡椒种子所萃取的精油比例非常少，因为黑胡椒的油腺细胞储存在浆果里，种子里的油腺细胞非常少，精油制造商不太可能费工费力去萃取种子，因此，从种子萃取的黑胡椒精油在市面上是很少看到的。

黑胡椒精油具有辛香调的气味。辛香类的精油并非萃取自植物的某个特定的部位，而是以属性来集结成一个分类（例如，黑胡椒精油来自浆果，生姜来自根茎，茴香来自叶片），所以黑胡椒精油既可以放在果实类，也可以广泛地放在种子类，但芳香疗法专业人士还是会把它归入辛香类，因为它的属性、性格、气味，更属于辛香类族群。

### ·创业家的性格

辛香类精油具有渲染、扩散、行动迅速的特质，（想象一下"一家烤肉，万家香"的场景！）所以能够让人拥有更开阔的视野，就如同创业家，能够看见别人看不见的商机，能够看见隐隐然有一个东西要成形了，谨小慎微的人还在想要不要去做？要不要投资？会不会有很多的风险？——当别人还在考虑的时候，辛香类的人就已经跑到前面去开始行动和赚钱了。所以黑胡椒精油，很适合那些遇事特别谨小慎微、犹豫不决、不敢做决策、不敢去冒险的人，使用了黑胡椒精油，就能慢慢地改变这种故步自封或太谨慎小心的个性和惯性，愿意去承担可以承担的责任和风险。

### ·活血，促进血液循环

黑胡椒精油具有非常好的活血能力，能促进血液循环，对于下列这些需要促进血液循环的生理情况，成效卓著。

1）月经不顺

每一次月经来时都会有很多凝结的血块；或因血流不顺造成下腹部绞痛胀疼；或经期拖得很长，不痛快。女性经期存在上述问题时，都可以使用有活血能力的黑胡椒精油。资深芳香疗法治疗师在进行月经调理时，常将黑胡椒精油用在针对月经不调、痛经、月经量稀少的配方中。

2）血液循环不畅，四肢冰冷，尤其是下肢的血液循环不畅

可以将黑胡椒精油和其他同样有活血功能的精油调配在一起，例如丝柏、生姜、桉树、迷迭香，等比例的剂量滴在热水里，用加了精油的热水泡脚。从秋天开始，可以每天或每周三次用这种复合精油泡脚，能够增加下肢血液循环，一来不会手脚冰冷，二来也不容易水肿。因为，血液循环顺畅时，淋巴循环也会因为气血的带动而顺畅，所以能够帮助减缓和改善双脚或下肢水肿的现象。

3）关节痛、风湿痛

黑胡椒精油具有很好的温暖生热的效果，能改善关节肿胀、减轻关节疼痛。运用黑胡椒精油来调理关节炎、风湿痛时，能与之协调配伍和彼此帮补的精油有：生姜、丝柏、天竺葵、薰衣草、豆蔻、桉树。

可以任选上述精油 3 种或 4 种，调在媒介油里，送给爸爸妈妈，请他们每天晚上洗完澡之后，把调油抹在疼痛的关节部位稍做按摩，对于膝关节、手腕、手肘、足踝，甚至指关节，都能很好地预防、改善、治疗肿胀和僵硬。

### 建·议·配·方

调油比例：在每 10 毫升的葡萄籽油里，滴入 6 滴纯精油。

媒介油：建议用葡萄籽油，因为葡萄籽油本身对于关节就有很好的消炎能力，质地清爽，价格又便宜，是一种非常有价值的媒介油。

6 滴纯精油：可以是 2 滴黑胡椒、2 滴丝柏（或者生姜）、2 滴薰衣草（或者桉树）。薰衣草和桉树，在这个配方里都起到了止疼、消炎的作用。

使用方法：每天晚上洗完澡之后，按摩各个关节，就能够很好地帮助预防或减缓关节炎、风湿痛、痛风所带来的困扰。

# 06 杉木（雪松、云杉）

**英 文 名：** Cedarwood

**拉丁文名：** *Cedrus atlantica*（亚特拉斯杉木）

*Juniperus virginiana*（维吉尼亚杉木）

*Juniperus Mexicana*（得克萨斯杉木）

**家族科别：** 柏科 *Cupressaceae*

## 精油外观及香气

杉木（维吉尼亚）精油的外观颜色为无色至淡黄色到橘黄色，带有油腻木质和香甜树脂味，令人愉悦又非常持久。挥发后的留香会产生更深的木质气味，较少的香脂味。经精馏后成为无色液体状态。柏木烯（Cedrene），是精油的主要成分，在老化过程中会转变成柏木脑（Cedrol）。

杉木（得克萨斯）精油的外观颜色为棕色到红棕色，或可重新蒸馏到无色。未经加工的杉木（得克萨斯）精油在寒冷的气候下可变成固体状。具有很愉悦的香甜木香，还有点像焦油或刺柏和烟的气味。在慢慢挥发干燥之后的留香中，

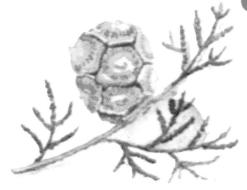

会散发出带有甜木香的香脂气味，并且留香的时间极长。精馏后精油中的焦油味会较少，而且烟味也会较淡。

杉木（亚特拉斯）精油品种类似于杉木（维吉尼亚）精油。精油为淡黄色到橘色或深琥珀色的黏稠液体，具有独特的气味，在未经稀释时，味道并不是那么好闻，有轻微的樟脑甲酚味，并带有香甜且持久的木香尾调，令人联想起金合欢和含羞草，但不如花香精油细致。

## 协调油

佛手柑、柏树、葡萄柚、茉莉、杜松莓、橙花、广藿香、迷迭香、檀香木、缬草根、香水树。

## 种植地区

美国、摩洛哥、东非和中国。目前最主要的精油生产地在摩洛哥。摩洛哥所生产的 *Cedrus atlantica*（亚特拉斯杉木）精油，是芳香疗法界公认的优良品种。而另外一种红色的杉木精油，则来自生长在北美洲的 *Juniperus virginiana*（维吉尼亚杉木）。虽然红色的杉木精油并不含任何的毒性，但有些人使用后有可能会引致皮肤的瘙痒和敏感。因此，芳香疗法学界建议使用比较安全的摩洛哥 *Cedrus atlantica*（亚特拉斯杉木）精油。

## 萃取部位和萃取方法

将杉木树干外围年轮部分的木干砍断成小块，再锯成木屑，研磨成粉末状后，以蒸汽蒸馏法萃取而得。

## 主要的化学成分

柏木脑(Cedrol)、倍半萜烯酮(Monoterpenketone)、α-柏木烯(α-Cedrene)、罗汉柏

烯（Thujopsene）、β-柏木烯（β-Cedrene）。

功效：杀菌、收敛、催情、利尿、祛痰、镇定、循环系统的滋补剂。

生理用途：痤疮、关节炎、上呼吸道感染、鼻塞、黏膜炎、咳嗽、膀胱炎、头皮屑、皮肤炎。杉木精油也是很好的定香剂和防腐剂，有助于保存所调和精油的质量和香味，因此常用于化妆品、香水和肥皂的制造过程中。

情绪用途：注意力不集中、压力引起的生理问题、强迫心理症、焦虑、妄想症。

居家护理：

皮肤保养：痤疮、头皮屑、皮肤炎、湿疹、霉菌感染、皮肤油腻、脱发、皮肤燥红、脓疮。

循环系统、肌肉和关节：关节炎、风湿痛。

呼吸系统：支气管炎、鼻塞、咳嗽。

生殖泌尿系统：膀胱炎、尿道感染、阴道感染。

神经系统：精神紧张，以及压力引起的症状。

不适合孕妇使用。

第四章
精油档案

## 精油密码

Cedarwood 目前在芳香疗法领域能够见到的，以及在市面上能够买到的品种有：亚特拉斯杉木、喜马拉雅杉木、维吉尼亚杉木、得克萨斯杉木、中国杉木，还有东非的杉木。但对于芳香疗法治疗师，尤其资深芳香疗法治疗师来讲，最推荐和常用的是亚特拉斯杉木。亚特拉斯杉木大多来自摩洛哥和大西洋地区，属于黎巴嫩品种。

### ·美好的木香特质

杉木属于木质类精油。木质类精油的特质是，香气非常馥郁温暖，给人以安定的感觉。试想林间的一棵大树，疲倦时，倚靠在大树的树干上就能给人一种安定和放松的力量，觉得很安全和被保护。所以，木质类的精油能给人安全感，是安定、支持和保护的能量。杉木作为木质类的精油，也不例外。

高品质的杉木精油，来自 20～30 年树龄的杉木。目前在芳香疗法中常用的杉木精油多萃取自杉木的树皮，或者是被砍伐之后的树桩，又或者是砍伐后留在地上的锯屑。但是最理想、最昂贵，或者说最有价值的精油还是来自杉木的心材，也就是木心的部分，而且必须是 20～30 年的老树。还好杉木本身的繁殖力很强，所以即便是用了心材或者是用了树桩，也不用担心它会跟檀香木一样濒临绝种，也正因为如此，杉木精油虽然特别有理疗的能力和价值，但是它并不昂贵，谢天谢地！

### ·温暖和安定

木质类的精油能够让人感觉特别的温暖和安定，它的气味温暖而馥郁，还带着一点点的甜味。我必须坦率地说，杉木精油是我的最爱之一，冬天泡澡，无论用的是哪一个配方，我都会把杉木精油加进去。北方的冬天，室外天寒地冻，在室内使用杉木精油时，那种温暖的甜香会让我觉得特别舒服和放松，而且最棒的是，杉木精油的价格并不昂贵。

**·养护呼吸系统和泌尿系统**

杉木精油的生理功能也非常棒。只要是木质类的精油，都有一个共同的能力，就是对于呼吸系统和泌尿系统特别好。用一个听起来有点俗气但特别传神和好记住的比喻，那就是对于上下两个孔都有很好的功能。

在亚特拉斯杉木精油的天然化学成分中，有一种叫作"倍半萜烯酮"的天然化学成分高达 7% ~ 10%，对呼吸系统拥有非常好的理疗特性，所对应的症状包含：不停地咳嗽，觉得有痰但又咳不出来，呼吸道黏膜系统阻塞。对应上述问题，哪怕只是吸嗅亚特拉斯杉木精油都会有很好的减缓效果。

**建·议·配·方**

亚特拉斯杉木＋桉树＋欧薄荷（或者甜马乔莲）混合在一起，比例是 1：1：1，也就是在 10 毫升媒介油里各加入 2 滴，抹在喉咙和胸腔的位置，可以帮助打散淤积在呼吸器官里的浓厚积痰，让它能够被咳出来，这个配方和使用方法特别适用于老人家。但要留意的是，如果老人已经超过 80 岁，就要把浓度调整为各 1 滴。因为年龄越大的人群，所使用的精油浓度越低越好，越谨慎越好。

对于泌尿系统，无论是膀胱炎或尿道炎，都可以用杉木精油来坐浴，达到很好的杀菌和理疗效果。泡澡时，即便只使用

10 滴杉木精油而不再添加其他的精油，也能达到很好的保护、养护功效。

### ·促进淋巴循环

杉木精油还有一个特殊的能力，就是促进淋巴循环，拥有淋巴系统的理疗功能。我们都知道，淋巴循环在体内就像一辆运送垃圾的垃圾车。当它装满了垃圾以后，在运输的路上可能会遇到交通阻塞，一旦交通被堵塞了，垃圾车就不能够很好地把垃圾运送到回收站或掩埋场，这时我们的身体就会因为垃圾的堆积而出现危机。杉木精油里所含有的天然化学成分，对于淋巴循环的不良淤积，以及脂肪的堆积，有很好的打散和清洁功能。

### 建·议·配·方

给大家提供一个配方，将亚特拉斯杉木精油加上葡萄柚精油（葡萄柚精油能降解脂肪），再加上杜松莓精油（杜松莓精油拥有特别好的促进淋巴循环的能力），把这三种精油以 1∶1∶1 的比例调和。例如在 10 毫升的媒介油里滴入 2 滴亚特拉斯杉木、2 滴葡萄柚、2 滴杜松，当作身体按摩油；也可以将这三种纯精油以 1∶1∶1 的比例调好，不加媒介油，然后在浴缸里滴 10 滴泡澡，这个配方能很好地降解脂肪，帮助身体积水的排出（我们都知道积水或者水肿是由于淋巴循环的不通畅所造成的），对于身体的积水、水肿、蜂窝组织炎，杉木精油都能给予很好的帮助。

**·调理紧张性的失眠**

导致紧张性失眠的情绪，可能来自压力或焦虑，也可能来自持续的身心疲惫，甚至是这三种情况叠加在一起而形成一种慢性的问题——我原来只是有压力，但是这个压力一直没有很好地被处理和消除，我就开始变得很紧张，每天身体都绷得很紧，肌肉也很僵硬，影响了血液循环和淋巴循环，然后每一天都觉得很虚弱乏力、昏昏沉沉，明明睡着了但又好像没睡着。对于这些情况，亚特拉斯杉木都可以提供很好的帮助，因为杉木精油对于情绪，尤其对情绪问题导致的失眠是很有功效的。

**建·议·配·方**

亚特拉斯杉木+薰衣草+广藿香+檀香木（或者缬草根）。将以上4种精油以1：1：1：1的比例调和在一起，成为复方纯精油，放在床头的扩香器里，可以缓解因焦虑、忧虑或是特别紧绷的肌肉导致的头痛性失眠。

# 德国甘菊

**英文名：** Chamomile,German

**拉丁文名：** *Matricaria recutica*

**家族科别：** 菊科 / 紫苑科 *Compositae/ Asteraceae*

## 精油外观

深蓝色、黏稠的液体，但是随着时间流逝，颜色会逐渐变淡。

## 香气

具有香甜、似草本的气味，还带有果香的尾调。在极高浓度的状态下，会令人感到恶心，而且大多数人并不是太喜欢它的气味，特别是干燥后的留香气味。

## 协调油

佛手柑、快乐鼠尾草、柏树、天竺葵、薰衣草、柠檬、橙花、马乔莲、玫瑰、迷迭香、广藿香、香水树。

## 种植地区

埃及、匈牙利、中欧、东欧国家为主要产地。

## 萃取部位和萃取方法

获取精油的市售标准方法是将德国甘菊的白色花朵经由蒸汽蒸馏提取出来，但是使用二氧化碳超临界萃取法，或是用乙醇或氯仿萃取出来的精油，能更好地保有高浓度的天蓝烃（Chamazulene）。精油的产率是 0.24% ~ 1.9%。

## 主要的化学成分

天蓝烃(Chamazulene)、(-)-α-红没药醇[(-)-α-Bisabolol]、金合欢烯(Farnesene)、(-)-α-红没药醇氧化物A[(-)-α-Bisabolol oxide A]、(-)-α-红没药醇氧化物B[(-)-α-Bisabolol oxide B]。

## 芳香疗法应用

功效：止痛、消炎、抗痉挛、通气除腹胀、发汗、调经、解热、养肝、安抚、健胃、催汗、治疗外伤。

生理用途：粉刺、过敏症、闭经、食欲不振、烧伤、疔疮、冻疮、皮肤病、消化不良、湿疹、肌肉酸痛、月经问题、神经痛、风湿痛、眩晕。甘菊是被广泛使用于医药领域的植物，特别是对于孩童的疾病和治疗感冒发烧。外用则以敷用法和眼睛及嘴巴的清洗液等用途为最多。

情绪用途：压力、焦虑、愤怒情绪、情绪紧绷、挫折。

此外，因为情绪而引起的皮肤炎症，如荨麻疹、带状疱疹、瘙痒红疹等，也可以用德国甘菊来减缓和改善。

居家护理：

皮肤保养：适合痤疮、过敏、水疱、灼伤、伤口、荨麻疹、皮肤炎、耳痛、湿疹、头发保养、发炎、蚊虫叮咬、燥红、牙痛。

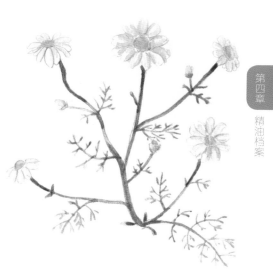

循环系统、肌肉和关节：关节炎、关节肿胀、肌肉痛、神经痛、风湿、抽筋。

消化系统：胃酸过多、急性腹痛、消化不良、恶心。

生殖泌尿系统：更年期的问题、痛经、经期不顺。

神经系统：头痛、失眠、精神紧张以及压力引起的症状。

不适合怀孕前 3 个月的孕妇使用。

由于可能会导致皮肤刺激或过敏，因此建议在低浓度下使用。

## 精油密码

德国甘菊和罗马甘菊常常被混淆，而实际上这两种植物也确实很难分辨。德国甘菊和罗马甘菊长得差不多，但比罗马甘菊高一些，一般有 60 厘米高。比较容易被辨识的是，德国甘菊所开的花只有一朵，也就是在每一枝茎（或者小枝条）上只有一朵花，所以，如果你看见一朵像小雏菊一样的、白色的花，那就是德国甘菊；而罗马甘菊在一枝茎上面会有好多小枝，每个小枝都有花，有时一下子会开 5 朵。

德国甘菊精油的萃取，必须在开花且刚开始开花的季节，当枝丫上的花苞一绽放出小白花时，就要立刻采摘下来。和玫瑰、茉莉或橙花不同，萃取德国甘菊精油时并不只是用花瓣而是用整个花朵。整个德国甘菊花朵包含了花蒂，也包含了一些小小的种子。把花朵摘下来以后，放进 40 ～ 45℃ 的烘干机里烘干，再利用蒸汽蒸馏法萃取精油。在整个萃取过程中，"刚开的花朵"和"40～45℃的烘干过程"，对德国甘菊精油的萃取而言非常重要，因为这样萃取出来的德国甘菊精油，所含有的天蓝烃成分是最高的。

天蓝烃是什么呢？首先，它的颜色是深蓝色的，像墨水一样浓稠；其次，它具有非常好的抗过敏和抗发炎活性。由于颜色深蓝，如果滴出来的时候不小心滴在衣服上，衣服就马上会染成深蓝色，而且不太好洗，要特别小心。另外，由于质地非常浓稠，从瓶子里滴出的时候也非常缓慢。德国甘菊精油虽然是萃取于花朵，但是气味更像青草。如果你不太喜欢青草的味道，闻到这个气味甚至可能会觉得有点恶心。所以，纯的德国甘菊精油的气味并不好闻。在调油的时候如果要使用到德国甘菊，比例要稍低一点。原因有二：第一个是气味，例如一个配方里一共有5滴精油，其中2滴是德国甘菊，那么这个调油里德国甘菊的气味就会掩盖其他的精油，成为主导的气味了；第二个是颜色，德国甘菊精油的颜色特别深，质地也特别浓厚，所以调出来的油容易把皮肤染成浅蓝色，当然它很容易被洗掉。

### ·安全有效地缓解宝宝长牙时的不适

德国甘菊听起来好像有点吓人，但实际上是极为安全的，即便给小朋友用也很安全。例如，6个月大的婴儿长牙时既疼又痒会特别烦躁，德国甘菊有助于减缓疼痛，能让小宝宝不那么焦躁。但是如果针对这个效果，我建议用罗马甘菊精油，虽然德国甘菊也很安全，但它质地浓厚且气味较重，新手妈妈可能会弄巧成拙。

## ·净化肝脏细胞

肝郁有可能是单纯的生理原因，因此导致肝脏细胞的排毒功能不好；也可能是因为饮酒过量，吃了太多油脂的东西，或长期忧虑积郁成疾。当肝脏组织的细胞淤积，不畅通而堵塞的时候，自身的排毒功能就会受到影响，而一旦排毒功能不好，身体的其他脏器和组织也一定会受到影响。德国甘菊精油对肝郁的清洁净化特别有帮助。

### 建·议·配·方

针对这个问题，可以使用3种精油来配伍，即永久花（蜡菊）、迷迭香、柠檬。在每10毫升的媒介油里，滴入总数6滴的精油。如果脂肪层比较厚，也可以增加到7滴。具体的配方是——永久花、迷迭香、柠檬各2滴，德国甘菊1滴。配方油可以抹在肝脏的位置局部使用。这4款精油也可以作为泡澡的配方——永久花、迷迭香、柠檬各4滴，德国甘菊2滴。由于德国甘菊和永久花都是比较昂贵的精油，所以也可以把它们各减少1滴，即总共12滴。这个配方对于缓解肝郁、帮助肝脏细胞的重生和活化、帮助肝脏的排毒都是非常好的。

## ·增强免疫力

德国甘菊精油对或白细胞的再生也有很好的功效。白细胞属于免疫系统，如果免疫能力比较弱，就特别容易感冒、容易觉得疲倦，也会出现一些皮肤问题。最好的芳香疗法是泡澡，在浴缸

精油全书（珍藏版）30年芳疗经验集成

里滴入 3 滴德国甘菊，再加上同样对白细胞再生有很好功效的百里香精油 3 滴，最后一种精油可以自由选择，例如薰衣草、柠檬、杜松，它们都对免疫系统有益。

### ·改善烦人的湿疹

对于湿疹、干癣、皮肤发痒、异位性皮肤炎等皮肤的炎症问题，德国甘菊都有很好的缓解能力。

最好的用法也是泡澡，但如果觉得泡澡麻烦，或没有泡澡的条件，也可以把德国甘菊调在媒介油里做成身体保养油。只是这个配方里所选用的媒介油必须要特别清爽，建议用亚麻仁油。因为亚麻仁本身就含有很多的营养素和营养成分，例如 γ - 亚麻仁油酸，ω-3、ω-6、ω-9 也很丰富，另外还含有维生素 E、维生素 A、B 族维生素，对于皮肤有益。此外，它的质地清爽，不会让皮肤觉得油腻腻的。

调油的配方，可以选择德国甘菊、罗马甘菊、天竺葵、薰衣草，它们对湿疹或特别顽劣的皮肤问题都很有帮助。

当然，还是要提醒大家——德国甘菊的用量要稍微少一点，在每 10 毫升的媒介油里，其他的精油都是 2 滴，德国甘菊则只滴 1 滴。

### ·改善关节肿胀、风湿痛、神经痛

对于关节炎、风湿痛、神经痛，最好的方法是直接调油抹在患部。能和它配伍的精油有罗马甘菊、快乐鼠尾草、桉树、薰衣草。快乐鼠尾草精油里所含有的天然化学成分，能加强天蓝烃的功能，还可以淡化它的香气；桉树精油里的 1,8 - 桉叶素，对于关节炎和风湿有很好的温热和消肿的能力；薰衣草精油则具有消炎止痛的功效。可以在 20 毫升的媒介油里加入德国甘菊、罗马甘菊、快乐鼠尾草、桉树、薰衣草各 2 滴。在这个配方里，德国甘菊精油可以滴入 2 滴，原因是改善风湿、关节炎、神经痛的问题时，我们需要直接将配方油抹在患部，并做按摩，因此局部使用时就不用担心德国甘菊的浓厚气味了。

另外，德国甘菊的拉丁名中的"*Matricaria*"来自拉丁文"*matrix*"（子宫）或"*mater*"（母亲），就是因为德国甘菊具有良好的调理妇科病的功效。

# 罗马甘菊

**英 文 名**：Chamomile,Roman

**拉丁文名**：*Anthemis nobilis /Chamaemelum nobile*

**家族科别**：**菊科 / 紫苑科** *Compositae/ Asteraceae*

## 精油外观

精油外观颜色为无色到淡蓝色，颜色会在几周内褪去，有时会转变为淡黄色。

## 香气

带有香甜的、青草般的气味，有时有点水果暖香和类似茶叶的味道。

## 协调油

佛手柑、快乐鼠尾草、柏树、天竺葵、薰衣草、柠檬、橙花、马乔莲、玫瑰、广藿香、香水树。

## 种植地区

埃及、摩洛哥、保加利亚、英国和大部分欧洲地区。

## 萃取部位和萃取方法

以蒸汽蒸馏法自成熟的整个白色花朵中取得。

## 主要的化学成分

天蓝烃的浓度为零到微量（和德国甘菊精油极为不同，意味着它不具有德国甘菊的抗过敏和消炎能力）。

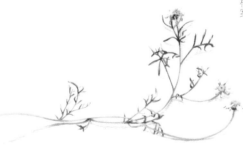

115

当归酸甲酯（Methyl angelate）、3-异丁酸甲基戊烯酯（3-Methyl pentenyl isobutyrate）、白芷酸丁酯（Butyl angelates）、惕各酸异丙酯（Isopropyl tiglate）。在所有含高比例酯类的精油中，罗马甘菊精油是其中一种。含高酯类，意味着它具有很好的镇定安抚作用。

## 芳香疗法应用

功效：消炎、防腐、抗痉挛、杀菌、通气除腹胀、助消化、调经、解热、养肝、安抚、健胃、催汗滋补、治疗外伤。

生理用途：有些类似德国甘菊，但缓解头痛、失眠的效果最为显著，而在理疗过敏问题上则不如德国甘菊。

情绪用途：失眠、生气、忧虑、恐惧、歇斯底里、易怒、抑郁、过于活跃、敏感、精神紧张、易哭、过度忧虑。

居家护理：

皮肤保养：痤疮、过敏、水疱、灼伤、伤口、荨麻疹、皮肤炎、耳痛、湿疹、头发保养、发炎、蚊虫叮咬、燥红、牙痛。

循环系统、肌肉和关节：关节炎、关节肿胀、肌肉痛、神经痛、风湿、抽筋。

消化系统：胃酸过多、急腹痛、消化不良、恶心。

生殖泌尿系统：更年期的问题、痛经、经期不顺。

神经系统：头痛、失眠、精神紧张，以及各种压力引起的症状。

## 安全须知

不适合怀孕前3个月的孕妇使用。

在德国甘菊的篇章里，我们已经说明了德国甘菊和罗马甘菊的区别。首先，从植物的角度来说，罗马甘菊是在一根茎枝上开好几朵花，而德国甘菊一根茎枝上却只开一朵花；其次，从外观和香气的角度上说，德国甘菊精油的颜色很深、气味也很厚重，而罗马甘菊精油是非常淡的浅蓝色、浅黄色，甚至有一点点淡白色，质地也非常清爽。使用的时候，罗马甘菊精油很容易就滴出来，德国甘菊精油的质地非常浓稠，要很有耐心才能滴出 1 滴来。

**· 关心小朋友的温柔小护士**

由于罗马甘菊精油的气味比德国甘菊精油要好闻得多，所以在德国甘菊精油那个篇章里我们提到，虽然德国甘菊对缓解小朋友的长牙疼痛很有帮助，但还是因为它的气味太浓重而建议妈妈们使用罗马甘菊。罗马甘菊精油不管是对于小朋友的长牙疼痛，或者是小朋友的坏脾气、不耐烦、焦躁，甚至做噩梦，都有很好的帮助。以下是罗马甘菊对小朋友的功效：

1) 缓解牙疼，长牙疼痛

可以有两种使用的方法。

第一种是滴在婴儿油里。在介绍媒介油的篇章里我解释过，婴儿油属于矿物油，不会被皮肤吸收，因此对成人来说，不是合格的媒介油。但是对小朋友来说，婴儿油的目的就是必须不被宝宝的皮肤吸收，只是在宝宝细致幼嫩的皮肤表面起到一层油膜的保护作用。所以，可以在每 5 毫升的婴儿油里滴入 1 滴罗马甘菊精油（建议妈妈们每次使用时只调当次的使用量，不要一次调得太多，以保证调和油尤其婴儿油的新鲜度）。调好之后，轻轻地抹在宝宝脸颊上长牙的位置，同时也抹在下颚、下巴的位置，就能够很好地减缓宝宝因牙疼而造成的肌肉紧张酸疼和头疼。

第二种使用方法是把罗马甘菊精油直接滴在很干净的纯净水里。把纯净水先烧开，等温度自然冷却到约40℃时，在10～20毫升的纯净水里滴入2滴罗马甘菊精油。滴入之后，罗马甘菊精油会浮在温水的表面，这时拿一条完全浸湿但拧得很干的小毛巾，把水面上浮着的精油吸蘸到毛巾上，然后用这条小毛巾给宝宝做一个温敷。可以敷在宝宝的下巴上，或者是其他长牙不舒服的地方。温热的小毛巾上不仅吸了罗马甘菊精油，也同样拥有水分来作为稀释，所以是很安全的。温敷时，妈妈抱着宝宝，轻轻地哼着儿歌，对小朋友的长牙疼痛会有很大程度的缓解。

2) 缓解做噩梦或焦躁不耐烦

如果孩子做了噩梦，或者因为身体的原因而特别焦躁、不耐烦、爱哭，就可以把罗马甘菊精油滴在宝宝的洗澡水里。配方是罗马甘菊精油、橘精油各2滴。孩子在大浴盆里洗澡和玩水的同时，这两款精油和随着蒸汽所散发出来的香气，会对孩子的神经系统有很好的安抚作用。我们都知道，如果孩子特别容易烦躁、焦虑，很可能跟神经系统的过度敏感有关。

3）缓解急性气喘

现在很多小朋友有气喘的情况，医学专家们认为这个现象和越来越糟糕的空气质量和某些食物有关。其实，生活在现代社会里的成年人也有同样的问题——突然就喘不上气来，好像呼吸困难或突发的急性气喘。这个时候，可以把纯罗马甘菊精油直接涂抹或揉在太阳神经丛的部位。具体的操作方法是，滴 1 滴纯罗马甘菊精油在手掌心，以打螺旋的方式轻轻地按摩太阳神经丛（大约是在胃部的位置），接着再以相同的手法按揉手腕以及太阳穴，喘不上气来的情况就能够慢慢地缓解下来。

### · 缓解偏头痛以及头痛所引起的失眠

偏头痛或头痛，很容易影响睡眠，用罗马甘菊精油也能很好地改善这种情况。可以跟它配伍的精油有薰衣草、橙花、甜马乔莲。罗马甘菊、薰衣草、橙花、甜马乔莲各 3 滴，滴在 20 毫升的媒介油里，调配成 1 瓶复方油，睡觉前抹在前胸或者肩颈。也可以把这4 种精油直接混合在一起，不加媒介油，滴在扩香仪里，也有助于缓解失眠问题，尤其是因为偏头痛和头痛所引起的失眠。

### · 调理 PMT/PMS 经前综合征

有些女孩在月经来之前，脾气会变得很坏，或突然就睡得很不踏实，也可能会出现水肿、下腹部痉挛等各种 PMT 经前综合征。罗马甘菊是能有效应对问题的精油。能够与它配伍的精油有薰衣草、天竺葵、快乐鼠尾草。配方是——在 20 毫升的媒介油里，滴入罗马甘菊、薰衣草、天竺葵、快乐鼠尾草各 3 滴。如果目的是帮助经前综合征，那就不适合泡澡，最好的方式是把配方油抹在腹部及后腰，从预估月经来的前 7 天开始，每天睡前按摩，就能够很好地避免或减缓经前紧张，与此同时，也可以帮助行经顺畅。因为无论是薰衣草、天竺葵，还是快乐鼠尾草，都属于类激素的精油，对于月经都有很好的调理功能。

## · 呵护"内在小孩"

罗马甘菊有一个其他精油无法取代的功能，就是呵护我们内心深处的"内在小孩"。内在小孩，是来自胚胎时期在妈妈肚子里的那种纤细的感受，是需要被呵护，需要被温柔对待的心灵。如果这个内在小孩不够强壮，我们就很容易被外界所伤害，别人对我们的评价、看我们的眼神、对待我们的方式，都可能伤害到我们。有的人不容易受伤，有的人却很容易受伤。一旦受伤了就会缺乏安全感，缺乏对世界的信任，也缺乏对自己的信任，而变得很不开心，很不快乐。罗马甘菊精油能够帮助这个内在小孩，帮助他／她疗愈"伤痛"，帮助他／她更勇敢坚强。

最好的使用方法是，把1滴罗马甘菊精油滴在掌心，搓揉双手直到发热，把双手掌心摊开覆在脸上，深呼吸，让罗马甘菊精油的香气进入大脑的边缘系统，去开启更乐观、更勇敢、更坚强的情绪记忆和能量。吸闻之后，再把双手手掌放在胸前，尤其太阳神经丛的部位，再深呼吸几次，好再一次地安抚和强壮我们的内在小孩。

# 岩玫瑰 /岩蔷薇 /劳丹脂

**英 文 名：** Cistus / Rock Rose / Cistus Ladanifer / Labdanum

**拉丁文名：** *Cistus Ladaniferus*

**家族科别：** 半日花科 *Cistaceae*

**精油外观**

黄棕色至深琥珀色。

**香气**

具有强烈、香甜、木本香和浓厚的香脂味，同时带着温暖、复苏的气味。

**协调油**

柑橘属植物、永久花、乳香、没药、广藿香、薰衣草。

**种植地区**

西班牙、法国、葡萄牙、意大利等地中海国家。

**萃取部位与萃取方法**

自叶片和嫩枝，以蒸汽蒸馏法提取出精油。

**主要的化学成分**

$\alpha$-蒎烯($\alpha$-Pinene)、绿花白千层醇(Viridiflorol)、杜香醇(Ledol)、柠檬烯(Limonene)、莰烯(Camphene)、对伞花烃(p-Cymene)。

**芳香疗法应用**

抗病毒、抗菌、抗微生物、抗发炎、止血、消肿、伤口愈合，防治慢性支气管炎、感冒、流行性感冒、咳嗽、鼻炎、泌尿道或膀胱感染、关节炎、血块、湿疹、皮肤炎、纤维瘤、坏疽、痔疮，调节经血过多、通经、淡化、消除疤痕组织、防皱去皱，辅助免疫系统、增加免疫力，调节中枢神经、神经紧张，镇静、平复沮丧、安神、提振心情，冥想辅助、提升专注力。

在欧洲中世纪时，岩玫瑰精油被用于药膏和敷料中，以治疗受感染的伤口和溃疡。

## 安全须知

无毒性报告。

## 精油密码

岩玫瑰也称为"岩蔷薇""劳丹脂"。虽然最常见的名字是"岩玫瑰"或"岩蔷薇"（Rock Rose），但其实还有"Cistus Ladanifer"或者更冷僻的"Labdanum"这两个英文名。为什么会这么复杂呢？实际上这和萃取方式的不同有关。岩玫瑰是能够长到 3 米高的灌木，生长的地方都是在海岸边，目前种植最多的，以及精油来源最多的在地中海沿岸，包含法国。

### ·不同的萃取方式

第 1 种：将岩玫瑰的叶片和鲜嫩的幼枝、花朵采摘下来，以蒸汽蒸馏法进行萃取，所得到的精油颜色会比较淡，接近浅黄色，质地也是较稀的流质。以这个萃取方法取得的精油就称为"cistus oil"或"Rock rose oil"，也就是"岩蔷薇"或者"岩玫瑰"。

第 2 种：只采摘岩玫瑰的叶片和幼枝，先在热水中煮沸，煮出来的汁液会像凝胶一样，类似树脂，特别浓厚，甚至会结成硬块。

接着将凝胶拿去蒸汽蒸馏，以这个萃取方法取得的精油颜色是琥珀色的，质地也相对浓稠，精油也称为"岩玫瑰"或"岩蔷薇"（Rock rose oil）。

第3种：将岩玫瑰的叶片、幼枝、花朵采摘后，先在自然环境下充分干燥，接着用二氧化碳临界萃取法萃取，萃取出来得到一块一块的、类似脂肪的物质，再利用溶剂萃取法，从类似于脂肪的物质里萃取出精油，所萃取出来的称为"绝对油"，就是absolute。所以不再是 Rock rose oil，而是 Rock rose absolute，是绝对油，也就是劳丹脂绝对油。

所以，如果说"岩玫瑰"或"岩蔷薇"就是"劳丹脂"，并不尽然，它们来自相同的植物，但因为萃取方法的不同，名称也有所不同。但无论是"岩玫瑰"还是"劳丹脂"，它们的功能都非常棒，所以才会在芳香疗法界引起这么多芳香疗法治疗师的重视和喜爱。

### ·生理护理——褥疮、压疮

岩玫瑰有一个其他精油所无法比拟的能力，就是对于褥疮的护理。有些需要长期卧床的病人，很容易患上褥疮，甚至会因长期压疮而流血，这时，岩蔷薇精油就是最好的选择。

这个配方里，媒介油要选择玫瑰果油。玫瑰果油主要产自智利。对智利人来说，玫瑰果油就像是我们中国人的云南白药一样，是家中常备的急救药品。玫瑰果油对于皮肤炎症和修复的功效明显，如果有皮肤发炎、伤口，需要止血，甚至像褥疮这样的情况，即便只使用纯的玫瑰果油来护理，都能够起到非常好的效果。

配方中的精油可以选择：岩玫瑰、广藿香（具有非常好的止血、愈合伤口的功能）、乳香（愈合伤口）、薰衣草（消炎、止痛、修复伤口）各2滴，滴入10毫升的玫瑰果油中，然后直接涂抹在褥疮部位，就可以见证神奇的疗效了。这个配方首先是止痛，之后是干燥褥疮的皮肤，最后是很好地完成修复和愈合。

另外，岩玫瑰精油的止血效果还可以应用到不小心划伤或割伤了皮肤、流血不止的情况——立刻用纯岩玫瑰加上薰衣草，止血的速度会非常快。

### ·心灵疗愈—— 缓解创伤后综合征

岩玫瑰是一个土象的精油，能够让一个人安定、沉稳下来，同时获得内心的平静。这个特殊的能力常被用于一系列特殊的症状——创伤后综合征。

所谓"创伤后综合征"，是指当人经历了或目睹了一个巨大的灾难，当下所产生的情绪是自己所承受不了的（这个情绪太巨大，一时没有办法去面对），于是就把它隐藏压抑起来，但是这个情绪会时不时地冒出头来，影响人生活中的方方面面，人的身心灵也因此受到影响和伤害。

至于这个巨大的灾难，可能是小朋友目睹了爸爸妈妈激烈的肢体冲突，或者是目睹了发生在眼前的惨烈车祸过程。对于有些敏感的孩子，甚至在电视里看见飞机失事、熊熊大火燃烧的报道，也有可能导致创伤后综合征。创伤后综合征的表现，是情绪非常冷漠麻木，觉得很空虚，莫名其妙地觉得恐惧和孤独。这种麻木，是心灵的麻木。看似他拥有很多东西，但他却不快乐，而且是来自内心深处的不快乐。

岩玫瑰精油对创伤后综合征有非常好的疗效。配方是——媒介油选择琉璃苣油（或者 30% 琉璃苣油加上 70% 其他植物油）。琉璃苣油本身就有抗抑郁的能力，特别适合情绪低落、抑郁，或者是创伤后的诸多问题。

纯精油用岩玫瑰、永久花（也称为"蜡菊"）、乳香、没药、薰衣草各 2 滴。由于纯精油的种类和数量较多，媒介油可以加量到20 毫升。

将调好的按摩油涂抹在整个胸腔和腹腔，尤其是腹部，而且一定要包含太阳神经丛的位置，并按摩。如果在睡前使用，还能够帮助睡眠、不做噩梦。

岩玫瑰精油或劳丹脂绝对油，尤其是劳丹脂绝对油，能够和乳香、没药非常好地配伍，因为它们都是拥有树脂类香气和身心灵疗愈功能的精油。一些资深的芳香疗法治疗师在进行印度的"艾邬薇达治疗"（阿育吠陀）或做脉轮的时候，都一致认为岩玫瑰或劳丹脂能够帮助增强和涤净眉心轮的能量。如果希望进行一个非常好的冥想，希望在打坐的时候能够"开启与天上能量的沟通"，也可以用 1 滴劳丹脂绝对油或岩玫瑰精油，抹在眉心部位，深呼吸，接着安定地打坐或者是冥想，也许可以对心灵的智慧以及来自天上的智慧，懂得更多、理解得更多，并接收更多那些古老的智慧和"属于天上能量"的智慧。

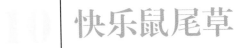

# 快乐鼠尾草

**英 文 名：** Clary Sage

**拉丁文名：** *Salvia sclarea*

**家族科别：** 唇形科 / 薄荷科 *Labiatae*（*Abiatate*）/ *Lamiaceae*

## 精油外观

淡黄绿色近无色或橄榄色的液体。

## 香气

新鲜的快乐鼠尾草植物具有强烈、辛辣和不受喜爱的刺鼻气味，但在蒸馏过程中会大量消失。萃取出的精油具有清新、带着花香、干燥、香甜的青草味，还有些微弱的苦甜尾调，像琥珀或是烟草和茶叶的气味。

## 协调油

丝柏、柑橘属植物、胡荽、乳香、天竺葵、茉莉、杉木、檀香木。

## 种植地区

欧洲南部、俄罗斯、美国和摩洛哥。

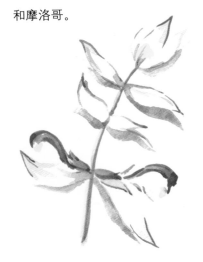

精油全书（珍藏版）30年芳疗经验集成

## 萃取部位和萃取方法

以蒸汽蒸馏法自快乐鼠尾草的花朵、叶片及幼茎中提取出精油。

## 主要的化学成分

香紫苏醇(Sclareol)、乙酸芳樟酯(Linalyl acetate)、芳樟醇(Linalool)、β-石竹烯(β-Caryophyllene)、大根香叶烯D(Germacrene D)。超过250种成分和微量组分造就了快乐鼠尾草精油的独特香气和有益于神经系统的能力。

## 芳香疗法应用

功效：收敛、消除抽筋、止汗、抗痉挛、杀菌、通气除腹胀、助消化、调经、降血压、镇定神经、催汗、安定、健胃、滋养。

生理用途：粉刺、气喘、腹部绞痛、抽筋、头皮屑、腹泻、胃胀气、虚寒、高血压、产痛、

偏头痛、前更年期月经量少、月经不顺、肌肉酸痛。

情绪用途：身心疲惫、多动症、幽闭恐惧症、罪恶感、压抑(生育后，月经前和更年期)、内疚、喜怒无常、强迫症、惊恐、偏执狂、精神错乱。

居家护理：

皮肤保养：痤疮、水疱、头皮屑、脱发、油性皮肤、油性头发、溃疡、皱纹、结膜炎。

循环系统、肌肉和关节：高血压、肌肉酸痛。

呼吸系统：气喘、喉咙感染、哮喘。

消化系统：痉挛、消化不良、胀气。

生殖泌尿系统：经痛、产痛、经血量不足、停经。

神经系统：抑郁、不孕、阳痿、偏头痛、神经紧张以及压力引起的症状。

请不要将快乐鼠尾草与另一种植物"山艾"（Garden Sage/Salvia Oficinalis）搞混。因为山艾精油中含有大量的Thujone（荆酮，某种有毒的化学成分），不完全适用于芳香疗法，（只有西班牙品种的山艾所萃取出的精油才可使用）。但快乐鼠尾草（Clary Sage）却很安全。

使用快乐鼠尾草精油之后绝对不可以喝酒！因为它是天然的麻醉剂，会引起幻觉，因此使用后开车也要小心。

快乐鼠尾草精油属于类雌激素精油，有调经的功能，所以孕妇不可以使用。

## 精油密码

快乐鼠尾草的中文译名在鼠尾草前加上"快乐"两个字，其实是有重要意义的，一方面当然因为它的英文名字 Clary Sage，Clary 的发音听起来很像"快乐"；但另外一个原因，则是因为快乐鼠尾草精油对于我们的情绪有非常棒的振奋作用，能够让我们精神欢愉、觉得自己很快乐。

### ·养护神经系统的功能

芳香疗法老师和专家们都承认，快乐鼠尾草对神经系统来说是最有价值的精油之一。因为它能很好地帮助我们消化掉一些消极的情绪，例如，总是特别焦躁，莫名其妙地想发脾气，觉得自己很不快乐，一直都处在那种"谈不上是抑郁症，但却又觉得并不快乐"的状态；或者对未来很担心，总觉得会发生什么不好的事情，总觉得自己不能幸福；或者比较爱哭，比较容易生气……快乐鼠尾草精油，对这些情况都会有很好的帮助，尤其是把它和其他的失眠类精油调和在一起，例如罗马甘菊、檀香木、橙花，或者薰衣草、亚特拉斯杉木，可以帮助解决一些因情绪而引起的失眠问题。

快乐鼠尾草的"Clary"，拉丁文的意思是"清洗"，就是拥有清洁、清澈的能力。而它主要针对的就是我们的脑袋，能够让一个人的脑子变得比较清醒、比较亮堂。如果早上起来觉得昨天晚上虽然睡着了，但还是很疲倦，就可以闻一闻快乐鼠尾草精油让自己清醒一下。

### · 养护生殖系统的功能

快乐鼠尾草精油拥有非常好的养护生殖系统的功能，因为它能够照顾到女性一生中三个重要的周期：一是从 12 岁开始，一直到 55 岁左右，长达 40 多年的行经期；二是怀孕的最后三个月和生产的时候；三则是更年期。

1）快乐鼠尾草对行经期的帮助

快乐鼠尾草精油对子宫有很好的滋养能力，能够帮助月经量稀少、月经周期总是推迟、提前闭经，以及每一次月经来时的小腹绞痛痉挛的人群。快乐鼠尾草能帮助改善这些月经问题的最主要原因是——它含有类雌激素。可以把快乐鼠尾草精油和其他具有类似功能的精油调和在一起，例如甜罗勒、薰衣草、丝柏、天竺葵、茴香等。

调理月经问题时，许多芳香疗法治疗师的临床经验是，甜罗勒精油适合用在年轻一点的女孩身上，快乐鼠尾草精油则对 30 岁以上的女性所遇到的月经问题更有帮助。也就是说，如果 30 岁以内的女孩遇到了月经推迟、经量太少、痉挛，或者因为情绪的问题而造成的闭经，治疗油可以选择甜罗勒，再搭配其他的调经精油；但如果 30 岁以上的女子遇到了相同的月经状况，就建议把甜罗勒换成快乐鼠尾草，因为快乐鼠尾草的类激素更适合比较成熟的子宫，对子宫和卵巢都有很好的滋养能力。

关于月经，还有另一种状况，就是经前综合征。有些人的经前综合征表现在月经来之前的下肢水肿和睡眠质量下降。但是，有一种经前综合征，我们称它为"具有攻击性的经前综合征"，月经前脾气会变得特别暴躁，喜欢骂人，动不动就发脾气，甚至摔东西。事实上，这些具有攻击性的情绪表现并不是故意的，原因出在身体里的雌激素水平偏低，当雌激素水平偏低的时候，就容易出现这种不可控的、具有攻击性的反应。面对这种情况，我们可以用快乐鼠尾草精油来改善，可以用上面提及的配方，在月经来的前 7 天，每晚临睡前用精油来按摩腹部，或者直接吸嗅。

2）快乐鼠尾草对怀孕末期和生产时的帮助

我们都知道，当孕妇到了妊娠末期，会渐渐感到紧张害怕，会担心孩子健不健康，生产的过程会不会太痛，等等。所以产妇临盆前，很难避免焦虑和害怕的情绪。遇到这种情绪状况时，就可以用快乐鼠尾草精油来熏香——在床头放一个扩香器，滴 1 滴纯快乐鼠尾草精油让产妇镇定并快乐起来。临盆时，如果已经开始阵痛了，可以直接闻快乐鼠尾草精油，帮助产妇释放情绪，让产道的肌肉不至于过于紧绷。

3）快乐鼠尾草在女性更年期阶段的作用

处理更年期的身心情况时，我建议用快乐鼠尾草加上广藿香，以及绿花白千层。这3种精油调配在一起，对于更年期的燥热、热潮红、盗汗、无来由地发怒等都会有帮助。可以把调配好的纯精油倒进喷壶里当作喷雾，比例是：在100毫升的纯净水里，将上面3种精油各滴入8滴。将喷壶带在身上，只要一觉得有潮热的迹象时，就往脸或全身喷。一方面它可以改善更年期的症状；另一方面也可以帮助舒缓情绪。我们都知道，更年期症状是因情绪造成的生理反应，同时生理反应又会反过来强化情绪的激荡，生理和情绪是互相影响的关系。

### ·引梦的能力——释放深层的负能量

亚特拉斯杉木和快乐鼠尾草，这两种精油都拥有引梦的能力。有人会问，我为什么要引梦呢？引梦的目的，就在于当人们有一些潜藏的、压抑的、始终无法直面的情绪时，可以在做梦的时候，经由梦境把这些情绪带出来，使情绪得到清洗、宣泄，所以它能够把那些我们不愿意去面对的、假装已经忘记的，或者是压在心底深处的情绪记忆，由梦境的方式带出来，一旦得到宣泄，就能直面它，最终释放它。把快乐鼠尾草和亚特拉斯杉木等比调在一起，放在床头的扩香器里，就能够达到这样的效果。

# 柏树（丝柏）

**英 文 名：** Cypress

**拉丁文名：** *Cupressus sempervirens*

**家族科别：** 杉科 *Cupressaceae*

## 精油外观

淡黄色、近橄榄绿或几近无色的液体。

## 香气

带有甜甜的香脂但却清新的气味，可让人联想到松针、杜

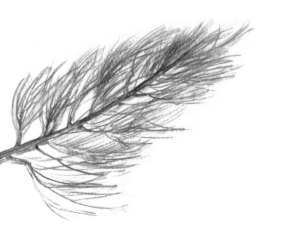

松和豆蔻精油。

## 协调油

安息香、杉木、佛手柑、快乐鼠尾草、杜松莓、茉莉、薰衣草、柠檬、马乔莲、橙花、柳橙、岩玫瑰、檀香木。

## 种植地区

以塞浦路斯为主要生产地的南欧沿岸，以及北非和西班牙。

## 萃取部位和萃取方法

以蒸汽蒸馏法自新鲜或半干的针叶及小树枝中取得。

## 主要的化学成分

α-蒎烯(α-Pinene)、桧

烯(Sabinene)、α-乙酸松油酯（α-Terpinyl acetate）、雪松醇(Cedrol)、柠檬烯(Limonene)、月桂烯(Myrcene)。

## 芳香疗法应用

功效：收敛、防腐、抗痉挛、止汗、利尿、缓解痛经、调经、提神（刺激神经）、滋补、紧缩血管。

生理用途：静脉曲张、痔疮、支气管炎、流行性感冒、循环不畅、蜂窝组织炎、脚臭、水肿、风湿症、油性皮肤护理。丝柏精油所含有的理疗成分和主管卵巢功能的8种激素相似，因此任何月经症状，如出血过量、稀少、不规则、痛经、停经、闭经等问题，都可利用柏树精油获得改善。此外，柏树也因对咳嗽和呼吸疾病（在法国，原来的咳嗽药品就是用柏树的球果制成）有效而著名。

情绪用途：悲痛，思维混乱，失望，情绪不稳，挫折，急躁，易怒，缺乏信任，情绪波动，精神紧张，悔恨感，自嫌，悲痛和断瘾。

居家护理：

皮肤保养：油性缺水皮肤。

循环系统、肌肉和关节：痔疮、蜂窝组织炎、肌肉抽筋、水肿、循环不畅、风湿痛、盗汗、牙龈出血、静脉曲张、伤口。

呼吸系统：气喘、支气管炎、痉挛性咳嗽。

生殖泌尿系统：月经问题、更年期问题、经血不足。

神经系统：精神紧张，以及压力引起的症状。

## 安全须知

由于有强力的催经功能，孕妇不可以使用。

丝柏原生于地中海沿岸地区，尤其是地中海东部沿岸。但目前最大量的种植和萃取都来自法国的南部，所以现在最主要的丝柏精油都来自南法。丝柏属于松柏科，和松木、杜松、杉木一样，都是常青树，但丝柏树尤其长寿，有一些的树龄已经超过了2000年，所以丝柏精油是一个特别古老、特别有智慧和深沉的精油。

丝柏精油是以蒸汽蒸馏法，自针叶和嫩枝萃取，要特别说明的是，为了萃取品质最好、理疗功能最强的丝柏精油，剪枝的时间必须是在秋天，因为只有在秋天剪枝，丝柏的针叶和嫩枝里的天然化学成分才能被完整地、更好地萃取出来。此外，当农夫剪了嫩枝之后，还要很仔细地剔除那些老的、比较干粗的、已经木质化的枝子，否则会影响萃取出的精油品质。

在丝柏精油价格比较高的产地，农夫甚至会借助高梯爬到丝柏树的上半截，剪下那里的小嫩枝，因为对丝柏树来说，越往上，小嫩枝就越年轻，所得到的精油品质也越好。对于这一点的解释是，由于丝柏树的年龄很老，所以越接近土壤的部分，受到地心引力的影响就越长久，因而对精油的气场和能量频率的损害也越大，所以，越是高处的小枝子和针叶，得到的精油品质就越好，也更接近天空的能量。

读到这里，您可能会觉得，这么费劲地萃取来的丝柏精油是不是贵得不得了？还好，它并不贵！原因是丝柏的新鲜小枝子和叶片的体积非常重，油腺细胞的储油量很丰富，所以产油率很高，价格就不贵了！虽然不是昂贵的精油，功能却一点都不打折扣呢！

### ·无与伦比的活血功能

丝柏精油的第一个功能是无可比拟的，几乎没有任何一个精油能在这方面超过它，那就是活血的能力，即促进血液循环的功能。丝柏精油不仅仅是促进血液的流动，它所含有的天然化学成分还能够帮助清除血栓。我们都知道血栓的形成是因为血管壁里的脂肪堆积，造成血管壁增厚，减缓了血液的流动速度，血液在血管的某个部位停留时间越长，就越容易造成堵塞。丝柏精油有非常好的打散淤塞和净化血管的能力。血液循环中血块凝结的现象就是静脉曲张，小腿和大腿的静脉曲张最多见，痔疮也是静脉曲张的一种。

### ·水肿的克星

体液循环不畅，除了出现在血液流动，还发生在淋巴液流动，而淋巴循环不畅所造成的结果，就是下肢、脚踝、脚背的水肿和全身的皮肤粗糙。

#### 建·议·配·方

针对这个问题的配方是：丝柏、杜松莓、柠檬、天竺葵。杜松莓是一种很好的促进淋巴循环、利湿利尿、净化血液的精油，当我们利用丝柏来打散血管中的淤塞凝血后，需要杜松莓来帮助它一起输送。柠檬则是一个特别好的、能够辅佐杜松莓净化血液的精油，同时也能强化丝柏的功能。天竺葵的强项则是调节全身的内分泌大环境，能够营造一个净化的氛围，把大环境准备好来帮助丝柏更好地完成工作。

使用这个配方最理想的方法是泡浴或足浴。足浴时，尽可能用桶而不是盆，因为需要尽量让水没过我们的小腿，甚至到膝盖。足浴最理想的水温是45℃左右。在热水里滴入3滴丝柏，2滴杜松，2滴柠檬，3滴天竺葵。一周足浴3次，就能够非常好地帮助血液循环，减轻水肿，改善手脚冰冷的情况，缓解静脉曲张并预防其恶化。

### ·消灭让人坐立难安的痔疮

如果需要帮助的问题是痔疮，最好的方法是直接在肛门部位按摩。可以选择有消炎止痛功能的葡萄籽油或亚麻仁油作为媒介油，用比较高的比例滴入纯精油。配方是：在每10毫升的媒介油里滴入丝柏、桉树、薰衣草各3滴。把配方油装在小瓶子里随身带着，每一次上完洗手间之后，用湿纸巾把肛门擦干净，接着用配方油在肛门部位稍微用力地按摩，愿意按摩多久就按摩多久，愿意多深入就多深入，试试看。这个配方对痔疮的肿胀、疼痛、出血非常有效，而且即使痔疮没有发作，每天如厕后用一次，能很好地预防痔疮复发。

### ·特别棒的调经油

丝柏精油拥有一个很神奇的天然化学成分，这一成分和帮助女性卵巢工作的8种激素特别类似。所以，遇到月经问题时，不管是月经量太多、太少，还是月经不规则、提前闭经、痛经，都可以用丝柏精油的调节能力，来当作配方中理疗油的君臣佐使油，例如，辅佐快乐鼠尾草精油、甜罗勒精油、甜茴香精油对具体月经问题进行理疗。

### ·支气管的滋补油

丝柏精油是支气管的滋补精油，尤其有益于改善哮喘问题。将丝柏、桉树、茶树，以等比浓度调在一起，滴进媒介油里，早上起来抹在胸腔部位，就能够很好地减缓和预防哮喘和咳嗽的发生。如果情况紧急，已经开始哮喘了，就可以直接打开丝柏精油的瓶盖，深呼吸，将丝柏精油的气味深深地吸进胸腔。

### ·给予面对改变的勇气

面对改变，是需要勇气的。这个改变可能是改换一个职业、搬家，或者和交往多年的男友分手、离婚、孩子长大离家上大学了……面对改变所需要的勇气其实就是一种支持的力量，支持我们去处理和掌控因改变而带来的困难，以及踏出舒适圈的那根拐杖。

神奇的丝柏精油能给予我们这个支持的力量。可以单独吸嗅它，也可以和其他精油调和在一起，可以配伍的精油有：木香类的杉木、檀香木、岩玫瑰，树脂类的乳香；花瓣类的橙花、茉莉。当我们用丝柏来面对一个让人害怕或痛苦的改变时，可以从木质类的家族里找一个精油来加强支持、让树脂精油来安抚心灵和给予能量、用花瓣精油来改变情绪。

# 12 桉树 / 尤加利树
## （蓝胶树品种）

**英 文 名**：Eucalyptus, Blue Gum Oil
**拉丁文名**：*Eucalyptus globulus*
**家族科别**：桃金娘科 *Myrtaceae*

## 精油外观

无色至淡黄色的流体。

## 香气

清新、强烈、刺鼻，带着樟脑气味的医药味。

## 协调油

安息香、丝柏、薰衣草、柠檬、马乔莲、杉木、迷迭香、百里香。

## 种植地区

中国、澳大利亚、葡萄牙、巴西、南非、印度尼西亚和俄罗斯。

## 萃取部位和萃取方法

以蒸汽蒸馏法自新鲜或半干燥的叶片以及初生的嫩枝中取得。

## 主要的化学成分

α-蒎烯（α-Pinene）、柠檬烯（Limonene）、1,8-桉叶油素（1,8-Cineole）。蓝胶桉树含有高达80%～91%的1,8-桉叶油素，因此有极佳的抗菌防腐和祛痰特性。

## 芳香疗法应用

功效：收敛，抗风湿，治疗神经痛，预防病毒、霉菌及

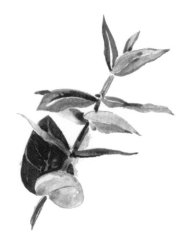

寄生虫感染，发汗解热，降低血糖，驱虫，愈合外伤。

生理用途：烧伤、水疱、细菌引起的皮肤炎、霉菌引起的皮肤炎、水痘、糖尿病、头痛、疱疹、蚊虫咬伤、偏头痛、肌肉酸痛、神经痛、耳炎、风湿痛、鼻窦炎、病毒感染。桉树精油含氧率高，是非常好的呼吸系统理疗油，对气喘、流行性感冒、上呼吸道感染（支气管炎咳嗽）、淋巴结感染等极具功效。

情绪用途：有助于调节过度波动的情绪，如暴躁易怒、神经衰弱、思维混乱、精神极度兴奋、精神谵妄。也有助于缓解上瘾和悲痛、内疚、孤独、喜怒无常、愤恨等情绪。

居家护理：

皮肤保养：脚气，以及其他的霉菌感染，伤口、头皮屑、疱疹、蚊虫叮咬。

呼吸系统：气喘、喉咙痛、喉炎。

免疫系统：咳嗽、发烧、水痘、皮肤感染。

### 安全须知

蓝胶树品种的桉树 (Eucalyptus，Blue Gum) 对孩童具有一定的刺激性。12岁以下的孩童最好使用更温和安全的柠檬桉树精油（Eucalyptus Lemon oil, Eucalyptus citriodora），柠檬桉树精油最主要的天然化学成分为香茅醛（Citronellal）。

　　不论是对于芳香疗法的学习者，还是对于普通的芳香消费者，桉树精油都是一款耳熟能详的精油。它大概可以和薰衣草、茶树齐名。桉树的英文名 Eucalyptus，很多治疗师按照这个发音，直接把学名"桉树"翻译成"尤加利树"。根据植物学记载，桉树在全世界范围内有 600 多个品种，但是只有大概不到 20 个品种有商业的用途和价值。不过，即便如此，它的应用范围还是十分惊人，涵盖了医药、芳疗、香精香料，以及日用化工等领域。

　　桉树原生于澳大利亚。澳大利亚有长长的海岸线和大片的沼泽地，在这片沼泽地上生长了可以萃取高品质茶树精油的水茶树，以及高品质桉树精油的澳大利亚蓝胶桉树。当然，今天并不只有在澳大利亚才种植桉树，但是在全世界范围内种植桉树并且生产桉树精油的国家和地区，可能有高达 90% 的种子来自澳大利亚。目前，萃取桉树精油最大产量的国家，就是中国。

　　由于产油量丰富，桉树精油的价格非常便宜，但价格便宜并不意味着它的功能很弱。实际上，桉树精油对生理甚至心理有很好的理疗功能，在这不足 20 种的桉树品种当中，最被芳香疗法治疗师认可和应用的桉树精油品种，就是 1,8- 桉叶油素桉树，也就是说，当购买桉树精油的时候，品名的后面如果后缀着"1,8- 桉叶油素"的标示字样，意味着这个桉树品种萃取出精油之后，里面的 1,8-桉叶油素含量是最高的。

而在富含 1,8- 桉叶油素的桉树品种当中，最被我们熟知也最被推荐的桉树，就是蓝胶桉树。如果购买的品牌品名标示只写了桉树，而没有标明是"蓝胶桉树"或"1,8- 桉叶油素"，就查看一下它的拉丁文名字是不是 *Eucalyptus globulus*。这是蓝胶桉树的拉丁文学名，里面含有的 1,8- 桉叶油素非常高，理疗价值也最完整。

**· 呼吸系统的良方**

桉树精油最大也最优秀的功能，是对呼吸系统的治疗功效。发烧、鼻塞、鼻窦炎、咽炎、支气管炎、肺炎、咳嗽、过敏性鼻炎……都能用桉树精油，尤其是蓝胶桉树精油来缓解，甚至是治疗。我儿子小时候在英国寄宿学校读书时，只要感冒发烧，学校护士唯一给他的治疗，就是用桉树精油的蒸汽——把几滴纯的桉树精油滴在一盆热水里，在头上盖上一条毛巾防止蒸汽外泄，用力地把随着水蒸气蒸腾而上的桉树精油气味吸进鼻腔，几分钟之后，一定会发现自己一把鼻涕、一把眼泪，但畅通至极，而且原本的低烧也会消退。如果孩子的年纪不到 6 岁，建议用气味比较温和的柠檬桉树精油（Eucalypus Lemon oil/*Eucalyptus citriodora*）来代替。如果一时不方便找到热水，也可以直接把桉树精油滴在面巾纸上或者手掌心上，不断地吸嗅，也会有很好的效果。

**· 1,8- 桉叶油素——消炎和打散郁结**

桉树精油的第二个功能来自高含量的 1,8- 桉叶油素，有非常强效的消炎和打散瘀滞的能力。好几个常见的生理问题的配方中，桉树精油所扮演的角色都是不可或缺的。

首先，在静脉曲张或痔疮的配方中，能消炎和打散瘀滞的桉树精油是必需的。（请参阅丝柏精油相关的护理配方和使用方法。）

其次，桉树精油对痛风的理疗功效也非常卓著。很多人进入中年以后，不管是来自家族的遗传或自己的饮食习惯，都可能会因尿酸过高而导致痛风。痛风初期会从脚指头的大拇指开始疼痛，然后逐渐往上扩散，不仅疼起来"要人命"，也会严重影响睡眠。桉树是很好的痛风治疗油。可以将桉树、杜松莓和柠檬这三种精油等比调在媒介油里，当作腿部、足部的按摩油——在每 10 毫升的媒介油里，各滴 2 滴；也可以直接滴在泡浴水或足浴水里，配合着热水来进行理疗。在这个配方中，桉树、杜松莓、柠檬都扮演了净化血液、排毒、消炎、利尿的角色。

### · 抗霾之星

桉树精油是一个抗霾大将军。可以在出门戴着的口罩里放一块棉片，在棉片上滴 1 滴或 2 滴桉树精油，当我们暴露在户外的重度雾霾当中，或在拥挤不堪、气味难闻的地铁里，桉树精油里的天然化学成分就能够很好地清洁我们的鼻腔，它的清新香气也能够中和空气中的难闻气味。除了滴在口罩里之外，也可以在有雾霾的天气里，使用桉树喷雾来净化空气。方法是：在 100 毫升的自来水里，滴入 50 滴的桉树精油，摇匀后喷在空气当中。北方秋天和冬天的空气比较干燥，桉树喷雾甚至可以喷在地毯上、窗帘上、沙发上。

**甜茴香**

英 文 名：Fennel,Sweet
拉丁文名：*Foeniculum vulgare*
家族科别：**伞形花科** *Umbellifereae*

**精油外观**

无色或淡黄到绿色的液体。

**香气**

香甜、温热、带有辛辣的辛香气味，具有茴香植物的气味特征。

**协调油**

天竺葵、薰衣草、玫瑰、檀香木。

**种植地区**

西班牙、东欧和爪哇。

**萃取部位和萃取方法**

用已干燥的、成熟的、碾碎后的茴香种子，以蒸汽蒸馏法萃取。

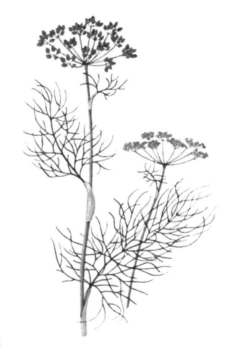

小茴香酮(Fenchone)、反式茴香脑(trans-Anethole)、柠檬烯(Limonene)、α-蒎烯(α-Pinene)、甲基胡椒酚(Methyl chavicol)。

## 芳香疗法应用

功效：促进食欲、抗痉挛、防腐、杀菌、通气除腹胀、利尿、调经（经量太多、经期太长、闭经）、祛痰、催奶、通便、健胃、驱虫。

生理用途：消化不良、月经不调、气喘、支气管炎、瘀伤、蜂窝组织炎、胃胀气、胃痛、痛风、尿道发炎（膀胱炎）、便秘、风湿症腹泻、感冒、月经不顺、咳嗽及支气管炎。还可刺激乳汁分泌。

情绪用途：厌倦、情绪不稳定、情绪障碍、害怕失败、充满敌意、适应能力差、缺乏自信、缺乏创造力、精神虚弱、感觉负担过重。

居家护理：

皮肤保养：淤血、晦暗、油性皮肤、老化、脓溢。

循环系统：蜂窝组织炎、肥胖、水肿、风湿痛。

呼吸系统：气喘、支气管炎。

消化系统：恶心、肠炎、便秘、消化不良、胃胀气、打嗝、呕吐。

生殖泌尿系统：乳汁分泌不足、闭经、停经、更年期问题。

## 安全须知

孕妇、癫痫患者禁止使用。高剂量情况使用会有轻微神经性毒性。此外，绝对不可使用苦茴香所萃取的、含有毒性的精油。

你可能会发现市售的茴香精油有两种：甜茴香精油和苦茴香精油。建议购买的时候最好选择甜茴香精油（Fennel,Sweet），因为苦茴香精油的功效远远不如甜茴香精油。

茴香精油是种子类精油，同时具有辛香类精油的特质和属性，所以主要的功效之一在于对消化系统的帮助。但作为消化系统的滋补剂，只是茴香精油的"普通"功效之一，它的另一些"特殊"功效，才是让它无与伦比的原因。

### · 茴香脑聚合物——女性之友

甜茴香精油里含有一种极为特殊的天然化学成分，叫作"茴香脑聚合物"，它在甜茴香精油里的含量特别高。根据医学实验，证实了茴香脑聚合物对于女性身体里的雌激素具有特别好的调节功能，同时也属于植物性雌激素的精油类别。

为了证实茴香脑聚合物的调经能力，科学家进行了一个实验，邀请38位女性参加。这38位女性都有一个共同的问题——遗传性肥大症，而肥大症所造成的结果之一是脸部皮肤会长胡子，也就是上唇皮肤的毛发增生。这38位女性随机经过了一个双盲的测试（所谓"双盲测试"，是指有的人用了甜茴香精油，有的人用的是没有添加任何活性成分的安慰剂，也就是基础乳霜，这38位受试者并不知道自己拿到的是什么，而实验人员也不知道发到每位女士手上的是什么）。

这 38 位女性经过了 12 个星期的"治疗",她们都被要求每天早晚各用一次乳霜,只不过,有的乳霜里含有 2% 的甜茴香精油,有的乳霜只含有 1% 的甜茴香精油,有的乳霜则完全不含甜茴香精油。12 个星期以后,使用含 2% 甜茴香精油乳霜的女士们,脸上毛发生长的情况大幅度减少;使用完全不含甜茴香精油乳霜的女士们,毛发的生长则没有任何变化。

实验报告说明了甜茴香精油里的茴香脑聚合物确实对女性的雌激素水平有特别的作用。

那么,甜茴香精油对女性雌激素水平所带来的功能有哪些呢?

### ·刺激泌乳激素分泌——催乳

对于新生儿妈妈,尤其是乳汁不足的妈妈来说,这绝对是一个大好的消息。针对这个目的的配方是:将甜茴香精油和丝柏精油,以低浓度的等比配比,调和在具有很好的皮肤滋补功能的媒介油——荷荷巴油里。比例是,每 10 毫升的荷荷巴油里滴入甜茴香精油、丝柏精油各 2 滴。

使用方法是:每天的某一次喂奶完之后,立刻把配方油抹在乳房(尽量避开乳头),正常情况下,每天一次即可。3 ~ 4 个小时后准备下一次喂奶时,不用担心宝宝会吃到精油,因为经过了 3 ~ 4 个小时,精油已经完全被皮肤吸收了,我们只要用湿棉片把乳头擦干净,就可以放心地喂奶了。这个方法不仅可以帮助妈妈分泌乳汁,还可以让小宝宝在吸奶的时候,闻到非常微弱的甜茴香精油和丝柏精油的气味,反而可以帮助宝宝的消化,让宝宝不会那么容易吐奶和打嗝。

如果妈妈真的觉得自己的乳汁分泌实在是太弱了，也可以晚上睡前再涂抹按摩一次。这个配方和方法除了可以促进乳汁的分泌，还可以缓解涨奶的疼痛和身体发热。

· 预防和消除乳腺增生的问题

已经有无数芳香疗法治疗师证实了这个疗效。配方里需要4种精油，以同等比例调在一起。第一种是甜茴香精油；第二种是丝柏，丝柏精油是非常好的收敛剂，同时能增进血液循环，也是一个卵巢的保养油；第三种是天竺葵，天竺葵精油能照顾体内整个内分泌大环境，乳腺问题，除了要照顾好乳房这个小环境，也需要将整个大环境调整好；第四种是薰衣草，薰衣草精油是特别好的催经剂，同时也含有非常有价值的植物性雌激素。这4种精油缺一不可。

媒介油可以选择玫瑰果油或月见草油（晚樱草油）来当作仅添加20%～30%的活性油，另外的70%～80%则可以选择清爽的大麻籽油，因为里面富含氨基酸和ω-3、ω-6，对皮肤细胞和乳房组织有很好的养护能力。调油的比例是：在每10毫升的媒介油里，将上述4种精油各滴入2滴。每天早上和晚上都抹在乳房上，并沿着乳房打圈按摩，事实上，不用太担心手法是否正确，因为精油自己就会很好地完成养护工作。

· 月经的调理

甜茴香精油在月经调理上，是针对月经量太大的情况提供帮助。使用的精油配方和针对乳腺增生的治疗配方十分相似，需要用到甜茴香精油、丝柏精油、天竺葵精油，至于第四种精油则可以根据实际的需求来决定——如果需要帮助的是经痛，就用薰衣草；如果要解决经前紧张症，就用快乐鼠尾草或佛手柑。

### ·与杜松莓精油齐名的排水利尿功能

在所有的精油当中，有两种精油我们称为"利尿剂"，可以很好地帮助淋巴的流动。一个是杜松莓精油，另一个就是甜茴香精油。如果有水性肥胖、水肿、皮肤粗糙的问题，可以将杜松莓、柠檬、甜茴香、葡萄柚，以各4滴的同等比例调在一起，倒入浴水里泡澡。

# 14 乳香

**英 文 名**：Frankincense
**拉丁文名**：*Boswellia carterii*
**家族科别**：橄榄科 *Burseraceae*

### 精油外观

无色到发黄绿或琥珀绿色的液体。

### 香气

有种温暖圆润的辛辣味，还带有丰富的香甜木香和干柠檬的香脂尾调。

### 协调油

紫苏、佛手柑、欧薄荷、柑橘属精油、天竺葵、薰衣草、没药、杉木、檀香木、缬草。

### 种植地区

厄立特里亚、也门、印度、埃塞俄比亚、肯尼亚和索马里。

### 萃取部位和萃取方法

借由切割树皮而像眼泪般滴落地面的油性树脂，经过蒸

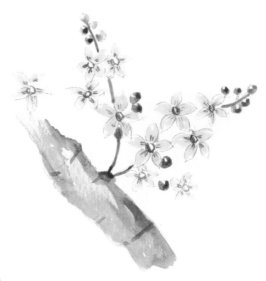

汽蒸馏后取得精油，或是以溶剂萃取得到精油。

## 主要的化学成分

倍半萜烯 (sesquiterpene)、单萜 (monoterpenoid)、α-侧柏烯 (α-Thujene)、α-蒎烯 (α-Pinene)、柠檬烯 (Limonene)、马鞭草烯酮 (Verbenone)、辛醇 (Octanol)、乙酸辛酯 (Octyl acetate)。

## 芳香疗法应用

功效：杀菌、消炎、收敛、祛风、愈合、促进食欲、帮助消化、利尿、通经、祛痰、镇定、滋补神经、养护子宫、外伤药。

生理用途：气喘、支气管炎、镇定紧张时的呼吸急促症状、咳嗽、水疱、痛经、流行性感冒、喉炎、子宫出血（非月经之出血情况）、护肤（斑点、干燥老化、皱纹、

伤疤）、伤口愈合。乳香常用在男性的芳香剂上，被应用于皮肤护理上也有好几个世纪的时间。也有人将乳香香脂外敷于外伤、溃疡、痈（皮下组织的急性化脓性发炎症）等伤口上，帮助愈合。此外，吸入乳香精油对治疗黏液性黏膜炎症状，效果也很明显。除此之外，乳香精油还可当作烟熏消毒法的药剂。

情绪用途：惊恐、愤怒、神经紧张、沉溺于过去而无法面对现实、压力、丧失亲人、偏执狂。

居家护理：

皮肤保养：色素沉积、干性、老化、皱纹、疤痕、伤口愈合。

呼吸系统：气喘、支气管炎、鼻塞、咳嗽、口臭。

生殖泌尿系统：闭经、

经量稀少、痛经、膀胱炎。

免疫系统：感冒、流感。

神经系统：焦虑、精神

紧张、压力引起的身体症状。

无毒性报告。

## 精油密码

乳香在专业芳香疗法治疗师心目中，是一种地位尊贵的精油。对身为临床心理治疗师的我来说，它更是拥有不同凡响的地位。在我给出的配方油中，乳香常常会以情绪治疗油的角色出现，也常常当作配伍的精油来增加配方油的身心理疗能力。

目前专业芳香疗法界可以选择的乳香精油品种有 5 种之多，但从使用年代的久远和临床经验的成功率来说，只有两种乳香精油是比较通行的。一个是拉丁文名字为 *Boswellia carterii* 的乳香精油，另一个是拉丁文名字为 *Boswellia sacra* 的乳香精油。

### · 基督的眼泪

*Boswellia carterii* 的乳香精油来自索马里，已有 100 多年的使用历史，拥有很多的成功经验和数据。*Boswellia sacra* 的乳香精油来自阿曼、也门、沙特阿拉伯地区，是近 20 年来才被芳香疗法治疗师所认可的精油，使用经验和数据上自然比较少，但是由于所含有的某些天然化学成分，在对生理问题的理疗上更为优越，所以也受到了很多的重视。

乳香精油的萃取来自它的树脂，当树脂从树干的切口流出来滴到盆里时，很像是眼泪的形状，于是有些欧洲国家及阿拉伯国家，把它称为"基督的眼泪"。可以想见,这个被称为"基督的眼泪"的精油,具有多么强大和深刻的疗愈能力,也可以理解为什么它能疗愈被隐藏或被压抑在记忆深处的心灵创伤。

**· 对抗身心症**

乳香精油除了可以疗愈久远的伤害和心灵深处的情绪之外,对身心症也具有很好的疗效。所谓"身心症",是指被一直压抑和隐藏的情绪濒临爆发,只能转而攻击身体,借助身体的疼痛和器官的不适发泄出来。例如,有人总是莫名其妙地觉得胃疼,但是经过详细的医学检查之后,并没有发现任何器官问题,但是他的疼痛却是真实存在的,这时,我们就会把病灶导向背后的情绪,并把这种现象称为"身心症"。调油时,我会把乳香精油当作治疗背后情绪的主要理疗油,然后再找一个能滋补消化器官的精油(例如甜橙)来搭配它,并且用具有止疼效果的精油(例如薰衣草),来完整整个配方的调油哲学思维。

对于乳香精油的疗愈能力,芳香化学科学家们做了很多的实验,发现乳香精油的疗愈能力源于两个重要的化学成分,一个是倍半萜烯,另一个是单萜。当然,仅凭着这两个常见的天然化学成分,不可能完成如此艰巨的任务。事实上,在这两个主要成分的背后,还有数以百计的微量元素,这些微量元素没有办法在实验室里测出到底是什么,因为极其微量,而且数目非常多,但是这些微量元素集合在一起,再加上倍半萜烯,就能够创造出一种特别神奇的能力。

## ·给大脑正面的力量

除了两个主要的萜烯类成分和微量元素，科学家们发现了乳香精油能够作用在我们大脑中心的两个区块：

1）负责情绪的信使——5-羟色胺

第一个区块是中缝核。中缝核，是指位于脑干中缝附近的狭窄区域内的数个核团。分成的数个核团总称为"中缝核"，其中包含5-羟色胺能神经元，主要功能是产生神经元递质——5-羟色胺。这个递质与暴力、愤怒、冒险、攻击行为有关。5-羟色胺神经元的激活，具有抑制攻击行为的作用。

乳香精油能帮助5-羟色胺（即血清素或血管收缩素）的产生。有一本书里对5-羟色胺的描写我特别喜欢——说它是一个负责情绪的信使，让我们产生愉悦的情绪，以及增强精力和记忆力，最棒的是，它能塑造我们的人生观。"塑造人生观"，这是什么美妙的概念啊！

很多时候，我们会莫名其妙地变得很消极、很悲观，遇到事情时总是先往坏处想。有人可能会问，为什么要先往坏处想呢？因为如果先往坏处想了，就会对坏事的发生有心理预期，等到真的有坏事发生时，就会告诉自己"你看吧！我早就知道这件事情不会成功。所以我就不会觉得受伤太深"，这是一种心理上的自我保护机制。这个逻辑听起来很有道理，但是想想看，如果一个人在遇到事情的时候总是往坏处想、总是悲观，这种生活会有多苦，多容易错失机会，他身边的人也会因此而受苦。

还好乳香精油所含有的倍半萜烯，以及后面的一大群微量元素，能够帮助我们的中缝核产生 5- 羟色胺，让它带给我们愉悦的情绪和积极的人生态度。另外，有个著名的科学实验证实，如果我们的大脑里分泌了充足的 5- 羟色胺，就能够在老化的过程中，防止脑损害的发生，防止记忆力快速衰退，甚至预防阿尔茨海默病。

2）大脑边缘系统的杏仁核

乳香精油作用于大脑中心的第二个区块，就是大脑边缘系统的杏仁核。杏仁核是情绪学习和记忆的重要结构，是产生情绪、识别情绪、调节情绪以及控制学习和记忆的脑部组织，而且研究发现，幼儿自闭症似乎也与扩大的杏仁核有关。乳香精油中的单萜，以及以它为首的大量的微量元素，能够帮助杏仁核释放一种神经传导介质，透过这个神经传导介质，能提振我们的精神，唤醒储存在杏仁核中快乐、积极的情绪记忆。

# 天竺葵

**英　文　名**：Geranium
**拉丁文名**：*Pelargonium graveolens*
**家族科别**：香叶草科 *Geraniaceae*

**精油外观**

颜色色度多变，琥珀绿色到黄绿色都有。

**香气**

来源不同，特征气味不同，但主要是类似玫瑰并带有多变的薄荷味香调。

**协调油**

紫苏、柑橘属植物、茉莉、杜松、薰衣草、苦橙、广藿香、檀香木。

**种植地区**

埃及、中国和科摩罗岛，最近生产的植物原料多来自印度和南非。以前在法国南部、摩洛哥、阿尔及利亚和突尼斯都有种植。

**萃取部位和萃取方法**

以蒸汽蒸馏法萃取自叶片、幼茎和花朵。名称标示为"玫瑰天竺葵"（Rose Geranium）的精油，是指特殊的嫁接栽培种植或是蒸馏时在天竺葵叶片上散盖了玫瑰花瓣。

**主要的化学成分**

香茅醇（Citronellol）、香叶醇（Geraniol）、芳樟

155

醇(Linalool)、甲酸香茅酯(Citronellyl formate)、甲酸香叶酯(Geranyl formate)、异薄荷酮(Isomenthone)。

根据 ISO 4731 规定，波本（Bourbon）天竺葵精油的香茅醇成分的浓度最低为 42%，最高为 55%；摩洛哥天竺葵精油的香茅醇成分的浓度最低为 35%，最高为 58%；埃及天竺葵精油的香茅醇成分的浓度最低为 40%，最高为 58%；中国天竺葵精油的香茅醇成分的浓度最低为 40%，最高为 58%。

## 芳香疗法应用

功效：止痛、收敛、抗抑郁、消炎、防腐、愈合、利尿、止血、驱虫、滋补、治疗外伤。

生理用途：蜂窝组织炎、痔疮、经前症状、经期症状、神经痛、水肿、循环不畅、胸部郁闷、金钱癣、喉咙痛、扁桃腺炎、皮肤问题（粉刺、瘀伤、烧伤、毛细血管破裂、发红、皮肤炎、湿疹、油性皮肤、老化症状）。

天竺葵精油拥有非常好的调节女性荷尔蒙分泌功能，是解决女性生殖系统问题和更年期问题时必不可少的调油配方。

情绪用途：压力、情绪不稳定（尤其与荷尔蒙分泌不平衡有关的）、缺乏自信、焦躁、精神紧张、抑郁。

居家护理：

皮肤保养：痤疮、淤血、毛细血管扩张、灼伤、毛孔阻塞、皮肤炎、湿疹、皮肤老化、油性皮肤、金钱癣、溃疡、伤口。

循环系统、肌肉和关节：蜂窝组织炎、痔疮、帮助乳汁的分泌、水肿、循环不畅。

呼吸系统：喉咙痛、扁桃

体发炎。

生殖泌尿系统：更年期的问题、经前症状。

神经系统：神经紧张、神经痛，以及压力引起的症状。

无毒性报告；但因能调节女性荷尔蒙，所以孕妇不可使用。

## 精油密码

天竺葵是大家耳熟能详的精油，很多芳香疗法治疗师也都有各自的使用心得。

市售的天竺葵精油有两种，一种是玫瑰天竺葵；另一种是波本天竺葵（或称为"波旁天竺葵"）。这两个品种都来自英国。18世纪，天竺葵才开始从英国外销世界各地。目前天竺葵精油最大的生产国是中国，排在第二位的是埃及。中国生产的天竺葵多为玫瑰天竺葵，但是对于芳香疗法治疗师来讲，使用最多的还是波本天竺葵。

对于开始学习芳香疗法的学生或新手消费者来说，确实不太容易辨识玫瑰天竺葵精油的萃取方式。有些书籍或报道当中，确实有这样的描述：农夫在萃取玫瑰天竺葵的时候，其实是把天竺葵的叶片放在下面，然后在上面放一些玫瑰花瓣，这样所萃取出来的就是玫瑰天竺葵精油。其中天然的化学成分会有一些改变。当然，也有的玫瑰天竺葵精油是萃取自玫瑰嫁接的品种。

不管如何，专业的芳香疗法治疗师更偏好于使用波本天竺葵。

157

波本天竺葵现在最大也是品质最好的原产地区在留尼汪群岛。萃取天竺葵精油的原材料主要是叶片和嫩枝，利用蒸汽蒸馏法。

天竺葵精油的产量并不像桉树或者丝柏那么丰富，但是也要比花瓣类精油的产油率高得多，所以相对价格也比较适中。

在购买天竺葵精油的时候，不要考虑价格特别低的，也请记得——波本天竺葵精油的疗效才是最受欢迎的。

### ·平衡的力量

严格来说，如果只用单方的天竺葵精油，它的效果并不会特别突出。天竺葵精油是非常称职的"绿叶"。在一个配方里加入了天竺葵，就能强化和平衡整个调油的能量场域，让配方中其他的精油发挥更好的理疗效果。

比方说，在一个缓解失眠的配方里增加了天竺葵，它就是一个绿叶的角色，能增强橙花、檀香木、玫瑰、永久花，甚至是乳香对睡眠的理疗效果，并助益这些精油对于情绪的功效。但是天竺葵精油确实只是一个非常称职的绿叶，如果把它放在首席治疗油来做治疗的话，疗效有限。

这就是天竺葵精油，它有着特别与人为善、愿意坐在路边替"学霸"拍手的性格。天竺葵精油这个绿叶的功能，就来自它的平衡能力，它能够平衡体内腺体分泌，以及平衡过于躁动或过于低落的神经冲动。

### ·照顾整个大环境

在讲月经配方的时候，我们屡屡提到把丝柏、天竺葵放在一起成为一个理疗油，而且这两种精油不可或缺。原因在于，丝柏（或快乐鼠尾草、甜罗勒、甜茴香）是实打实地拥有类似性激素的能力，能真正帮助月经问题，而天竺葵在这里是照顾整个内分泌的大平衡、大环境。

从配方设计的角度，首先把大环境调节好，才能够让配方中的治疗油去做该做的事情。

所以，天竺葵精油不管是对于淋巴系统（天竺葵和杜松莓、甜茴香加在一起；或者和柠檬加在一起，都会是一个很好的利尿和解肝毒的配方），还是对于女性生殖系统（刚才提到的丝柏、天竺葵、快乐鼠尾草、甜罗勒），都是一个不可或缺的完美的绿叶。

### ·皮肤护理

科学实验已经证实，天竺葵精油所含有的天然化学成分对于皮肤炎症，包括慢性炎症及顽固性湿疹、干癣，以及神经性皮炎，甚至痤疮、睡眠不好造成的青春痘、酒渣鼻等都有很好的消炎理疗效果。

天竺葵精油在皮肤的配方里同样尽职尽责地扮演着绿叶的角色。当出现这些皮肤状况时，可以把天竺葵和德国甘菊、薰衣草搭配在一起。

在 10 毫升的媒介油里滴入 2 滴天竺葵、1 滴德国甘菊、2 滴薰衣草（如果再加上 1 滴玫瑰，这个配方就更奢华、更完美），是一个非常好的皮肤护理配方。

媒介油可以选择马鲁拉油，它可以滋润和抗老化；也可以是红石榴籽油，因为里面含有 $\omega$-3、$\omega$-6、$\omega$-9，还有脂肪酸、维生素 A、维生素 E，有助于抗老化，帮助细胞的再生；又或者是樱桃籽油，它可以平衡皮肤油性过多的现象。

除了这三种媒介油之外，还有两种非常有价值的针对皮肤的媒介油。一种是玫瑰果油，它能很好地帮助修复皮肤表面的伤口；另一种就是荷荷巴油，荷荷巴油本身就有很好的皮肤护理功效。

# 16 生姜

英　文　名：Ginger

拉丁文名：*Zingiber officinalis*

家族科别：姜科 *Zingiberaceae*

## 精油外观与香气

生姜精油的外观为淡黄色到黄色的液体，散发出温暖、辛辣、清新木质的香气，让人联想到柑橘、柠檬草、芫荽等植物。生姜精油香甜又厚重的尾调持久性长，甜腻又丰富，几乎像香脂的花香调。不过它的气味会根据产地不同而有所不同：非洲产的生姜精油颜色比较深而且气味厚重。生姜精油接触空气后，会变得越来越黏稠，颜色越来越深（因为根茎类精油的树脂化作用使然）。

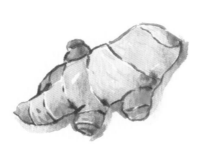

## 协调油

柑橘属植物、丝柏、乳香、天竺葵、杜松莓、薰衣草、广藿香、迷迭香、紫檀、檀香木、缬草。

## 种植地区

印度、中国、非洲和澳大利亚。

161

## 萃取部位和萃取方法

以蒸汽蒸馏法自已经干燥的、带皮的地下茎中取得精油。

## 主要的化学成分

α-生姜烯(α-Zingiberene)、α-红没药烯(α-Bisabolene)、α-金合欢烯(α-farnesene)、β-水芹烯(β-Phellandrene)、橙花醛(Neral)、生姜醇(zingiberol)、生姜烯醇(zingiberenol)、芳-姜黄烯(ar-curcumene)。

## 芳香疗法应用

生理用途：关节炎、鼻塞、充血、咳嗽、感冒、腹泻、消化不良、病后身体虚弱、阳痿、流行性感冒、食欲不振、肌肉酸痛、恶心、循环不畅、风湿症、扭伤及拉伤、扁桃腺炎、晕机/车/船。

生姜具有刺激循环系统、扩张血管、消除呼吸器官及肺部炎症、防止内脏痉挛及通气等特性。在印度，生姜被用于大部分的疾病治疗，小自感冒大至接骨。而在东方，生姜亦被认为能刺激性欲。

## 安全须知

高剂量使用时具有轻微毒性。最安全的稀释比例为 0.1%。此外，绝对不能不经稀释就抹在皮肤上。

## 精油密码

天生姜是根茎类植物，萃取精油的姜根埋在土壤底下，所以属于根茎类的精油。根茎类精油的特质是能够让人安定、稳定下来，不觉得自己好像飘浮在半空中，所以特别适合出门在外的游子，或刚到了陌生的新环境中的人。

生姜精油的萃取是用蒸汽蒸馏法，原材料是已经干燥、没有剥皮的姜根。尤其要留意的是，要保留黄褐色的外皮，因为生姜的外皮里包含了非常重要的、具有理疗功能的天然化学成分。

### ·寒性体质的好朋友

生姜精油气味非常温暖，能够加速血液循环、活血、帮助血管收缩。所以在冬季，针对手脚冰凉的问题，可以把生姜精油和丝柏、迷迭香、杜松、柠檬这一类精油调在一起，成为一个特别好的泡脚或泡澡的配方。现在有很多人容易出现手脚冰凉的情况，中医称之为"寒性体质"。针对这种体质的调理，生姜精油是特别好的选择，和其他具有收敛、活血功能的精油搭配在一起，泡澡或泡脚，都是非常好的方法。

### ·增强免疫力

生姜精油在调养免疫系统方面扮演了非常重要的角色。严谨的科学实验研究发现，生姜的天然化学成分，有益于T形杀手细胞的抗菌功效。我们都知道淋巴细胞分为吞噬细胞和T形杀手细胞，其中T形杀手细胞在免疫功能上扮演了主动进攻、歼灭敌人的角色。而且，生姜精油不仅能够助力T形杀手细胞，也能辅助吞噬细胞。所以，如果觉得自己免疫力下降、容易感冒，就可以把生姜精油当作理疗油。

泡澡是很好的方式，或者调配成按摩油。不过还是要留意，因为生姜精油毕竟还是有一些刺激性，无论是气味还是所含有的天然化学成分，都对皮肤有一定的刺激性。所以在调油的时候，使用的比例和剂量要稍微低一点。如果是和丝柏、薰衣草、迷迭香搭配的话，建议不要在晚上使用，因为有可能会增加神经细胞的兴奋度而影响睡眠。

可以和生姜配伍的精油有：丝柏、天竺葵、薰衣草、杜松莓，还有一些柑橘属类的精油（如葡萄柚、柠檬），也可以和生姜进行很好的搭配。配方是，可以任选以上精油 3 ～ 4 种，等比例，也就是在 10 毫升的媒介油里，滴入总数 6 滴的纯精油，就可以很好地帮助免疫系统发挥作用。

### ·滋养消化系统

我们都有这样的经历，如果炒菜时加了生姜，就能够增加我们的食欲，也可以帮助我们消化，这一点和辛香类的精油相似。生姜的外形有一点点像是河流的支流，非常像人体的肠道，按"以形补形"的传统养生来讲，也能够帮助消化。

### ·爱的环抱

生姜的形状很像是一个能够环抱着你的双手。生姜精油的气味和能量又都是温暖的、活跃的，让人产生一种被紧紧拥抱的感觉。生活在都市里的现代人是缺乏拥抱的。人跟人之间关系日趋淡漠，即便是家人之间，那种真正地、紧紧地、彼此拥抱的机会也越来越少。

所以很多人感觉自己像失了根的兰花，飘在半空中，脚不着地，又或者感觉自己在夜深人静时孤独而寒冷。对于心理状况，生姜精油就会是一个特别好的情绪理疗油。它能够让人感觉到是

精油全书（珍藏版）30 年芳疗经验集成

脚踏实地的，没有那么不安全和空虚，也让人觉得是被拥抱着的，是被保护着的，这样就不会害怕，也不会觉得孤独。

具体的使用方法是：把生姜精油和柑橘属类的精油调在一起，可以是佛手柑、甜橙，或是葡萄柚，它们都具有温暖情绪的能量。所以只要把生姜和其中一两种柑橘属类的精油调在一起，以等比的比例，做成身体保养油，或者是用来泡澡或泡脚，就能让人觉得自己是被拥抱环绕的，没有那么孤独和害怕了。

· **增加动能**

从五行的角度来看，肺脏是主气的。有的人意志力特别薄弱，决定要做的事情总是虎头蛇尾，或是遇到事情很难做决断，总是犹豫不决、缺乏动能。生姜精油就是一个能够增加动能的精油。无论是对生理还是心理都很有效。

可以直接吸嗅生姜精油，方法是滴在棉片上，直接吸嗅，或者是滴在扩香器里，也可以做成喷雾，喷洒在空气中。生姜精油里所含有的天然化学成分生姜烯，就能够帮助我们拥有坚定的决断力。

# 葡萄柚

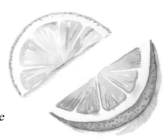

**英 文 名：** Grapefruit

**拉丁文名：** *Citrus paradisi*

**家族科别：** 芸香科 *Rutaceae*

**精油外观**

黄绿色液体。

**香气**

甘甜、清新的柑橘香味。

**协调油**

佛手柑、柏树、天竺葵、薰衣草、柠檬、莱姆、迷迭香、掌形玫瑰、辛香类精油。

**种植地区**

美国加利福尼亚州。

**萃取部位和萃取方法**

以冷压法自其新鲜的果皮中取得精油。

**主要的化学成分**

柠檬烯（Limonene）（高达95%）、月桂烯（Myrcene）、癸醛（Decanal）、芳樟醇（Linalool）。

**芳香疗法应用**

功效：防腐、收敛、杀菌、利尿、提神、滋补、燃烧游离脂肪。

生理用途：粉刺、蜂窝组织炎、感冒及伤风、头痛、肌肉疲劳、水肿、肥胖、油性皮肤。

无毒、不刺激、不致敏。葡萄柚精油由于具有良好的收敛、利尿和燃烧游离脂肪的功能，因此常与杜松精油搭配，常用在减肥、瘦身的配方中。

情绪用途：抑郁、沮丧、精神疲乏、身心倦怠、压力、季节性情绪失控、嫉妒、恐惧、绝望、缺乏自信、怨恨。

居家护理：

皮肤保养：痤疮、油性阻塞皮肤、头发生长、滋养皮肤和组织。

循环系统、肌肉和关节：水肿、肥胖、蜂窝组织炎、盗汗、肌肉疲乏、四肢发麻。

免疫系统：打喷嚏、感冒、流感。

神经系统：抑郁、头痛、神经衰弱、长期的压力。

安全须知

极容易氧化，因此保存期限比较短，一定要避免高温、空气和阳光直射。虽然属于柑橘属类精油，但并不会引致光敏反应。但如果使用剂量太高，可能引起皮肤不适。

# 精油密码

葡萄柚精油属于柑橘属类精油，也拥有阳光般的美好特质，因此在情绪理疗上是一个特别容易让人觉得欢快、给人带来欢愉的精油。但在柑橘属类精油的排名要输给佛手柑和甜橙，因为它在情绪理疗方面的能力，不如在生理疗愈方面来得突出。

## ·对抗蜂窝组织炎、改善难看的橘皮组织

关于葡萄柚精油的生理功能，有些芳香疗法治疗师在介绍它的时候，可能会告诉你，葡萄柚精油能够减脂、减肥。对此，我只能同意一半，甚至40%。因为葡萄柚精油并不能直接消除或排

掉脂肪，而是提升体内脂肪代谢的能力——通过把纤维组织里一直没有被利用、没有被转换成能量，因而堆积如山的脂质废物打散、疏通，再经由淋巴循环排出体外。因此，用葡萄柚精油搭配身体的减脂按摩后，并不会让我们的体重减轻，而是在废物废水排出体外后，减少尺寸，让身体变得更紧致和轻盈。所以，确切地说，葡萄柚精油对蜂窝组织炎的改善远远要比减重来得高明。

利用葡萄柚精油进行消除水肿和对抗蜂窝组织炎的最好方法是按摩。因为按摩本身就能够透过表皮的生热而促进血液循环，所以用葡萄柚的脂肪代谢能力，加上全身的或局部的减脂按摩手法，就能够达到很好的效果。可以搭配同样能有效促进淋巴循环的3种精油——杜松莓、柠檬和迷迭香。杜松莓能利尿、帮助肝脏代谢；柠檬拥有完美的净化血液和柔软血管壁的能力；迷迭香精油是强力的收敛剂，能促进肌肉的收缩运动、帮助代谢和体液循环。如果有睡眠的问题，就用丝柏精油来代替迷迭香精油，因为迷迭香容易升血压，影响睡眠，而同样具有强力收敛能力的丝柏则不会。

这个配方的调油比例是：在15毫升的媒介油里，滴入葡萄柚、迷迭香（或丝柏）各4滴，杜松莓、柠檬各2滴，每天做一次全身或局部按摩。

# 18 | 蜡菊（永久花）

**英 文 名：** Helichrysum/Immortelle/Everlasting

**拉丁文名：** *Helichrysum italicum*

**家族科别：** 菊科 *Asteraceae*（*Compositae*）

**精油外观**

淡黄色的液体。

**香气**

浓烈的花香中带着水果香和茶叶香。

**协调油**

非常霸气，大部分的精油皆可与之协调，特别是柑橘属精油。

**种植地区**

地中海沿岸地区。

**萃取部位和萃取方法**

以蒸汽蒸馏法自以人工采摘的花朵中萃取。大约每1吨的花朵可以萃取出 900 ～ 1500 克的精油，非常珍贵。

**主要的化学成分**

橙花醇 (nerol)、橙花醇乙酸酯 (neryl acetate)、γ-姜黄烯 (γ-curcumene)、柠檬烯 (Limonene)、1,8-桉叶油素 (1,8-Cineole)、蒎烯 (pinene)、蛇麻烯 (humulene)、石竹烯 (caryopyllene)、聚伞花素 (Para-cymene)。

**芳香疗法应用**

**·皮肤保养的圣品**

将永久花、玫瑰、橙花各1滴，再加上檀香木6滴，添加在 20 毫升对皮肤保养有帮助且适合肤质的媒介油里，就是香气华丽、功效美好的脸部皮肤精华油，能促进皮肤的再生、改善肤色、增加弹性。

### ·帮助肝脏和胆囊的工作

这是芳香疗法治疗师特别推崇的功效。永久花精油一方面有助于肝脏和胆囊的解毒能力和排毒功能，另一方面能促进胆汁的分泌，因此能帮助消化道正常运作，避免有害细菌的堆积。

此外，永久花精油能预防脂肪肝和胆固醇的代谢。建议两种使用方法：第一种是直接调在媒介油里按摩，这是最简单的方法；另一种是当身体真有这些问题的时候，可以用热敷法直接敷在患部。

和它配伍的精油有杜松和柠檬，它们都具有净化、排毒和帮助胆固醇代谢的能力。可以把它们调在媒介油里，按摩腹部。比例是：永久花 2 滴，杜松 3 滴，柠檬 3 滴，滴在 10 毫升的媒介油里。如果使用热敷法，就用同样的精油和滴数，滴在一盆 60℃ 左右的热水里，接着用完全打湿但拧干的毛巾吸按水面上的浮油，敷在肝脏胆囊的位置。

### ·拥有很棒的情绪疗效

我们想想蜡菊（蜡做成的菊！）之所以又被称为"永久花"（永久开花！），就是因为它是不会凋谢的花朵，哪怕是整株植物都已经干枯了，但是其上的花朵依然新鲜，所以对于情绪（尤其孤独感）有很棒的调节能力，尤其是感到孤独的情绪。而这个"孤独"并不是指"没有人在我身边，只有我一个人在，所以我觉得孤独"，而是一种特别深刻的、情绪上的孤独，有深度的挫折感和不安全感。很多时候，这些负面的孤独情绪来自孩提时代的生活经验，既久远又深刻。

面对这种情绪，可以用永久花精油来调理，方法可以是直接吸闻永久花精油，也可以把它跟另外两种很棒的，也能帮助这种情绪、有抗抑郁能力的精油调和在一起。一种是橙花，一种是檀香木。

把这 3 种精油等比调在一起，装在一个小瓶子里，带在身上，需要的时候滴 1 滴在手掌心，搓揉之后闻一闻；或者把它滴入放在卧室梳妆台上或是床头柜上的扩香器里，也可以帮助我们化解这些情绪或勇敢地面对这些情绪。

### 安全须知

无毒性报告。

## 精油密码

蜡菊的学名 *Helichrysum italicum*，源自希腊文的"太阳"（Helios）及"金黄"（Chrysos）两词，寓意其花朵像金色的太阳般灿烂夺目。蜡菊生长于地中海沿岸地区，即使采摘下来之后，花朵亦永不凋谢，因此又被称为"永恒之花"或"永久花"。蜡菊的植物品种和精油有以下几种。

### ·科西嘉岛的意大利永久花精油（*Helichrysum italicum*）

意大利永久花精油中含有 γ - 姜黄烯（γ-curcumene），铸就了它超强的皮肤细胞再生能力，很多护肤品都用它来扮演除皱的活性成分。芳香疗法中，常添加意大利永久花精油于伤疤愈合和治疗痘印的配方中。科西嘉岛种植的永久花精油，富含橙花醇（nerol），用于愈合因真菌和真菌感染而造成的皮肤伤口，效果非常好。另外，科西嘉岛种植和萃取的意大利永久花精油，含有高达 45% 的橙花醇乙酸酯（neryl acetate），赋予它非常出色的抗痉挛效用，对于肌肉痉挛、剧烈咳嗽、身体僵痛都有很好的理疗效果。

### ·南非的香蜡菊精油（*Helichrysum odoratissimum*）

也可以翻译成"芬芳蜡菊"。这种蜡菊是南非最常用的药用植物之一。香蜡菊精油所含有的蒎烯（pinene）和 1,8- 桉叶油素（1,8-Cineole）形成绝佳的平衡，对于治疗呼吸道多痰、痉挛有非常好的效果。将香蜡菊精油和多苞蜡菊精油、马达加斯加蜡菊精油和意大利永久花精油调配在一起，可以治疗免疫系统方面的症状，目前已经有成功治疗感染、严重过敏和炎症的例证。

### ·马达加斯加的多苞蜡菊精油（*Helichrysum bracteiferum*）

有的翻译成"艳丽蜡菊精油"，大概是根据鲜艳的花朵颜色而得名。多苞蜡菊精油中单萜烯、倍半萜烯和氧化物的比例基本相等。多苞蜡菊精油中含有独特的蛇麻烯（humulene），对于免疫系统的健康有极大作用。石竹烯（caryopyllene）的存在则突出了它的消炎功效，多苞蜡菊精油对于抑制感染、头痛和消炎、提高免疫力有很好的功效，但是治疗伤疤和去皱的效果就比较一般。

### ·马达加斯加的蜡菊精油（*Helichrysum gymnocephalum*）

也有翻译成"野生蜡菊精油"的。因为中文没有固定翻译，因此按照主产地名字来定名。马达加斯加蜡菊精油是所有蜡菊精油中 1,8- 桉叶油素含量最高的，加上该精油中止痛和抗炎的聚伞花素（Para-cymene）成分，使其能治疗多种感染和呼吸道系统疾病。

# 芳樟叶

**英 文 名：** Ho Wood Leaf

**拉丁文名：** *Cinnamomum camphara（camphora）*

**家族科别：** 樟科 *Lauraceae*

## 精油外观

无色、清澈的液体。

## 香气

带有一股新鲜干净、香甜的细致香气，有少许木香味，令人联想到芳樟醇。

## 协调油

佛手柑、天竺葵、薰衣草、甜橙、橙花、广藿香、玫瑰香脂、檀香木、香水树。

## 种植地区

中国台湾地区及日本、巴西。

## 萃取部位和萃取方法

以蒸汽蒸馏法自叶片中萃取出精油。

## 主要的化学成分

含有丰富的、高达 58% ～ 95% 的沉香油透醇（又称"芳樟

醇"Linalool，性质类似巴西品种的紫檀木精油），乙酸芳樟酯
（Linalyl acetate）。

## 芳香疗法应用

生理用途：粉刺、支气管炎、伤风感冒、咳嗽、发烧、纤
维组织炎、蚊虫叮咬、腰痛、肌肉酸痛、风湿痛、扭伤、挫伤。

情绪用途：抑郁、沮丧、身心倦怠、压力引起的身体症状、
自卑、害羞。

居家护理：

皮肤保养：痤疮、油性阻塞皮肤、一般性皮肤保养。

循环系统、肌肉和关节：水肿、肌肉疲乏、四肢发麻、脊
椎问题。

免疫系统：打喷嚏、感冒、流感、咳嗽、发烧。

神经系统：抑郁、头痛、神经衰弱、长期的压力。

## 安全须知

由于含有较高的樟脑油成分，使用必须小心。

在芳香疗法中，纯粹的樟脑精油经常使用。但常用的精油
中含有若干樟脑油成分却是多见的现象，例如柏树、欧薄荷、
绿薄荷、绿花白千层、芳樟叶等，都是作用相近而安全的用油。

## 精油密码

因为含有和玫瑰木精油（紫檀精油）相似的化学成分，芳樟
叶精油的功能也与玫瑰木精油非常相似。目前大多数的芳香疗法

书籍并没有提及芳樟叶精油，但芳香疗法治疗师却已经意识到用芳樟叶精油来代替玫瑰木精油的必要性，因为萃取玫瑰木精油时必须破坏玫瑰木树体，而玫瑰木物种目前已濒临灭绝，所以已位列植物保护物种之内。

芳樟叶精油拥有很好的情绪疗效，对焦躁、神经质、压力所形成的情绪症状，有很好的缓解能力。针对情绪的问题时，可以配伍的精油有：佛手柑、天竺葵、薰衣草、甜橙、橙花、广藿香、玫瑰香脂、檀香木、依兰。

芳樟叶精油对老化、敏感和干燥皮肤有很好的滋养能力，可以配伍的精油有：永久花、薰衣草、橙花、广藿香、玫瑰香脂、檀香木。

# 20 茉莉

英　文　名：Jasmine
拉丁文名：*Jasminum grandiflorum*
家族科别：木樨科 *Oleaceae*

## 精油外观

深橘色至红棕色的黏稠液体，会随时间而变深。

## 香气

浓烈的花香味。

## 协调油

非常霸气，大部分的精油皆可与之协调，特别是柑橘属精油。

## 种植地区

埃及、印度、中国和摩洛哥。茉莉绝对油（Jasmine Absolute）的生产则主要在法国。

## 萃取部位和萃取方法

先利用挥发性溶剂萃取花朵中的精华而得到浸膏，之后，再使用无水酒精进行萃取，所得到的物质就称为"绝对油"（Absolute）。种植在高纬度的花朵比种植在低纬度的花朵的品质更为优秀。收集完成的茉莉花立即利用溶剂萃取或是香脂法制成茉莉花精油。白茉莉是中国西南部喜马拉雅山脉所产的品种。英国茉莉通常与白茉莉的根茎嫁接，如此获得的嫁接品种更为耐寒。埃及的小白花茉莉则是茉莉精油中的极品。

茉莉精油与玫瑰精油一样，价格非常昂贵，因为制造精油时需要的花朵数量非常多，而且花朵又必须在夜晚或破晓时分采摘（因为天黑时花朵的香气较浓），由于晚上的人工较贵，因此精油的制作成本要比其他精油贵了许多。

## 主要的化学成分

吲哚(Indole)、叶绿醇/植醇(Phytol)、茉莉酸甲酯(methyl jasmonate)、顺式-茉莉酮(cis-jasmone)、茉莉内酯(jasminlactone)、芳樟醇(Linalool)。

## 芳香疗法应用

生理用途：黏液性黏膜炎、咳嗽、痛经、冷感、声音沙哑、肾虚、肌肉酸痛、胃痉挛、子宫疾病、分娩、产痛、皮肤问题（干性、油性、敏感性肌肤等）、月经不顺。

情绪用途：冷漠、恐惧、歇斯底里、疑病症、缺乏自信、悲观、自卑心理、压力、抑郁。茉莉精油能增进感受幸福和欢愉的能力，提振灵感和心情，激发自信心、创造力和想象力。

居家护理：

皮肤保养：干性、油腻、毛燥敏感。

循环系统、肌肉和关节：肌肉痉挛、扭伤。

呼吸系统：咳嗽、感冒、失去嗅觉、喉炎。

生殖泌尿系统：产痛、阳痿、泌尿系统问题、闭经。

神经系统：抑郁、精神

紧张，以及压力引起的症状。

最好稀释至 1% 的浓度使用，因为高剂量的效果反而不好。另外，由于香气浓烈，有可能使某些对香味敏感的人感觉不适。

能有效帮助子宫收缩，孕妇禁用。

## 精油密码

茉莉精油在精油界，是一个与玫瑰精油齐名的，特别尊贵、昂贵，也很有价值的精油。如果说玫瑰精油是精油界的"花中之后"，茉莉精油则是精油界的"花中之王"。

目前，在芳香疗法界被芳香疗法治疗师公认最好的茉莉精油，是来自埃及的白花茉莉品种。埃及的白花茉莉所开的花比较小，精油的价值也最高，因此其所含有的天然化学成分的品质是最好的。埃及白花茉莉的拉丁文名是 *Jasminum grandiflorum*，购买时最好能够认明。

茉莉精油之所以昂贵，除了功能之外，就是像其他花瓣类精油一样的产量稀少和费时费工。

精确的数据是：1000 千克，也就是 1 吨的白花茉莉花瓣，只能够先萃取出 2.5 ～ 3.5 千克的凝脂，接着再利用溶剂萃取法，从这 2.5 ～ 3.5 千克的凝脂中萃取出大约 1.5 千克的茉莉绝对油。请想象一下，1 吨的花瓣需要多少花？花瓣是非常轻的，它并不是 1 吨的木材，或 1 吨的枝子，而是 1 吨的花瓣！所以，只能够萃取出

1.5 千克的最后产物，可见多么稀少和金贵！（关于"绝对油"，请参阅"精油是什么·精油的萃取方法"章节）。

萃取精油的茉莉花，采摘也是一个大学问。每年 7 月份左右，茉莉就准备开花了。从 7 月初开始，一旦有花苞出现，繁复的工序就要紧张地开始了。由于茉莉的油腺细胞是在它的花瓣里，但花瓣里的油腺细胞特别"娇气"，必须要在茉莉花含苞待放的时候，尽快手工采摘下来，否则，一旦花苞开了、绽放了，那么绽放后的每 1 个小时，每 100 克的花瓣就会损失 0.6 ~ 0.8 毫克的吲哚。所以，采摘茉莉花的时间需要既精确，又刻不容缓。

此外，由于茉莉花的绽放时间是在凌晨时分，为了要得到很好的茉莉花精油，茉莉花的采摘都是在夜里，在"阴阳交界"的时候，所以，茉莉花精油的能量会非常巨大。

一旦茉莉花瓣被手工采摘下来，就要立刻浸泡在一种冷油里，让冷油吸取含苞待放的花瓣里的精油，吸了 1 ~ 2 天之后，把所有的茉莉花瓣捞起丢掉，再放进去新采摘下来的花瓣，如此重复大约 20 次，直到冷油不再吸收花瓣里的精油为止。所以一般会从 7 月初就开始采摘，一直到 9 月左右，冷油里才吸满了茉莉的精质，这个阶段的产物就叫作"茉莉凝脂"。接下来，就会用非常精纯的酒精，也就是乙醇，来洗掉凝脂里的油脂，把脂肪去掉，留下精油。经过了这一道以酒精萃取的过程后，最后就剩下大约 1.5 千克的茉莉绝对油。

茉莉精油的萃取，第一，工序非常繁杂，既要用大量的人工以手工采摘，又要花 2 ～ 3 个月的时间去萃取出凝脂，萃取出凝脂以后，还要用酒精溶剂洗出精油；第二，它的产油率极低，不像其他精油既简单又实惠。所以，每一年茉莉精油的价格都会随着物价上扬，而且涨势还会持续走高，因为除了各项人力、物力成本，地球环境以及气候的恶化和奇怪变化，也影响了茉莉的采收量。

### ·产妇的福音——帮助子宫收缩

埃及白花茉莉精油有一种非常重要的天然化学成分——吲哚（Indole）。曾经有一个严谨的实验研究，分别邀请了来自几家产科医院、一共 500 位产妇参与，实验的时间长达 6 个月。实验的内容是，请这些即将进到产房、马上要临盆的产妇，或者是吸闻纯的茉莉精油，或者是将茉莉精油调在媒介油里，请产妇抹在下腹部和后腰脊椎的部分。实验结果发现，长达 6 个月的实验中，这些分布在不同产房里的 500 位产妇，用了茉莉精油以后，都能够非常好地帮助子宫进行收缩。我们都知道产妇一旦开始阵痛，良好的子宫收缩能力既能够缩短产程和帮助顺产，还能够减轻疼痛，而且缩短生产的时间，也相应地会减少孩子在产道里有可能受到的伤害。

所以，茉莉精油最重要的价值之一，就是帮助产妇临盆时进行子宫收缩，而且这个能力没有任何其他精油可以比拟。（除了茉莉精油之外，还有肉豆蔻精油和小茴香精油有这方面的能力。但是这两种精油都具有若干酮类的毒性，对产妇来说可能会有一定的刺激性。茉莉精油虽然也含有茉莉酮，但是相对安全没有毒性，所以茉莉精油在产房里的价值，真的是无可比拟。）

前面提及产妇实验中所用到的抹在下腹部和尾椎部分的按摩油的配方是：在 10 毫升的月见草油里，滴入 3 滴的茉莉精油。这个按摩油不仅能在产程中减少产痛、帮助子宫收缩，还能在产后继续使用，以帮助产后胎盘的脱出和恶露的清洁，以预防将来可能发生的感染和增生。

### ·阳性的力量

茉莉精油拥有很阳性的能力。所谓的"阳性能力"，不一定是指像男人一样的阳刚，而是指更决断、更有主见、更勇于承担，以及更有冒险精神、更乐于信任。

很多人是缺乏信任的，信任不只是自信，还包括相信的能力和勇气。信任是个人对宇宙的信任，对世界的信任，对他人的信任，以及最重要的，对自己的信任。一旦缺乏信任，我们就会生活在一种莫名其妙的恐慌情绪和不安全感中。茉莉精油能够用它的阳性能量来帮助我们对抗"不信任"的问题。

曾经有芳香疗法专家请美国太空总署用专门拍摄外太空的照相机，来拍摄滴在闻香纸尖端的精油所散发出的能量光晕，拍摄时用了很多不同的精油，结果发现所有其他的精油的颜色光晕都是扩散的，并拥有不同的颜色，唯有茉莉精油的光晕不扩散，而且不仅不扩散，闻香纸的尖端只有一个极亮的、像一颗大钻石般的明亮白光点。由此，可以想见，茉莉精油的能量有多么强，又有多么集中。所以，但凡觉得自己的能量不够，需要支持力量的时候，就可以直接把茉莉精油滴在手帕或棉片上吸闻，相较于和其他的精油调配在一起，这也是我最喜欢和推荐的方式。

除了接受茉莉精油特别纯粹的能量之外，茉莉精油也能和玫瑰精油形成很好的配伍。在精油界，玫瑰精油是一种极阴的能量，茉莉精油则是一种极阳的能量，如果预算许可，可以将玫瑰跟茉莉等比调和在一起，直接吸嗅，或者是把它调在身体保养油里，那就会是一种特别完美的阴阳平衡理疗法。

**·男士的纯天然催情油**

我常常会把茉莉精油放在男性保养的配方里，茉莉加上依兰是完美的男士精油搭配。依兰是典型的男性催情油。但是，不管是茉莉还是依兰，它们的气味都会比较厚重和带着太鲜明的花香，所以需要用一个比较清爽、中性，但能有效实现"君臣佐使"效果的精油来完善它，这个精油就是黑胡椒精油。调配的比例是1：1：2，1滴茉莉精油、1滴依兰精油、2滴黑胡椒精油，滴在10毫升的媒介油里，每天晚上睡觉前抹在下腹部和尾椎，既能增加男性的能量，也能够壮阳，甚至解决阳痿的问题，此外，如果有因身心情绪所引起的不育，这个配方也有改善的功效。

# 21 杜松莓

**英 文 名：** Juniper Berry

**拉丁文名：** *Juniperus communis*

**家族科别：** 柏科 *Cupressaceae（Coniferae）*

## 精油外观

无色至淡黄色流体。

## 香气

清新但却温暖的、富含香脂气味的、香甜木香和特有的似松树的气味。

## 协调油

安息香、德国甘菊、佛手柑、桉树、快乐鼠尾草、丝柏、薰衣草、柠檬、迷迭香、檀香木、百里香。

## 种植地区

塞尔维亚、黑山、意大利、法国、加拿大、奥地利、捷克。

## 萃取部位和萃取方法

以蒸汽蒸馏法自部分干燥的成熟果实中取得精油。杜松整株植物，特别是其辛辣的浆果，都能生产出富含乙烯的精油。

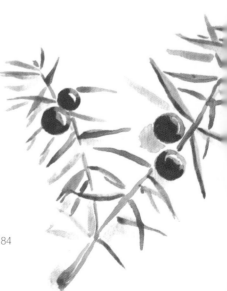

## 主要的化学成分

α-蒎烯(α-Pinene)、-侧柏烯(-Thujene)、月桂烯(Myrcene)、柠檬烯(Limonene)、桧烯(Sabinene)。

## 芳香疗法应用

生理用途：粉刺、痤疮、闭经（非怀孕之停经现象）、动脉硬化（动脉血管壁僵硬）、脂肪肝、白带、肺炎、风湿症、外伤、水肿。

杜松莓精油的气味清淡、品质绝佳，是非常好的芳香疗法用精油。由于杜松莓精油拥有缓解心理及生理问题的双重功能，因此在同位疗法中，常用杜松莓精油做成的 [酊剂] 来治疗多种疾病。另外，由杜松的树枝所制作成的外用 [酊剂]药膏，能用来治疗某些皮肤病及脱毛症（秃顶）。

要注意的是，杜松莓精油有很好的利尿效果，因此，如果确定有肾脏发炎的情况，不可以使用杜松莓精油来治疗肾脏方面的疾病，若使用过量还可能会伤害肾脏。

情绪用途：上瘾、自卑、没有价值感、空虚、内疚、恐惧、好动、断瘾等问题，解决焦虑、神经紧张、压力相关病症、记忆力差等问题，强化、振奋精神，清除负面思维。

居家护理：

皮肤保养：痤疮、皮肤炎、脱发、油性皮肤。

循环系统、肌肉和关节：痔疮、毒素堆积、蜂窝组织炎、痛风、肥胖、风湿。

免疫系统：感冒、流感、感染。

神经系统：精神紧张，以及压力引起的症状。

生殖泌尿系统：停经、

膀胱炎、痛经、经血不足。

杜松莓精油有很好的利尿效果，因此，不能用于肾脏正在发炎的情况，而且若使用过量有可能会伤害肾脏。孕妇不可使用。

## 精油密码

　　无论在生理方面还是在心灵方面，杜松莓精油都是非常有价值的排毒净化精油。只是芳香疗法初学者和消费者在购买杜松莓精油的时候常会遇到一些困惑，有的名称是"杜松精油"（juniper oil），有的名称为"杜松莓精油"（juniper berry oil），它们到底是不是一样的呢？

　　杜松和柏树、松木同属于松柏科植物，是很高大的常青树，有着浓密的针叶。杜松的油腺细胞储存在两个部位，一个是它的针叶，另一个就是它所结的浆果。但是从针叶所萃取出来的精油，所含有的天然化学成分不如从浆果所萃取出来的好。所以专业的芳香疗法治疗师通常喜欢选择杜松莓精油。

　　不过，杜松莓精油的萃取方式也有优劣之分。一般是将半干燥的浆果碾碎后直接以蒸汽蒸馏法萃取精油。但更好的工艺是，先把半干的浆果碾碎之后，增加一道发酵的工序，经过发酵工序的浆果所萃取出来精油，所含有的天然化学成分的配比才是最完美的，品质也是最高的。此外，顶级的杜松莓精油除了工艺上增加了发酵的工序之外，作为原料的浆果还必须是植株第三年的果实。

高品质的杜松莓精油要有三个充分必要条件：第一，必须是杜松莓精油 (juniper berry oil)；第二，半干燥的浆果在萃取前经过发酵的工序；第三，浆果来源于已成熟三年的植株。所以，从精油的价位上来讲，它虽然属于中等价位的精油，不是那么昂贵，但也不会特别便宜。

## ·强壮泌尿系统

杜松莓精油具有很好的利尿功能，能够净化尿液，净化肝脏和帮助肝脏排毒，也能够促进淋巴系统的循环，当有泌尿系统的问题（例如尿液混浊、膀胱炎、尿路感染）时，就可以使用杜松莓精油来进行抗炎症和理疗的工作。

不过要特别留意的是，杜松莓精油对于肾脏的帮助是特别直接和强效的，所以如果有肾脏正在发炎的情况，就不能使用杜松莓精油，因为它有可能使炎症扩散，反而起了反向的效果。针对泌尿系统问题的配方是：用杜松莓精油搭配迷迭香、百里香、薰衣草来坐浴，会有很好的效果。可以选择其中任何一种精油，或三种精油都加入，是在一盆坐浴水中滴入总数 6 滴的精油。

## ·对肝脏的排毒净化

无论是男性还是女性，稍微上了一点年纪都很难避免脂肪肝的问题。针对各种程度的脂肪肝或肝脏肥厚，杜松莓＋柠檬＋丝柏＋蓝胶桉树，是最理想也最有效的芳香理疗配方。在血液净化、肝脏净化、淋巴净化等净化排毒功能上，"杜松莓精油 & 柠檬精油"是一对特别好的、不可分割的双胞胎，它们彼此帮助、彼此成就，共同出色地完成工作。只要是用于肝脏解毒、排毒，以及脂肪肝导致尿酸过高，理疗精油的配方中都可以见到这对"双胞胎"的身影。

在对肝脏的功能上，杜松莓精油针对肝脏的解毒和脂肪肝；柠檬精油针对净化血液、疏通血管。而丝柏精油的加入，则是在帮助血液循环，而且具有收敛的能力。桉树精油则在净化尿液（尤其是净化尿酸尿蛋白）方面功效卓著。具体可以是以1：1：1：1的等比配比调和，也就是在每10毫升的媒介油里各滴入2滴来按摩，或者是各滴3滴在浴缸里泡澡。

### ·疗愈风湿、关节炎

杜松莓精油在风湿、关节炎的理疗上也扮演了重要的角色。前面对德国甘菊精油和桉树精油的介绍中提到过，把杜松莓精油和德国甘菊、桉树、薰衣草搭配在一起，进行局部按摩或热敷，对风湿、关节炎有很好的理疗效果。

### ·净化负面情绪

杜松莓可以对抗悲观和消极的思维。悲观和消极是情绪的毒素，会让人变得犹豫不决，故步自封。很多时候，这些心理情绪是因为敏感、自卑所造成的。而杜松莓精油的排毒功能就能够有效应对这类情况。用法可以是和欢快的精油配合在一起，因为杜松莓是浆果，所以可以和柑橘属类的精油搭配在一起，例如杜松莓＋柠檬，再加上佛手柑或者甜橙。如果希望对心灵的疗愈或对心灵的净化程度更深一些的话，可以用到白芷根、安息香、岩蔷薇等，来取代配方中的佛手柑或者甜橙。

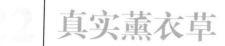

## 22 真实薰衣草

英　文　名：Lavender, True

拉丁文名：*Lavandula angustifolia*

家族科别：唇形科 *Labiatae*（*Abiatate*）

### 精油外观

无色或淡黄色液体。

### 香气

带有花香、草香、树脂、木香的混合香味。

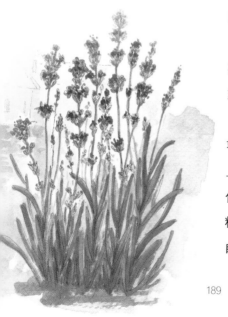

### 协调油

大部分的精油皆可与之协调，特别是甘菊、柑橘属植物、鼠尾草、马乔莲、橙花、广藿香、香水树。

### 种植地区

以保加利亚、法国、西班牙、英国的品种为最佳。

### 萃取部位和萃取方法

薰衣草的精油多集中于花萼中心的腺体里（集中于茎干上的一大片或散形苞片，为包住花朵的绿色小苞片）。市售精油是以蒸馏法自整株植物或自新摘采的花朵及茎干中取得。

189

## 主要的化学成分

芳樟醇(Linalool)、乙酸芳樟酯(也称"醋酸芳樟酯"Linalyl acetate)、顺式-$\beta$-罗勒烯(cis-$\beta$-Ocimene)、反式-$\beta$-罗勒烯(trans-$\beta$-Ocimene)、1,8-桉叶油素(1,8-Cineole)。

## 芳香疗法应用

生理用途：腹绞痛、粉刺、过敏症、脚气、气喘、烫伤、支气管炎、鼻塞、瘀伤、烧伤、止痛、腹痛、结膜炎、膀胱炎、头皮屑、皮肤炎、腹泻、消化不良、流行性感冒、耳痛、湿疹、头晕、头痛、高血压、癫痫症、蚊虫咬伤、腰痛、肌肉酸痛、偏头痛、反胃、干癣、风湿症、扭伤、疥癣、疼痛、疤痕、压力引起的病症、坐骨神经痛、不孕症、月经不调、眩晕。

薰衣草是非常好的止痛剂，对各种疼痛都有很好的缓解效果。薰衣草亦被广泛应用于医疗用品、香皂、乳液、香水、化妆品、芳香水、食物调味料、酒、软性饮料及现代药草上，有时也用来掩盖药品难闻的气味。至今，米杰姆的薰衣草栽种者仍然将薰衣草的嫩枝置于其帽子下方，以防止因日晒而引起的头痛。

情绪用途：惊惧、失眠、经前紧张、抑郁、焦虑、多动症、压力、情绪失落、偏执。

居家护理：

皮肤保养：脓肿、痤疮、敏感、脚气、水疱、淤血、灼伤、头皮屑、皮肤炎、湿疹、发炎、耳痛、金钱癣、干癣、青春痘等绝大部分的皮肤问题。

循环系统、肌肉和关节：腰痛、肌肉酸痛、风湿痛、扭伤。

呼吸系统：气喘、支气

管炎、鼻塞、喉咙感染、哮喘、喉炎。

消化系统：胃痉挛、消化不良、胀气、恶心、肠炎。

免疫系统：流感。

生殖泌尿系统：膀胱炎、经血不足、痛经。

神经系统：抑郁、头痛、紧张、失眠、偏头痛、经前症状、坐骨神经痛、惊吓、眩晕、精神紧张，以及压力引起的症状。

薰衣草精油有非常好的通经效果，怀孕前3个月的孕妇禁用。

薰衣草精油性质温和安全，可以直接涂敷在皮肤上，但即使如此也必须留意剂量的安全性。

## 精油密码

### ·家族繁大，知名表亲众多

薰衣草精油，无论是对芳香疗法的初学者或是芳香疗法的发烧友，甚至是一般消费者，可能都是最耳熟能详的精油。在中国，人们甚至会称它为"芳香疗法界的万金油"。

薰衣草精油确实有着各种各样美好的能力，尤其它和茶树精油是仅有的两种能够直接抹在皮肤上面的纯精油，甚至是抹在脸部的皮肤上，可见，薰衣草精油是多么安全、多么有用、多么受欢迎。

薰衣草属于薄荷科/唇形科，有许多种类及混合品种。目前常见的品种有以下三种，在所有的品种中，真实薰衣草的香气最浓，而且精油的品质也最高。

1）真实薰衣草 Lavender,True（*Lavandula angustifolia*/ *Lavandula officinalis*）

真实薰衣草有两个不同的拉丁文名字，第一个是 *Lavandula angustifolia*；第二个是 *Lavandula officinalis*。目前，真实薰衣草只在保加利亚和法国种植，来自法国的品种基本上也都是保加利亚的品种。

还有一种真实薰衣草，被称为"高地薰衣草"。这个"高地"是指 600 ~ 1500 米的纬度。在高纬度地区所种植的薰衣草，采收后就立刻进行蒸馏。由于萃取时需要的是新鲜的、刚切摘下来的整株植物，包括花朵，而在高海拔地区蒸馏的时候，水的沸点比较低，在 92 ~ 93℃就沸腾了，而不像在平地要 100℃才会沸腾。所以这个低沸点就能够最好地保存薰衣草精油中乙酸芳樟酯的含量，品质也会更好。

确实也有特别昂贵的薰衣草精油，就是那种萃取的原材料只选取整个完全开放的花朵，而不使用枝叶和茎部分的。这种精油产量很小，价格也相对昂贵。实际上，大部分的薰衣草精油都是采用整株（包括花朵）来萃取的，产油量比较丰富，价格也会比较便宜。

总而言之，真实薰衣草，尤其是保加利亚和法国的品种是比较值得信任的，如果是高地的就更加完美。

2）宽叶薰衣草 Lavender,spike（*Lavandula latifolia*）

宽叶薰衣草是一种高大的穗状植物，具有辛辣、类似樟脑的气味，主要花梗的嫩枝呈轴状，叶片宽大呈灰绿色。（真实薰衣草品种的叶片则较粗短。）

法国及西班牙种植的宽叶薰衣草能比真实薰衣草产生更多的精油，但其气味不是很细致，与迷迭香一样具有强烈的樟脑味。此外宽叶薰衣草的刺激性及止痛作用也比真实薰衣草强。虽然宽叶薰衣草的成分与用途与真实薰衣草相似，但宽叶薰衣草的成分较强烈且具刺激性，所以必须小心使用。

3）法国薰衣草 Lavandin（*Lavandula intermedia*）

生长于法国阿尔卑斯山脉较低纬度的地区，其香味较真实薰衣草（Lavender,True）清爽、辛辣、具樟脑味，同时也较具刺激性。

法国薰衣草是真实薰衣草（*Lavandula angustifolia*）与宽叶薰衣草（Lavender,spike/*Lavandula latifolia*）产于欧洲南部的薰衣草品种，是一种精油性质与真实薰衣草精油相似的混合杂交品种，属于无性繁殖系的大体形薰衣草。法国薰衣草是所有薰衣草植物中含有最多精油的品种，产油率最高，是真实薰衣草的两倍，因而它的商业价值更高。因此，目前有些不诚信的商人所销售的真实薰衣草精油里掺了法国薰衣草精油，因为法国薰衣草精油非常便宜，但是其所掺和出来的精油可能是法国薰衣草原本价格的至少 10 倍之多。

法国薰衣草的气味会比较辛辣，质地也会比较刺激，所以芳香疗法治疗师很少使用。它被大量地应用于护手霜、洗发水等家用沐浴产品和日用品中。

### ·诸多功能中最特殊的两个

1）止痛功能

薰衣草精油的止痛效果特别好，为此有很多实验可以佐证，下面这个实验，是其中一个特别有名也特别严谨的研究。

在几个医院的产科病房里，研究者邀请了 60 位刚刚接受完剖宫产手术的产妇参与实验，在手术完成的 4 ~ 8 小时后，产妇已经从麻醉中苏醒，恢复了意识，而剖宫手术的伤口也就在这个时候开始疼痛。这个疼痛除了伤口的愈合，还会加上宫缩，会让产妇非常痛苦。

实验将这 60 位产妇分成一个对照组和一个控制组；对照组让产妇们闻一个不是薰衣草的"精油"，是完全没有任何生命力的安慰剂，控制组则是闻 10% 浓度的薰衣草精油。两组闻精油的方法都是在手心滴 3 滴，吸闻 5 分钟，连续进行三天。

结果显示：吸闻薰衣草精油的控制组产妇们，在表述疼痛的感觉时，疼痛指数可以缓解 76.7%。这是一个特别高、特别具有意义的数值。

这个实验也证实了薰衣草精油确实在止痛方面具有疗效。

2）助眠功能

薰衣草缓解失眠问题和助眠的功效也很卓著。我们也从两个实验来解释。

2012 年 4 月，实验者招募了 67 位年龄在 45 岁到 55 岁之间的女性，她们都有一些睡眠的问题，包括不易入睡、睡眠品质差、睡眠中断等情况。实验请她们在睡觉前闻 20 分钟的薰衣草精油，每次 1 滴，一周 2 次，连续 12 周，也就是 3 个月。实验把 67 位女士分成 8 组，实验结果显示：对于改善她们的睡眠质量，薰衣草精油的效果非常理想。

另外一个实验选择了 31 位志愿者，其中 16 位男生和 15 位女生，年龄在 18 岁到 30 岁之间，他们都是睡眠很好的人，没有睡眠的困难。实验分成对照组和控制组两组，控制组吸闻薰衣草精油，对照组则吸闻矿泉水，都是在晚上 23:10 和 23:40 各吸闻一次。

结果显示：这两组无论是男生还是女生，只要是闻了薰衣草精油的人，都能够达到很好的深度睡眠，虽然他们原本就睡得很好，但是闻了薰衣草精油的人，睡眠期间的动眼时间会缩短，深睡眠的非动眼时间会加长。这就表示，他们的睡眠品质得到了很好的改善。

# 23 柠檬

**英 文 名：** Lemon

**拉丁文名：** *Citrus limon*

**家族科别：** 芸香科 *Rutaceae*

### 精油外观

冷压柠檬精油的外观颜色为黄色、橘色到黄绿色，而蒸馏或精馏的柠檬精油则为无色到淡黄色。

### 香气

清凉、醒脑，带有果皮气味、略微刺鼻的柑橘味。

### 协调油

安息香、甘菊、柑橘属、桉树、茴香、天竺葵、杜松、玫瑰、薰衣草、檀香木。

### 种植地区

意大利西西里岛、塞浦路斯、以色列、葡萄牙、美国加州、阿根廷、西班牙。

### 萃取部位和萃取方法

以冷压法自柠檬皮中取得，而与成熟的柠檬相比，生

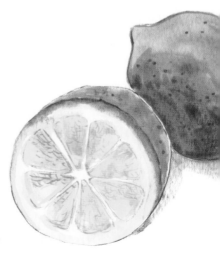

柠檬能产生更多的精油。为了提高产油率，有的精油商会带着柠檬果肉一起冷压萃取，有的则事先将果肉与果皮分离，以得到更纯粹的柠檬精油。

## 主要的化学成分

含有最高浓度56%～78%的柠檬烯(Limonene)、0.2%～0.9%的乙酸橙花酯(Neryl acetate)、7%～17%的-蒎烯(-Pinene)、1.8%的香叶醇(Geraniol)、1.9%的桧烯(Sabinene)。

柠檬精油的总醛类含量，以柠檬醛来计算不低于2.2%，而加州产的柠檬精油里的柠檬醛含量不超过3.8%，但也不低于3%；意大利产的柠檬精油里的柠檬醛含量则不超过5.5%。

## 芳香疗法应用

生理用途：粉刺、贫血、关节炎、气喘、指甲易脆、烧伤、支气管炎、蜂窝组织炎、冻疮、鼻塞、感冒、鸡眼、刀伤、消化不良、发烧、高血压、流行性感冒、发炎、蚊虫咬伤、肥胖、油性皮肤、伤疤、喉咙发炎、静脉曲张。

情绪用途：无精打采、压力、精神疲倦、不信任感、犹豫不决、胡思乱想和恐惧。

居家护理：

皮肤保养：适合痤疮、苍白、指甲断裂、水疱、鸡眼、伤口、皮肤油腻、蚊虫叮咬、疱疹、口腔溃疡、青春痘、静脉曲张、疣。

循环系统、肌肉和关节：关节炎、蜂窝组织炎、高血压、流鼻血、肥胖、血液循环不畅、风湿。

呼吸系统：气喘、喉咙感染、支气管炎、鼻塞。

消化系统：消化不良。

免疫系统：感冒、流感、发烧、感染。

具轻度光毒反应，使用后必须避免停留在阳光直射的地方。由于具有轻微的刺激性，最好稀释成 0.1% 使用。另外，有可能使血压升高。

## 精油密码

柠檬精油，柑橘属类，萃取的方法和其他柑橘属类精油一样，利用冷压法从柠檬的果皮中萃取出精油。看似很普通，但实际上，柠檬精油是非常有价值的，只不过并没有得到足够重视和喜爱，有可能是因为大家误以为它有光敏作用，用了以后会长斑，或感觉用在脸上好酸，担心对皮肤有刺激性。

当然，柠檬精油和其他柑橘属类精油一样，都有一定程度的光敏作用，或称为"光毒反应"。其实，芳香疗法教科书里特别强调的"柑橘属类精油用完之后不能够暴晒在阳光底下"，其中的"暴晒"是指做日光浴，或者长时间没有任何防护措施地将皮肤暴露在阳光下，甚至在美黑机下晒黑。如果使用柠檬精油后只是日常的外出，而且注意了防晒，是不会有问题的。当然现在的年轻人也不再只是崇尚皮肤白皙，也喜欢晒成小麦胚芽色。这样的话，使用了柠檬精油以后就要好好留意防晒了。

珍·瓦耐医师在其著作《芳香疗法的应用》（*The Practice of Aromatherapy*）中提到，柠檬精油所含的主要成分为维生素 A、维

生素 $B_1$、维生素 $B_2$、维生素 $B_3$、维生素 C、维生素 PP（又称"尼克酸""烟酸"），以及矿物盐、钙、铁、氧化硅、磷、锰化铜、柠檬酸盐及钾。碳酸盐、重碳酸盐化钾及钙是用于维持人体的酸碱平衡。此外因柠檬精油所含的成分，使它成为理疗消化问题及任何酸性症状（如风湿症、关节炎、痛风）的良好的配方。

柠檬精油具有如此大的价值，是因为在柠檬精油里含有 70% 以上天然的柠檬烯，那么这个天然的柠檬烯有什么功效呢？

### ·柠檬烯的功效——净化空气

雾霾是一个让人头疼的问题，我们可以用柠檬精油来应对。将柠檬精油、桉树精油、百里香精油调在一起，调和成一个空气净化喷雾，能够特别好地对抗空气中不利于呼吸道的微生物。

有一个实验证实，在空气中喷洒了柠檬精油 20 分钟以后，有害的微生物会被杀死 40% 左右。如果使用扩香器在空气中连续扩香，大约在 3 个小时以后，空气中的有害微生物可以被消灭掉 90%。这是一个非常严谨的实验所得出来的结果。

在上述的配方中，之所以加上桉树和百里香，是因为桉树精油可以同时保护呼吸道的洁净和畅通，而百里香精油则拥有强度杀菌和预防感染的作用。调入的比例可以是：在 100 毫升的自来水里，滴入 10 滴柠檬、10 滴桉树、8 滴百里香。

### ·柠檬烯的功效——对抗阿尔茨海默病

现今，老年人罹患阿尔茨海默病的比例逐渐增高，有实验证实：柠檬精油对于改善阿尔茨海默病很有价值。日本进行了一个实验，对 28 位老人进行了一个长期的观察，这 28 位老人中有 17 位老人已经患有阿尔茨海默病，另外的 11 位只是年龄和他们相同。实验请这些老人每天早上吸闻迷迭香精油和柠檬精油（纯精油 1 ：1 混合），每天晚上则吸闻薰衣草精油和甜柳橙精油（纯精油 1 ：1 混合）。连续吸闻 12 周后，研究者发现这 28 位老人在认知行为上都有显著的进步。那 17 位已经患有阿尔茨海默病的老人，其症状也有了明显的改善。

这个实验曾登载在《今日科学》和《芳香疗法》杂志上，给人们带来了很多鼓舞。而实验结果能够以论文的方式登载出来，说明这是非常严谨的、科学的论证。

### ·柠檬烯的功效——对癌细胞的积极作用

科学家，尤其是精油化学家发现，柠檬精油里所含有的右旋柠檬烯，能够起到一种化学的保护作用。

什么样的保护呢？

就是能够诱发我们的体内产生一种 I 型端粒酶，促进端粒酶的作用，甚至可以使其从 I 型的酶转换成 II 型的酶，而这个酶的功能在于能够对抗细胞里致癌物的恶化。

用了右旋柠檬烯之后，发现不管是在乳癌、肝癌，或是大肠癌的病人身上，确实能够避免癌细胞去损坏 DNA。事实上，我们每个人的体内都有癌细胞，只不过大部分人的癌细胞很踏实安分地不出问题，但有的时候，我们的饮食习惯、生活习惯以及情绪，甚至是遗传，会诱发体内癌细胞去攻击或者损坏 DNA，导致罹患癌症。而柠檬油精，尤其是柠檬精油中的右旋柠檬烯，能够阻止、阻断这个癌化的过程。这个经过严谨科学论证的结果，也刊载在学术科学杂志上。虽然医学界和科学界仍然需要更多的实验去证实这个结果，而许多的实验也仍然在进行中，但这项发现已经十分振奋人心了。

### · 缓解各种脏器问题

柠檬精油和可以缓解各种不同脏器问题的精油调配在一起。

1）缓解肝脏问题

柠檬精油对于肝脏有特别好的净化能力，能够解肝毒、净化血液、缓解脂肪肝。可以把柠檬精油和杜松莓精油搭配在一起。

2）缓解胆结石问题

柠檬精油对初期胆结石也有很好的效果。把柠檬精油和杜松莓精油搭配在一起，能够一定程度上帮助胆结石的代谢。当胆结石被代谢并排出之后，胆汁的分泌就能够比较顺畅地进行，进而预防一些消化系统的疾病。

---

**→ TIPS**

在这里必须清楚说明的是，芳香疗法治疗师并不是受过严谨医学专科训练的医生，绝对不能宣称精油能够治病，或者宣称精油能够治愈癌症。但如果芳香疗法治疗师同时是一位有严谨医学背景的专业人士，就可以将精油运用到各项身体疾病的治疗上，也因此可以做得更多。

对于芳香疗法治疗师来讲，我们永远只能利用精油来"治未病"，就是在还没有生病之前的预防，以及作为身体康复过程中的辅助。因此，虽然有实验证实柠檬精油对于阿尔茨海默病、癌症、肝脏病变有非常好的疗效，但我们仍然要严格地把"精油""芳香疗法"界定在预防和康复医学的范畴。如果一旦真的罹患了疾病，芳香疗法治疗师必须要严守界限，退后一步，由专业医师去做最及时和优先的处理，直到可以进行愈后的康复治疗时再介入。

· 提振情绪

柠檬精油也是柑橘属类的精油，拥有柑橘属精油帮助情绪的功效，让情绪欢快，抗抑郁、提振情绪。

柠檬精油来源丰富、价格平易近人，还有如此美好的疗效。如果家里爸爸妈妈年纪大了，我们能做些什么来孝顺他们，来预防他们可能会出现的一些认知行为的退化？或许一瓶柠檬精油就是最棒的礼物！

# 24 橘

英　文　名：Mandarin

拉丁文名：*Citrus nobilis*

家族科别：芸香科 *Rutaceae*

## 精油外观

黄色近棕绿色液体。

## 香气

带有花香，甜甜的柑橘味。

## 协调油

柑橘属植物，特别是橙花、肉桂叶，以及其他可用作香料的精油。

## 种植地区

西班牙、意大利、巴西、阿尔及利亚、塞浦路斯、希腊、美国。

## 萃取部位和萃取方法

以冷压法自橘子的外皮取得精油。

## 主要的化学成分

橘精油的化学成分中烯类占绝大部分，而香茅醇、香叶醇以及芳樟醇的总含量为 1% ～ 1.5%。另外，还含有少量的醛类、酯类和酚类。

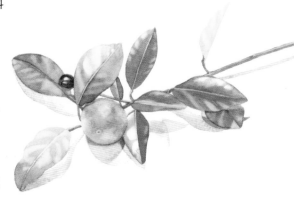

柠檬烯 (Limonene)、γ - 萜品烯 (γ -Terpinene)、β - 月桂烯 (β -Myrcene)。

生理用途：消化不良、分泌闭止、妊娠纹、扩张纹、痛经、皮肤疾病（粉刺、毛孔阻塞、干性肌肤、油性肌肤、外伤、疤痕）。

橘精油性质温和安全，是唯一可让怀孕妇女、小孩及老人使用的精油。

情绪用途：经前紧张症、失眠、情绪低落、神经紧张、焦虑不安、害羞。

居家护理：

皮肤保养：痤疮、油性阻塞皮肤、疤痕、青春痘、扩张纹、收敛剂。

循环系统、肌肉和关节：水肿、肥胖。

消化系统：消化不良、肠炎、打嗝。

神经系统：失眠、精神紧张、烦躁不安。

无毒性报告，但略有光敏反应。

## 精油密码

橘，在英文字典里是"Mandarin"，解释是"普通话""官话"。从精油的角度来讲，橘的英文是 Mandarin，中文品名有的品牌单纯地翻译成"橘"，也有的品牌会把它翻译为"红橘"，之所以会在前面加一个红字，是因为英国产的橘子，皮是红色的，所萃取出来的精油就是红橘色的。

目前，芳香疗法界常用的橘精油大部分来自意大利的西西里岛或中国，美国加州也会生产一些。英国红橘的品种，在芳香疗法界并没有占据重要的地位，主要是因为它的产量不够丰富。

橘精油如同其他的柑橘属类精油，拥有许多美好的特征：好闻的气味，对消化系统的功能卓著，拥有让人情绪欢愉的能力，含有的天然化学成分非常安全，致敏的概率很低，等等。但同时，所有的柑橘属类精油都因为多多少少含有呋喃香豆素而有不同程度的光敏作用。

坦率地说，橘精油在柑橘属类的精油里，无论是从助益消化系统的角度，还是从欢愉情绪的角度，甚至是导致光敏反应的程度，都不像其他的柑橘属精油那么特征明显。例如，佛手柑精油特别能够让人觉得快乐、增加幸福感；柠檬精油对于消化系统和血液的清洁、肝脏的解毒，效果卓著；葡萄柚精油对于游离脂肪、脂肪的代谢，效果特别好……它们各有特征，橘精油显得很低调，似乎没有什么特别的强项。

但是，橘精油有一个比其他柑橘属类精油更好的优势，那就是对于小朋友来讲是最安全的。对于养育着 1 ~ 5 岁宝宝的焦虑妈妈来说，橘精油能够特别安全地使用在小宝宝娇嫩的皮肤上，同时又不会刺激他们非常敏锐的呼吸系统。

如果遇到宝宝长牙的时候有一些哭闹、容易吐奶、莫名地睡不踏实，甚至尿布疹、汗疹……这些情况都可以让橘精油来发挥作用。因为橘精油对 6 岁以下的小朋友来说，无论是应对生理问题还是情绪问题，甚至是消化不良问题，都可以放心使用。

具体的使用方法如下。

### ·泡澡

最好的方式就是宝宝洗澡的时候把 2 滴橘精油滴在浴盆里。请放心，2 滴橘精油对 6 岁以下的宝宝是非常安全的。让宝宝在洗澡的时候一面玩水，一面吸入橘精油的气味，你会发现，与平常相比，他 / 她的情绪更稳定，更容易被逗笑，而且睡觉前也不会闹得很厉害。

橘精油不仅仅能安抚宝宝的情绪，对宝宝的消化系统也有很大的帮助，使用后宝宝不容易发生肠绞痛、胀气、疝气。有很多小宝宝在还不满 2 岁时，完全不会表达自己身体的不舒服，只会哭闹，这让新手妈妈手足无措，不知道他到底为什么一直在哭。其实往往就是因为宝宝的消化系统不好，有腹胀气，而腹胀气到了一定程度就会造成肠道气体的阻塞，而后导致肠痉挛。这对大人来讲都是难以忍受的疼痛，更何况是小宝宝。

为什么宝宝那么容易胀气和吐奶呢？

原因是出生之后，婴儿所有的器官基本上都发育完全了，唯一没有发育完全的就是消化系统，而消化系统一直要等到出生 3 个月以后才能够发育完全。所以，在宝宝出生后的 3 个月，发生胀气或绞痛的比例比较高。在宝宝洗澡的水里滴 1 ~ 2 滴橘精油，不仅能帮助他稳定情绪、愉悦心情，还可以帮他预防消化系统里可能存在的不适。

**· 抚触**

我们都知道抚触对宝宝的身心发育是非常好的，因此，可以将安全的橘精油和温暖的抚触结合在一起。1 岁以下的宝宝，可以放心地使用 1 滴橘精油来进行抚触按摩；1 岁以上，就可以增加到 2 滴。方法是在婴儿油里加入 1 滴或 2 滴橘精油，用它来帮宝宝进行抚触按摩。

# 甜马乔莲（马郁兰）

**英 文 名：** Marjoram, Sweet

**拉丁文名：** *Origanum marjorana*

**家族科别：薄荷科 / 唇形科** *Lamiaceae / Labiatae*

（*Abiatate*）

## 精油外观与香气

甜马乔莲：拉丁文名 *Origanum marjorana*，外观为黄到黄绿色液体，带有温暖、辛辣、樟脑香气和木香味，让人想起肉豆蔻和豆蔻的气味。

西班牙马乔莲：拉丁文名 *Thymus mastichina*，外观为橘到琥珀色液体，并散发出强烈、清新、甜辣、芳香、类似桉树以及樟脑的气味。

## 协调油

佛手柑、杉木、甘菊、柏树、桉树、薰衣草、迷迭香、茶树、所有辛香类精油。

## 种植地区

西班牙、突尼斯、法国、埃及、保加利亚、匈牙利、德国。

## 萃取部位和萃取方法

以蒸馏法用已经干燥但植株上仍带着花朵的马乔莲取得精油。

## 主要的化学成分

芳樟醇(Linalool)、异松油烯(Terpinolene)、1,8-桉叶油素(1,8-Cine-ole)、α-松油

醇（α-Terpineol）、松油烯-4-醇(Terpinen-4-ol)。

## 芳香疗法应用

生理用途：瘀伤、咳嗽、支气管炎、便秘、消化不良、痛经、胃胀气、头痛、高血压、失眠、腰痛、肌肉酸痛、偏头痛、风湿症、扭伤、关节僵硬。

情绪用途：神经紧张引起的症状、经前紧张症（PMT）、压力、情绪激动、精神错乱、各种上瘾症。是一种强效的肌肉放松剂，可以使精神和身体同时放松。

居家护理：

皮肤保养：冻疮、皮肤燥红、淤血。

循环系统、肌肉和关节：关节炎、腰痛、肌肉酸痛、肌肉僵硬、风湿痛、扭伤、拉伤。

呼吸系统：气喘、支气管炎、咳嗽。

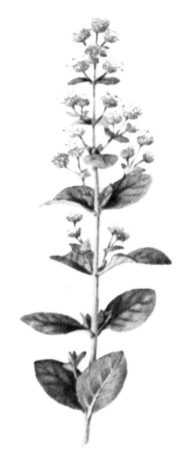

消化系统：肠炎、便秘、消化不良、胀气。

生殖泌尿系统：停经、闭经、经血不足、经前症状。

免疫系统：感冒。

神经系统：头痛、血压高、失眠、偏头痛、精神紧张，以及压力引起的各种症状。

高剂量使用可能导致嗜睡和晕眩（因为会降低血压）。孩童和青少年最好稀释至低于1%比例后再使用。此外，孕妇不可使用。

# 精油密码

马乔莲精油也是个容易让新手搞混的精油，因为很多精油品牌除了有甜马乔莲精油之外，也会有西班牙马乔莲精油（俗称"牛至精油"）。但是对于资深的芳香疗法治疗师来说，甜马乔莲精油是比较理想的选择，因为甜马乔莲精油能够更好地达到预期的理疗效果。甜马乔莲精油在芳香疗法的领域里用途很多。

## ·降血压和改善心悸

说到用精油来改善高血压，首先我们必须强调的是：芳香疗法能够介入帮助的高血压问题，是指根据医师的专业诊断，可以不需要用药物来控制的情况。

生活中，我们有可能因为白天事情太多、太烦躁、太累而造成睡眠不好，当睡眠不足或入睡困难时，会使血压出现一定程度的升高，同时也会出现莫名其妙的心悸——心脏跳得特别快，甚至可能有胸闷和呼吸困难的情况。这时，可以立刻将甜马乔莲精油滴在手掌心，用力地吸闻，再做几次深呼吸，心悸的情况就会很快得到控制，血压也能够得到控制和改善。

精油全书（珍藏版）30年芳疗经验集成

## · 解决恼人的便秘

对于因压力和紧张而引起的便秘、习惯性的胀气、胃动能比较差、胃痉挛等与消化系统有关的问题，甜马乔莲精油都可以起到很好的理疗效果。

与之搭配的是同样对于消化系统有帮助的精油，例如：豆蔻、茴香、生姜或者黑胡椒等。

在 10 毫升的媒介油中，加入甜马乔莲精油，再选择 2 种辛香类精油，每种 2 滴。调好后可以在饭前涂抹在腹部来帮助消化；或是在饭后 2 小时按摩腹部，能够帮助消化酶、消化液的分泌，从而减缓胃痉挛或胀气，进而改善便秘。

## · 帮助睡眠

甜马乔莲也是助眠的精油，能够很有效地帮助放松神经。但如果用甜马乔莲精油来帮助睡眠，必须注意：不能长时间使用，或用量太高。要不然第一天晚上会睡得很好，但是从第二天开始就会昏昏欲睡，提不起精神来。所以使用的时候特别要注意浓度以及频率，这是一种对睡眠来说，"既能载舟也能覆舟"的精油。

## · 安抚情绪和灵魂

有一种情绪叫"失落"，而且是巨大的失落——可能是永远失去了一个人，可能是失去了自尊、失去了一大笔金钱、失去了事业，或者失恋、失业，等等。总而言之，是失去了对我们来说至关重要的人或事。这种失落会让人觉得心里很空，仿佛是只会呼吸的行尸走肉。遇到这样的情况，我们可以用橙花、香蜂草、永久花，以及远不及它们金贵的甜马乔莲。（马乔莲精油要比永久花、橙花、香蜂草便宜得多，这是非常棒的一件事。）

有些时候，当我们陷入巨大的情绪创伤，就很可能进入一种心理偏执的状态，类似于强迫心理，会把失去的原因归结到自己没有把事情做好。例如，我上次跟男朋友分手是因为我出门的时候看见了一块红颜色的砖，我踩在这块红颜色的砖上，结果那天男朋友就跟我提出分手；所以，以后每次出门的时候，我一定要绕过那块红色的砖，这就变成我的一种强迫心理模式。

这个例子说明，情绪上的创伤归结于对自己的自责，然后就要找到一个东西来合理化自己的失去，结果这个东西就会变成强迫心理的一部分。甜马乔莲精油可以帮助这样的心理情况，它除了能安抚巨大的情绪失落，安慰空荡荡的心灵，还可以防止产生这种强迫心理的情绪。这是它非常美好的能力。

· **抑制性欲**

"抑制性欲"该算是一件好事还是坏事呢？这要视需求和情况而定。

性欲有可能成为瘾症，如果有这样的情况，甜马乔莲精油会是一个很好的选择。当然与此同时，会有因抑制性欲而造成性冷淡的可能。所以，在使用甜马乔莲精油来抑制性欲的时候，一定要遵守两个原则：第一是使用的时间不要太长，用到 6 次之后，就要调整更换配方；第二是浓度不要太高。只要这两个原则掌握好了，就可以放心使用，无须担忧。

# 真香蜂草

**英 文 名:** Melissa,True

**拉丁文名:** *Melissa officinalis*

**家族科别:** 唇形科 *Labiatae* (*Abiatate*)

## 精油外观与气味

无色并带有香甜、干涩、浓烈的甜柠檬香。因为香蜂草精油是最有可能进行掺和的精油之一，纯正的香蜂草精油是很不容易见到的，所以对于香蜂草香气的描述有可能是纯理论的。不过，即使如此，大多数人仍然对即便是合成的香蜂草精油的气味表达出喜爱。

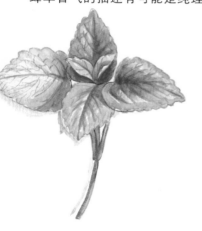

## 协调油

天竺葵、薰衣草、橙花、所有柑橘属精油、香水树。

## 种植地区

地中海沿岸地区（以法国、西班牙为代表）、德国、俄罗斯。

## 萃取部位和萃取方法

以蒸馏法自叶片和花朵取得精油。

## 主要的化学成分

香叶醛(Geranial)、胆碱酯酶(Cholinesterase)、橙花醛

（Neral）、香茅醛(Citronellal)、香叶醇（Geraniol）。

生理用途：过敏症、气喘、蚊虫咬伤、支气管炎、咳嗽、伤风、沮丧、发烧、高血压、月经问题、偏头痛、心悸、皮肤病（湿疹等）、不孕症、眩晕、恶心。

情绪用途：重度抑郁、厌世、消极思想、深度悲伤、焦躁不安、无精打采、压力、惊吓、神经紧张。

居家护理：

皮肤保养：过敏、蚊虫咬伤、皮肤病、湿疹。

呼吸系统：气喘、支气管炎、咳嗽、伤风。

消化系统：恶心、呕吐。

免疫系统：感冒、发烧、眩晕。

神经系统：高血压、心因性不孕症、头痛、偏头痛、精神紧张以及压力引起的症状。

安全须知

可能使血压降低。

由于香蜂草精油具有非常良好的疗愈重度情绪问题的功效，再加上植物本身含水量多，含精油量少，因此价格相当昂贵。是最常被冒名顶替稀释的精油，通常用以稀释替代的精油是价格较便宜、气味相似的柠檬草、香茅或西班牙马鞭草。购买时必须留意。

## 精油密码

香蜂草精油是一种特别昂贵、特别稀有，但理疗价值无与伦比的精油。可惜的是，我们通常买到的香蜂草精油都或多或少掺和了其他的精油，例如：香茅、柠檬草、西班牙马鞭草。不过，也有很多专业的精油商，出于诚信，宁可不销售香蜂草精油。那么，香蜂草精油到底有多稀缺呢？我用一个数字来表达：目前在市面上流转销售的香蜂草精油，是每年真正产量的 400 倍！

所以，如果你希望使用真正优质的香蜂草精油，除了向专业诚信的精油商购买之外，还要留意所买的产品，英文名称是"Melissa,True"（真实香蜂草），而不是"Melissa type"，而且它的拉丁文名字是 *Melissa officinalis*，就是你要在后面看见 *officinalis*。当然，如果这个精油商足以诚信到把品名清楚地标示为"Melissa type"，那这种掺和了其他精油的香蜂草精油，也是具有一定的理疗功能的。

香蜂草精油为什么那么稀缺，那么昂贵呢？除了它的疗效真的无与伦比之外，主要的原因是它的产油率太低。香蜂草精油是利用蒸汽蒸馏法从叶片和花朵中取得，但是香蜂草植物主要储存精油的油腺细胞却位于它干燥得不得了的叶片里，至于花朵，对产油率而言就更是可有可无了！所以，假设全世界范围内，每年真实香蜂草精油的产油量只有 1 千克，但市面上却有 400 千克在销售，那么可想而知，这多出来的 399 千克精油都是便宜的柠檬草、西班牙马鞭草或香茅了！当然，我们并不是说这些精油没有价值，而是心疼花了太多的感情和冤枉钱罢了！

Melissa type 香蜂草精油的掺和方法是：以蒸汽蒸馏法萃取精油时，在大的蒸馏容器里放进香蜂草极度干燥的叶片和花朵之外，再放入柠檬草、西班牙马鞭草或香茅的新鲜叶片，然后一起蒸馏。所以，这种掺和还是天然和纯粹的。至于那些添加香精香料的情况，就真是不入流了。

如果你问我，香蜂草精油这么昂贵，又难买、又这么容易买到假货，那我可不可以不用它呢？当然可以！那为什么有的人愿意花这么高的价钱去买香蜂草精油呢？它到底有什么样的功能呢？

### ·疗愈哀恸

有一种情绪叫"悲恸""哀恸"（grief），就是中国人所说的"哀莫大于心死"。当人哀恸到一定程度时，会觉得自己不过就是一个还会呼吸的躯壳，内心深处已经完全死了。一个人会经历这种哀恸的情绪，通常是因为失去了一样在自己的心中弥足珍贵的东西，也许是失去了一个人，也许是一大笔钱，也许是事业、自尊，总之，是一种巨大的失去。当面对这个巨大的失去的时候，我们的心里就好像有一个深不见底的大洞，不知道用什么东西才能够把它填满，也不知道在洞底的自己，如何才能爬出洞来。

遇到这种情况的时候，香蜂草精油在我个人及很多资深芳香疗法治疗师的经验中，是最有效的一种治疗油。它能够帮助一个人去面对内心深处那个巨大的坑洞，帮助他慢慢地把它一点一点地填满，一点一点地让他重新发现自己仍然有活下去的理由。所以，如果有的人因为巨大的失去而痛不欲生，或甚至有了厌世的念头时，单纯地吸嗅香蜂草单方精油就能够发挥非常好的疗效。

## ·缓解创伤后综合征

还有另一种可以用香蜂草精油来帮助的情况，就是创伤后综合征。（关于"创伤后综合征"，在对岩玫瑰精油的介绍里详细解释过，请前往参阅。p124）创伤后综合征最常发生的情绪之一，就是因自责、罪恶感而衍生出的愤怒——"为什么是我？""为什么只有我活下来？""什么离开我，抛弃我？"这就是为什么当面对巨大灾难所产生的应激反应消退后，会出现愤怒、暴怒的原因。面对创伤后综合征的罪恶感和愤怒，同样地，单纯吸嗅香蜂草精油也是很棒的疗愈方法。

## ·胆碱酯酶 VS 阿尔茨海默病

最近的一项科学研究发现，在一项双盲实验（所谓"双盲实验"，是指实验者和受试者都是"盲"的。他们都不知道给出的或拿到的是什么，因此，不会用情绪或心理预期来干预或改变实验的结果）中，实验有 20 位出现了阿尔茨海默病中期症状的受试者，他们都有情绪暴躁的情况，甚至有攻击性行为和暴力行为。控制组拿到了香蜂草精油，对照组则给了安慰剂，经过了 12 个星期每天闻香蜂草精油，发现每天吸闻香蜂草精油的病人，比用安慰剂的病人，出现情绪暴躁的次数减少了 79%。

科学家试图去了解，为什么香蜂草精油能对阿尔茨海默病人的暴力行为和暴躁情绪有所减缓。研究发现：香蜂草精油里含有一种天然化学成分叫"胆碱酯酶"，而且含量特别高，对于助益阿尔茨海默病人的神经系统反应，效果很好。同样地，科学家也试着用薰衣草精油来测试，因为薰衣草精油里的胆碱酯酶含量也不少，但是不像香蜂草的含量那么高、品质那么好。于是，科学家又用薰衣草精油和香蜂草精油，做了一个控制组和对照组的实验，结果发现，香蜂草精油所能达到的效果，是薰衣草精油的好几倍。

除了能缓解暴力行为和暴躁情绪，香蜂草精油对阿尔茨海默病人还有另一个很好的作用，那就是能帮助他们的睡眠。阿尔茨海默病人除了有情绪暴躁的问题，也会因为焦躁、不太容易安定下来而入睡困难。实验发现，如果在睡前吸闻香蜂草精油，也能够解决这样的睡眠问题。

关于如何使用香蜂草精油，我的建议是单独吸嗅，尽可能不要和其他的精油调配在一起。原因是，只有单独吸嗅它，才能保持它纯粹的疗愈气味，而且这个气味很容易在调油中被掩盖。所以，我总是建议，每天早晚，或有紧急情况需要时，直接滴1滴香蜂草精油在手掌心，深呼吸，吸闻它。

# 27 | 没药

英 文 名：Myrrh

拉丁文名：*Commiphora myrrha*

家族科别：橄榄科 *Burseraceae*

### 精油外观

有两种质地。以蒸馏法萃取的精油颜色为淡黄色至琥珀色，以溶剂萃取法萃取的树脂油为深红色、暗红棕色或橘色的黏稠团块。但有些品牌因没药精油太过浓稠，以至于无法挥发，所以会添加 25% ~ 75%（体积比）的溶剂，如 DEP（邻苯二甲酸二乙酯），如此精油就成为淡黄色、淡橘色、浅棕色到绿色。精油暴露在空气和光线照射下会变浓稠以及颜色变深。

### 香气

以蒸馏法萃取的精油带着药草气味的甜香，以溶剂萃取法萃取的树脂油温暖、辛辣、带有浓郁的树脂味。

### 协调油

安息香、乳香、天竺葵、杜松莓、薰衣草、柠檬、橘、

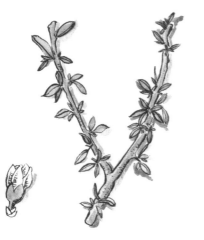

广藿香、欧薄荷、杉木、辛香类精油、百里香。

阿拉伯、也门、索马里。

雨季时，没药树的树皮会裂开，渗出一种淡红棕色、芳香的油性胶状物质，遇空气干燥后颜色会转深为红棕色。没药精油是以蒸馏法自这些渗出的油性树脂中取得。也有使用乙醇溶剂萃取的绝对油。

莪术烯（Curzerene）、莪术酮（Curzerenone）。

生理用途：气喘、脚气、闭经、支气管炎、鼻塞、感冒、咳嗽、腹泻、消化不良、胃胀气、齿龈炎、痔疮、老化现象、口腔发炎、皮肤病（湿疹、金钱癣、外伤）、食欲不振、阴道炎。

没药是口腔发炎时良好的漱口剂，能温和地消毒，去除口腔内的细菌并局部愈合口腔黏膜组织。没药能用于酊剂、牙膏等产品，并对治疗溃烂的牙龈深具功效。由于拥有愈合疤痕和再生功能，没药在除皱面霜、皮肤滋养剂、化妆品、香水、香皂工业中都是重要的成分。

情绪用途：消极、害怕、犹豫不决、对未来不确定、兴奋、多动、情绪反应过度。

居家护理：

皮肤保养：脚气、富贵手、皲裂、湿疹、金钱癣、皱纹、伤口。

循环系统、肌肉和关节：关节炎。

呼吸系统：气喘、支气管炎、鼻塞、咳嗽、牙龈感染、口腔溃疡、喉咙痛、声音沙哑。

消化系统：拉肚子、消化不良、胀气、痔疮、食欲不振。

生殖泌尿系统：膀胱炎、阴道炎。

免疫系统：感冒、鹅口疮。

安全须知

不建议高剂量使用。低剂量时不具毒性，安全性高，没有皮肤敏感或过敏的报告。

孕妇不可使用。

## 精油密码

没药精油和乳香精油是精油界里齐名的树脂类精油，所谓的"树脂类精油"，简单地说，就是精油的萃取，来自树干上面的自然切口，或是刻意地把树皮破坏，让树皮受伤，当树皮受伤了以后，为了愈合，或为了防止虫害的伤害，就会自然地流出树脂，在树皮上结出一个树瘤。

没药精油和乳香精油虽然是精油界里齐名的树脂类精油，但是萃取的程序却不相同。有价值的没药精油，通常都来自对树皮刻意的破坏，等树瘤形成之后，在树瘤上再切一个口，由这个树瘤切口所滴出来的油性树脂所萃取出的没药精油，才是成分最好的、品质最高的、最有疗愈价值的。

除了萃取的过程不同，没药精油和乳香精油在理疗的功能上，也不太相同。

### ·玛利亚的宝血

乳香精油被称为"基督的眼泪"，因为当乳香精油呈半透明状态的天然树脂往下滴的时候，一滴一滴的像眼泪一样，当在搜集盆里收集全了以后，一遇到空气，就变成黄褐色的结块。

而没药精油的天然树脂滴出来的时候，滴液是红褐色的，有一点点像血液干了以后凝结成块的颜色，所以它又被称为"玛利亚的宝血"。

### ·改善湿寒体质

乳香精油是"基督的眼泪"，是男性的象征；没药精油是"玛利亚的宝血"，是女性的象征，拥有阴性的特质。所以，乳香精油的能量是一种温暖的阳性能量，在五行中它更多的是气象，是风，是气，是比较"天堂"的，是天上的能量；没药精油呢，它也是温暖的，但是它所代表的能量，更多的是土壤的，在五行上属于土象，是大地母亲、是土壤、是阴的能量。所以，乳香精油，我们在使用的时候，考虑到的是能增加阳性的特质，而没药精油，则是能改善阴性的特质，增加阴性特质的能量，因此特别适合湿寒体质的人，例如很容易因疲倦而起水疱，容易水肿，等等。

用没药精油来帮助湿寒体质或阴性体质时，可以和其他也针对湿寒体质的精油来搭配，例如：杜松莓、柠檬、薰衣草，作为一个身体按摩油或者泡澡。

### ·女性生殖系统的养护和疗愈

除了五行中的不同之外，乳香精油和没药精油从"人格特质"的角度看也有不同。乳香更能够帮助我们的是那些灵魂层次的创伤，更多的是来自孩提时代或成长过程中的创伤经验，是心灵的伤口；而没药的疗愈却是实打实的，更多的是生理上的伤口，以及生理上的问题。所以没药精油最厉害的一点，在于对女性生殖系统的调理。

首先，没药精油对子宫来说是一个特别好的滋补剂，除此之外，对行经时因经血血块太多、行经不通顺而造成的疼痛痉挛，也有非常好的安抚和缓解能力。如果要改善这个问题，可以搭配同样具有暖宫和帮助行经通顺功能的精油，例如：生姜、黑胡椒、薰衣草、快乐鼠尾草、丝柏等。

不过需要说明的是，没药精油和拥有类雌激素特性的精油的不同之处，在于没药有滋养、修复子宫的能力。例如，一位女士不管出于哪一种合理的原因，中止了妊娠，那么这个中止妊娠的处理过程，有可能带给子宫创伤的记忆，也许真的是内膜受损，也许只是情绪的记忆，不管是哪一种情况，都有可能让这位女士在未来出现受孕困难的可能性。这个时候，我们就能用没药精油来安慰抚平这个记忆，并且给予温柔的修护。

建议在媒介油里加入没药精油以及玫瑰精油。玫瑰精油也是一个能保养子宫、照顾女性心灵受创的阴性能量精油。最后，再加入乳香精油，给予阳性的勇气能量及疗愈作用。比例是：每 10 毫升的媒介油里，滴入 2 滴没药、2 滴乳香、1 滴玫瑰，每天晚上轻轻地按摩腹部，尤其是下腹部，不管是对于生理上的保养，还是对于灵魂、情绪上的疗愈，都能发挥很好的作用。

### · 黏膜组织的修护

没药精油还有另外一个特别棒的能力，就是对于我们的口腔黏膜组织有非常好的消炎和愈合能力。比如，天气太干燥，或者是这一阵子太累，上火了，造成了口腔内膜溃疡，或者是牙龈肿胀发炎，或喉咙发炎。这个时候，可以在漱口水里滴入2滴没药精油，摇匀之后，用它来漱口。重要的一点是，它不仅能减缓口腔溃疡或者是牙龈红肿的疼痛，同时也有疗愈的能力，能够让溃疡很快干燥、收口、痊愈。

# 28 桃金娘（香桃木）

**英 文 名：** Myrtle
**拉丁文名：** *Myrtus communis*
**家族科别：** 桃金娘科 *Myrtaceae*

**精油外观**

淡黄色、黄橘色至淡琥珀色液体。

**香气**

清新、香甜，带着强烈辛辣樟脑气味的青草香。

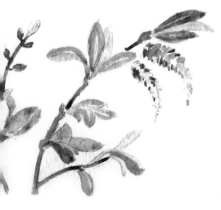

**协调油**

安佛手柑、鼠尾草、生姜、牛膝草、薰衣草、迷迭香及其他辛香类的精油。

**种植地区**

地中海沿岸国家和地区，特别是摩洛哥、西班牙、阿尔巴尼亚。

**萃取部位和萃取方法**

以蒸馏法自叶片、小树枝或花朵中取得精油。

**主要的化学成分**

1,8-桉叶油素(1,8-Cineo-le)、α-蒎烯(α-Pinene)、乙酸

桃金娘烯酯(Myrtenyl acetate)、桃金娘烯醇(Myrtenol)、芳樟醇(Linalool)。

## 芳香疗法应用

生理用途：可用于粉刺、气喘、支气管炎、咳嗽、感冒、痔疮、发炎症状、流行性感冒、经血过多、皮肤病（适合所有的皮肤病以及皮肤的消毒清洁），是非常好的皮肤保养油。桃金娘与桉树一样都属于桃金娘科，但桃金娘精油却比桉树精油温和得多，因此可用于治疗孩童咳嗽及呼吸方面的不适。

桃金娘精油是极佳的脸部清洁剂，并有助于促进毛细血管收缩和缩小毛孔。吸入桃金娘精油可通畅呼吸道，帮助气喘病人及"老烟枪"提升呼吸道功能。此外，对护理呼吸道疾病、支气管炎、鼻塞及泌尿系统感染都有极佳的功效。

情绪用途：没有自信、极度害羞、看不见自己的美丽、焦虑、紧张、习惯性咬指甲。

居家护理：

皮肤保养：粉刺、痤疮、油性皮肤、毛孔粗大、毛细血管扩张。

循环系统、肌肉和关节：痔疮。

呼吸系统：气喘、气管炎、支气管炎、慢性咳嗽、鼻窦狭窄症、咳嗽、多痰。

免疫系统：感冒、流感、感染症状。

## 安全须知

尚未有毒性、刺激性、皮肤敏感性报告。

由于萃取桃金娘精油所需要的植物来源很丰富，产油率高，所以它的价格并不昂贵。当然，价格不高并不表示它的功效不明显。

### · 留意拉丁文名

桃金娘，有的品牌称为"香桃木"。英文都是"Myrtle"。但是桃金娘植物有不同的产地，因产地、品种、香气的不同，在精油的属性上也会有所不同。

有些品种的桃金娘精油所含有的毒性比较高，容易造成皮肤的致敏反应。例如：皮肤比较脆弱的人使用之后，会觉得皮肤变得很痒，甚至会有起红疹或起水疱之类的毒性反应。这种植物品种一定不能用。因此，当我们在选购的时候，除了要留意英文名字是 Myrtle 之外，更需要检查拉丁文名字 *Myrtus communis*，因为拉丁文名字才是唯一可以确认它是安全的、没有致敏毒性的精油。

### · 萃取的部位

桃金娘精油的萃取部位有两种：一种是利用蒸汽蒸馏法，从植物的叶片和幼嫩的茎枝中取得，青草的气味会比较重；另一种是除了用叶片和小茎枝，还会加上花朵（桃金娘开白色或淡淡的粉红色的花朵），如果加入花朵一起蒸馏，所萃取出来的精油气味就会变得很香。但无论所购买的精油是否有花朵的成分，只要留意选择正确的拉丁文名字就能够确保它的安全性和疗愈的品质。

## · 瘾症的超级克星

桃金娘精油有一个其他精油望尘莫及的功能，那就是对于各种瘾症有很好的疗效。这些瘾症包含烟瘾、酒瘾、毒瘾，或者是性瘾，等等。

瘾症除了对某种事或物特别迷恋，还可能表现为对某种情绪的瘾症，例如，莫名其妙地每天都气呼呼的，也不知道为什么会这么生气；或者嫉妒别人上瘾；或者有特别强烈的竞争心，总是喜欢和别人攀比；也有的人特别爱哭，莫名其妙地就眼泪汪汪……这些情况，称之为"情绪的瘾症"。

无论哪种情绪或行为的瘾症，都代表了在心理上或情绪上需要依赖一根"拐杖"。有了这根"拐杖"，才能够行走，才能够站稳；没有这根"拐杖"，就会变得头重脚轻，不认识自己了，更重要的一点是，身体里仿佛有一个大洞，需要把这个大洞给填满，下盘才会稳当。

瘾症的形成过程是，在身体还没有形成依赖之前，会先产生情绪的依赖。所以桃金娘精油为我们做的事是，把情绪的依赖先转移掉，如此，生理的依赖才能够比较好地被克制住。因此，当我们感觉又想吸一根烟，或者又想喝一杯酒的时候，立刻吸闻桃金娘精油，让它来帮助我们把对这个情绪的依赖截断、截住。在心理学上面，治疗瘾症常常会使用行为疗法。行为疗法的意思就是，如果我们每次在十字路口都习惯成自然地向右转，那当下一次我们在十字路口要向右转时，行为疗法就偏偏要拧过来让我们向左转，也就是让这个右转的习惯行为被切断。第二次、第三次……几次之后，右转的行为模式就被切断了，就不再是控制我们的一种瘾症。

最好的使用方法是，把桃金娘精油带在身上，但凡遇到想要做某件成瘾的事情，或者有某种成瘾情绪反应时，就赶快打开瓶盖，直接吸闻瓶子里的精油（如果已经寻求了专业治疗，并且服用了药物，则不在此列）。也就是说，适用的情况是：某种瘾症已经隐隐然地让你觉得有一点点担忧，如果再不控制，就要真的变成酒瘾、烟瘾或者情绪瘾症了，那么在还没有恶化到需要去寻求专业协助之前，桃金娘精油能够借由增加个人自我的安全感来帮助你对抗瘾症，以及转移注意力。

### ·发现自己的美丽

有很多女孩是看不见自己的美丽的，例如患有厌食症的女孩，就是一种没有办法发现自己美丽的心理状态，属于严重的心理疾病。桃金娘精油能够帮助一个女人，尤其是一个年轻女孩，发现自己的好，悦纳自己，喜欢自己。我们都知道，女人一旦喜欢自己，能够发现自己的美丽，就会自然而然地表现出美丽的气质和美丽的状态。

### ·皮肤保养油

桃金娘精油对于皮肤的皮脂分泌有很好的调节能力。如果油性分泌太多，桃金娘精油可以抑制皮肤天然油脂的分泌；如果油性分泌太少、太干燥，桃金娘精油则能够增加油脂的分泌，所以它是一个很好的皮肤保养油。另外，对于皮肤毛孔粗大，桃金娘精油也有很好的收敛功效。

### 建·议·配·方

在 10 毫升的马鲁拉油或樱桃籽油、荷荷巴油、亚麻仁油里滴入 3 滴桃金娘精油。这个皮肤保养油，除了能够非常有效地帮助皮肤之外，还能够让人发现自己的美丽，所以具有由内而外、由外而内的双向效果。当然，如果皮肤同时还有老化的问题，就可以再增加玫瑰精油、乳香精油、茉莉精油或檀香木精油。

### ·呼吸系统养护油

由于含有高浓度的 1,8- 桉叶油素，桃金娘精油也是很好的针对呼吸系统的精油，尤其是呼吸道感染的问题，它和桉树精油很像，但是要比桉树精油稍微安静一点、低调一点，没有那么张扬，效果没有那么地显著罢了。

# 橙花（苦橙花）

**英 文 名：** Neroli（Neroli Bigarade；Orange Flower）

**拉丁文名：** *Citrus aurantium var.amara*

**家族科别：** 芸香科 *Rutaceae*

## 精油外观

无色至淡黄色，轻微带有荧光，暴露在空气和光线下颜色会渐变为红棕色。

## 香气

强力的、轻盈、清新、花朵般的香甜以及微弱的柑橘气味，前调为独特的甜萜烯味。

## 协调油

大部分的精油皆可与之协调，特别是安息香、鼠尾草、天竺葵、薰衣草。

## 种植地区

法国、保加利亚、摩洛哥、土耳其、意大利和突尼斯。

## 萃取部位和萃取方法

以蒸汽蒸馏法自苦柳橙树新摘的花朵中提炼精油。萃取过程中的副产品即为有名的橙花水。而橙花的香脂（concrete）或绝对油（Neroli Absolute）则以溶剂萃取法自苦柳橙树新摘的花朵中取得。目前也有二氧化碳超临界萃取法。

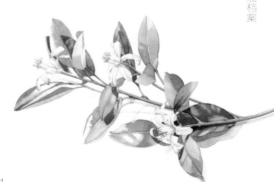

## 主要的化学成分

乙酸芳樟酯(Linalyl acetate)、芳樟醇(Linalool)、香叶醇(Geraniol)。

以二氧化碳超临界萃取的橙花精油的气味，其浓度是以水蒸馏法萃取的橙花精油的2倍，因为利用二氧化碳萃取法保留了更多气味强度高的化合物，而且相对于使用沸水的水蒸馏法来说，二氧化碳萃取的过程中对化合物（如乙酸芳樟酯）的破坏较少。

## 芳香疗法应用

生理用途：消化不良、神经系统症状、心悸、体液循环不畅、经前紧张症（PMT）、皮肤问题（缺水性肌肤、敏感性肌肤、疤痕、静脉曲张）。

橙花精油具催眠作用。对夜晚难以成眠的人是良好温和的抗失眠剂。此外，橙花精油对心理状况亦有所助益，对抚平惊吓或消解压力颇有功效。

橙花精油是孕妇可以使用的很安全的精油。一方面，它可以缓和孕妇的情绪，改善失眠状况；另一方面，它也能解决孕妇因怀孕而造成的皮肤问题，如可作为妊娠纹的保养油。

情绪用途：抑郁、惊吓、精神紧张、受虐倾向、忧伤、沮丧、压力。任何因女性内分泌失调而引起的情绪症状都可以用橙花精油来缓解。

居家护理：

皮肤保养：疤痕、扩张纹、静脉曲张、皮肤老化、皮肤敏感、调理肤色、缓解皱纹。

循环系统、肌肉和关节：心悸、血液循环不畅。

消化系统：慢性腹泻、

急腹痛、胃胀、胃痉挛、神经性消化不良。

神经系统：焦虑、抑郁、神经紧张、经前症状、惊吓以及压力引起的症状。

尚无毒性、刺激性、皮肤敏感性报告。

## 精油密码

橙花精油在芳香疗法界是和玫瑰、茉莉、檀香木齐名的精油，但是，它不像玫瑰精油那么张扬，因为玫瑰精油的香气，在很远的地方就能闻得到，就能够辨识出它是玫瑰；那么茉莉精油呢，就更不用说了，茉莉精油有非常霸道的能量和高辨识度的香气，再加上有很多很棒的生理功能，自然是有理由高调张扬的；至于檀香木精油，檀香木很厚实，气味很深沉，闻了檀香木精油马上就能够从呼吸道沉到海底轮，甚至能够让你感觉到双腿好像都有了檀香木精油的香气，所以，檀香木精油很老成，很有智慧，给人一种"韬光养晦"的感觉——你不太能知道它心里在想什么。相较于上述的明星伙伴，橙花精油的气味相对轻快欢乐，非常安静优雅，不张扬，却让人觉得美好。

### ·疗愈因内分泌失调而引起的情绪症状

在进行心理治疗时，我特别喜欢用橙花精油来帮助那些有抑郁倾向的女性。教芳香疗法课程的时候，我总是喜欢跟学生说，橙花精油对女性因内分泌失调而引起的情绪症状有助益。例如，一位青春期女孩讨厌自己脸上长的青春痘，但又暗恋班上的男生，所以总是郁郁寡欢；一位 30 多岁的妈妈，每次要来月经之前，总是莫名其妙地发脾气，先生孩子都受到她经前综合征的波及；一位妊娠末期的孕妇，开始觉得很焦虑，一方面不知道宝宝是不是很健康，一方面又怕生产时很痛；一位正值更年期前期或更年期的中年妇女，每一次和上大学的女儿说话都会以大吵一架收场……

这些处于不同生命阶段的女性，因体内荷尔蒙的分泌变化所产生的情绪困扰和症状，都可以用橙花精油来缓解，而且使用的方法很简单：每天早上，滴 1 滴单方的橙花精油在手掌心，搓揉之后，将双掌摊平，覆盖在脸上，用力地深呼吸几次，感受橙花精油的香气慢慢地弥漫全身；也许那个当下，你可能不会觉得有特别明显的变化，但明天你一定会觉得"咦！我怎么今天好像比昨天开心了一点点"，到了后天，你突然感觉到"嗯！今天我怎么这么开心呢？"或者是"我怎么觉得幸福的感觉又来了？！"是的，这就是橙花精油特别美好的地方，它会在不经意中，让头顶的乌云慢慢地、慢慢地散开。而这也是我这么喜欢橙花精油的原因，用既低调又安静的香气给予我们积极的情绪能量。

### ·安睡的能力

一项实验证实，橙花精油能帮助在巨大焦虑状况下的人获得比较好的睡眠。该实验选择在 3 家医院的加护病房里进行，而被选择的实验对象则是明天就要做血管成形术的病人，因为对于明天就要接受手术的病人来说，今晚肯定会因为焦虑而影响睡眠。

实验将病人分为两组，一组在做血管成形术之前用精油；另一组则是在做完了血管成形术后，用精油来帮助修复身心的创伤。实验选择将3种精油调和在一起成为复方纯精油，分别是12滴薰衣草精油+4滴罗马甘菊精油+1滴橙花精油。让一组病人在手术之前吸闻，另一组病人在手术之后吸闻，然后比较他们之间的焦虑症状和睡眠情况。结果第一组病人当中，有超过2/3的人表示闻了精油之后，心情确实比较平静而且睡得比较好了。

还有一个实验也是在医院里进行的，受试者是接受心脏手术的病人。实验将做完心脏手术之后的病人分成4组。第1组病人做完手术之后什么都不给他；第2组病人做完心脏手术之后，接受了心理治疗师的谈话治疗；第3组病人接受了20分钟的足部按摩，但足部按摩只用了没有添加任何精油的媒介油；第4组病人则是在媒介油里加入了2.5%的橙花精油，同样进行20分钟的足部按摩。

5天之后，实验者让这些病人填了一份量表，测量了他们的血压，记录了这5天的睡眠状况。结果发现，接受足底按摩的这两组病人的康复效果都比另外那两组好，但是加了橙花精油这组的效果，要比单纯只用媒介油来做脚部按摩的还要好得多。

这两个实验都证实了橙花精油在帮助因焦虑而引起的睡眠困难和其他生理症状上有很好的成效。

### ·小宝贝的安睡精油

橙花精油也是小宝宝可以很安全使用的精油。我在谈到橘精油时曾经说过，对于 0 ～ 6 岁的小宝宝来说，橘精油是一种特别安全的精油，但如果妈妈愿意的话，橙花精油（虽然它要贵得多）也能达到非常好的效果，尤其是帮助那种不太爱睡觉，或睡得特别浅、容易惊醒，以及睡得特别少的宝宝。妈妈可以在宝宝的洗澡水里滴 1 滴橙花精油，同时在洗澡的过程中一面唱歌，一面做一些抚触，宝宝那天晚上的睡眠就会比平常更稳一些、更深一些。

### ·干性皮肤的补水好物

橙花精油还有一个很棒的皮肤保养功能，是一种很好的皮肤补水精油。如果觉得自己的皮肤特别干燥，而且干燥的原因并不是因为缺油而造成的，而是水分的分泌不够、皮肤的滋润度不够。这时可以在不含活性成分的底霜里加上 1 滴橙花精油、1 滴玫瑰精油，就会是一个很棒的皮肤保湿乳霜，如果没有不含活性成分的乳霜，也可以滴在很适合皮肤的媒介油里，例如荷荷巴油、晚樱草油、亚麻仁油、马鲁拉油、红石榴籽油，会成为一种特别纯美奢华，既给予油的营养又给予水分营养的、天然的皮肤保养圣品。

### ·避开"苦"柳橙花

橙花精油虽然美好，购买的时候却需要留意，因为有疗效的橙花精油，或者是品质优良的橙花精油，必须来自苦柳橙树的白色花朵，甜柳橙精油虽然很棒，但是甜柳橙树所开的白色花朵萃取出来的甜橙花精油，却因为疗效不佳，并不拥有治疗的声誉。因此，有些精油品牌会在橙花精油的名称上写明是来自"苦柳橙树"（Neroli Bigarade），作为可供识别的成分。

### ·值得重视的橙花纯露

橙花精油有一个比较特殊的地方，就是它的精油里的活性天然化学成分有一些是溶于水的，这和其他精油不太一样，因为绝大多数的精油是不溶于水的。所以在萃取橙花精油的时候，它的水相产物——纯露就变得很有价值。橙花纯露（或称"橙花水"），因为含有较高的精油含量，所以往往会以不错的价钱卖给香水公司作为制作香水的原料，因此，它的纯露价格要比玫瑰纯露高出许多。

# 绿花白千层（耐奥利）

**英 文 名：** Niaouli

**拉丁文名：** *Melaleuca quinquenervia*

**家族科别：** 桃金娘科 *Myrtaceae*

## 精油外观

无色、淡黄至淡绿色液体。

## 香气

香甜、强烈的樟脑香。

## 协调油

安息香、柏树、薰衣草、柠檬、杉木、百里香。

## 种植地区

塔斯马尼亚（澳大利亚）、太平洋群岛。

## 萃取部位和萃取方法

以蒸馏法自绿花白千层树的叶片及嫩枝中取得精油。

## 主要的化学成分

桉油酚(Cineol)、桉油醇(Eucalyptol)、香油脑(Terpineol)、乙烯(Terpenes)、柠檬油精(Limonene)、松油精(Pinene)、烯茨(Camphene)。

## 芳香疗法应用

生理用途：气喘、支气管炎、鼻塞、感冒、咳嗽、瘢痕、发烧、发炎、流行性感冒、肌肉酸痛、风湿症、循环不畅、鼻窦炎、皮肤保养（粉刺、烧烫伤、伤疤、外伤）、喉咙痛、百日咳。

情绪用途：焦虑、孤独、

尖酸刻薄、冷嘲热讽、攻击性强。

居家护理：

皮肤保养：痤疮、水疱、灼伤、蚊虫叮咬、油性皮肤、青春痘、溃疡、伤口。

循环系统、肌肉和关节：肌肉酸痛、血液循环不畅、风湿痛。

呼吸系统：气喘、支气管炎、咳嗽、鼻窦炎、喉咙痛、哮喘、鼻窦狭窄症。

生殖泌尿系统：膀胱炎、尿道感染。

免疫系统：感冒、发烧、流感。

安全须知

由于是强烈的兴奋油，所以，睡前不要使用，或者必须和强力的安抚镇定精油调在一起。此外，最好是低浓度使用。

## 精油密码

### · "绿花白千层"和"白千层"

绿花白千层有一个堂兄弟叫"白千层"（cajeput），很多初学者不知道如何区分它们。首先，这两种植物来自相同的家族，属于同一个科目，但却是不同的品种。那么为什么我们在使用精油的时候要选择绿花白千层而不是白千层呢？原因是白千层精油所含有的天然化学成分中，酮的含量比较高，容易致敏，所以要尽量避免使用。

所谓"精油致敏"的含义：

1）是指容易让皮肤出现敏感反应或对皮肤有毒性，如果用了这样的精油，皮肤可能会变得很干燥、起红疹，或很痒。

2）是指容易让呼吸道出现敏感反应或对呼吸道有毒性，也就是用了这样的精油以后，会一直打喷嚏，或莫名其妙地咳嗽，或口干舌燥。

3）是指容易让神经系统出现敏感反应或对神经系统有毒性，也就是用了精油之后，会莫名其妙地头疼或头晕、烦躁不安，甚至影响睡眠。

相较于容易致敏的白千层精油，绿花白千层就安全得多，虽然它也是白千层的一个品种，但化学成分中沉香油透醇的含量比较高，所以比较安全，也比较温和。

绿花白千层精油其实还有一群非常知名的堂兄弟姐妹，它们都属于桃金娘科。在桃金娘科里，除了绿花白千层，还有茶树、桉树、桃金娘。我们知道无论是茶树还是桉树，都是抗菌的"大将军"。对于细菌、病毒，或者是霉菌、寄生虫，都有非常好的抑菌，甚至杀菌的功能。绿花白千层也和它们一样，属于"抗菌大将军族群"。那么在这么多的抗菌能力当中，绿花白千层精油的不同之处有哪些呢？

### ·很好的口腔护理油

无论是对牙龈还是牙齿的健康，绿花白千层精油都有很好的保养功能。尤其是针对牙龈出血、牙周病的状况。

使用的方法很简单，每天早晚刷牙时，在大约 150 毫升的漱口水里，滴入 3 滴绿花白千层精油，用牙刷柄搅匀后，把它当作刷牙时的漱口水，就能够很好地保护牙龈的健康和防治牙龈出血。绿花白千层精油对于不好的口气也有很好的改善作用，可以把绿花白千层精油和柠檬精油（或者欧薄荷精油）调和在一起，用上述方法及浓度调好，当作漱口水来用，不仅有保健口腔的作用，还可以有效地去除口气。

### ·烫伤后伤口的修护

绿花白千层对于烫伤之后的伤口愈合也有独特的疗效。如果发生烫伤并且已经做了专业的医疗处理，希望烫伤的伤口能够很快愈合，同时预防因感染而造成的二次伤害，就可以用绿花白千层来帮忙。使用的方法是：先将250毫升的自来水煮沸，煮沸之后自然冷却，然后在水里滴入5～6滴绿花白千层精油，充分混合后，用来清洗伤口。如果250毫升一次用不完，可以装在一个干净的瓶子里，随时使用。

### ·改善泌尿系统功能

绿花白千层精油对于预防和改善泌尿系统的效果也非常好。女性到了前更年期，或者进入更年期以后，因为雌激素分泌水平降低，很容易有泌尿系统方面的问题，例如：会阴部分的干燥、瘙痒。

使用的方法也很简单：准备一个干净的坐浴盆，倒入大概七分满的水，滴入6滴绿花白千层精油，在水中搅匀后坐浴15分钟。如果目的是缓解症状，可以每天一次；如果只是单纯预防和保养，那么一周2～3次就可以了。

请留意，每次15分钟，每次6滴（最多8滴）就够了，不需要坐浴太长时间或者滴入太多的精油。因为如果时间太长或用量太多，都可能使会阴部分的皮肤变得更干燥，反而弄巧成拙。

### ·更年期的情绪安抚

绿花白千层精油对于更年期的情绪狂躁有很好的帮助。由于绿花白千层精油也属于类雌激素精油，虽然它不如其他类似精油拥有显赫的名声，但是在帮助女性更年期的情绪方面，却有很好的效果。能够跟它配伍的精油有佛手柑、薰衣草、甜柳橙。使用的方法如下。

吸嗅：把绿花白千层、佛手柑、薰衣草、甜柳橙等比例混合，直接吸嗅。

喷雾：将上述 10 滴混合好的复方纯精油，加入 100 毫升的纯净水里，装在喷雾瓶中随身携带，一旦觉得想发脾气，或者感觉很不舒服的时候，就拿它来喷一喷胸前和颈部。加入清凉的欧薄荷精油，效果更佳。

总而言之，把绿花白千层精油和一些具有情绪安抚功能以及类雌激素的精油加在一起，可以对女性更年期的情绪安定起到很好的作用。

# 31 | 甜橙

**英 文 名**：Orange,Sweet
**拉丁文名**：*Citrus sinensis*
**家族科别**：芸香科 *Rutaceae*

## 精油外观与香气

以冷压法萃取的甜橙精油的外观颜色为深黄色到橘色、橄榄黄，甚至是棕色。散发出似柑橘属的特征气味，清新但有点苦涩，并带有馥郁持久的香甜尾调。

以蒸馏法萃取的甜橙精油为无色至淡黄色，具有清新香甜的气味，相较于冷压精油，此类精油带点臭味。以蒸馏法萃取的甜橙精油易腐败，还会产生一种腐臭的气味，因此在制作的过程中，一定要添加抗氧化剂。

## 协调油

肉桂叶、鼠尾草、薰衣草、没药、橙花。

## 种植地区

美国、巴西、中国、西印度群岛和西班牙。

## 萃取部位和萃取方法

以冷压法自甜柳橙几乎熟透的果皮取得精油。目前也有以蒸汽蒸馏法萃取的精油，但品质不如前者。

## 主要的化学成分

柠檬烯（Limonene）、月桂烯（Myrcene）、α-蒎烯（α-Pinene）、癸醛（Decanal）、

1,8-桉叶油素(1,8-Cineole)。冷压法柳橙精油的柠檬烯含量高达95％。

## 芳香疗法应用

生理用途：是非常好的养胃精油，几乎适合所有的胃部不适症状。肤色油腻晦暗、心悸、伤风感冒、胃痉挛、消化不良、失眠。

情绪用途：压力引起的症状、太在乎别人的看法、成瘾症、情绪化的暴力倾向、虐待倾向。

居家护理：

皮肤保养：适合油性晦暗皮肤、口腔溃疡。

循环系统、肌肉和关节：肥胖症、心悸、水肿。

呼吸系统：支气管炎、打喷嚏。

消化系统：便秘、消化不良、胃痉挛。

免疫系统：感冒、流感。

神经系统：精神紧张、压力引起的各种症状。

## 安全须知

甜柳橙的外皮及果汁皆富含维生素 A、B 族维生素、维生素 C 以及磷等营养成分。甜橙精油可作为沐浴油，但必须稀释后使用，否则会引起皮肤过敏。此外，虽然甜橙精油含有佛手内酯（Bergapten）或称"香柑油内酯"[这一成分属于内酯家族，是呋喃香豆素分支下的一个成员]，但含量较低，并不具刺激性。

甜橙，也就是甜的柳橙。我们在购买柳橙精油的时候，会发现有"甜柳橙"精油，也有"苦柳橙"精油。但是，所有的芳香疗法治疗师都一致认可——甜柳橙精油的功能要比苦柳橙精油好得多，而且气味也美妙得多。所以，在购买柳橙精油的时候，一定要留意是甜柳橙精油，也就是 orange 后面加一个 sweet。（老天爷还是很公平的！甜柳橙的果实精油比苦柳橙好，但苦柳橙的花朵精油比甜柳橙优！）

甜橙精油是柑橘属类的成员之一，这一类精油都是利用冷压法从植物的果皮当中萃取精油。我在讲述柠檬精油、佛手柑精油、葡萄柚精油、橘精油的时候，已经把柑橘属类精油的功能很仔细地罗列过了，所以甜橙精油在这些方面的功效，就不再赘述了。

不过，对一位刚刚开始学习芳香疗法的学生，或精油发烧友来说，在完善自己的精油盒子的时候，柑橘属类的精油最好备上3～4瓶，因为它们确实物超所值。柑橘属类精油果皮里的油腺细胞含量非常丰富，精油的价格也很实惠，甚至要比一些叶片类的精油价格还要便宜，不但不会因此而增加太多的预算，还会因为价格低，商人不值得花力气掺和，所以买到假冒伪劣产品的概率也非常低。

### ·抗抑郁

所有柑橘类精油对消化系统的功能、肠胃的吸收、胆汁的分泌，以及胰腺、肝脏的功能都有很好的作用，因此在此就不再多做说明。

但在这里要特别提出的是，甜橙精油对情绪，尤其是对抑郁情绪方面的帮助。有一个很知名的实验，实验对象是 200 位罹患中度到轻度抑郁症的病人，而且这些病人的病情都已经到了需要用药帮助的程度。由于实验者希望了解甜橙精油是不是对所有年龄层，以及不同性别的人，都具有抗抑郁的功能，因此刻意地让这 200 位病人的年龄跨度从 18 岁到 77 岁，其中有 100 位男士，100 位女士。

实验让这 200 位病人生活在充满甜橙精油的氛围里，连续 11 个星期，每天一到固定的时间，就进入释放了甜橙精油的房间里。结果发现，所有人的副交感神经都有 12% 的兴奋程度，也就是说，如果测试前，副交感神经的兴奋程度是 1，11 个星期之后增加到了 12。与此同时交感神经的兴奋度则减弱了 16%。

这个结果意味着什么呢？意味着交感神经减弱（或者说是被抑制）了，副交感神经兴奋了。这代表了什么意义呢？

从生理学的角度来看，交感神经是负责人类的应激反应。例如，我在大街上走着，突然迎面看到了一只很凶的狗向我冲过来，这个时候，交感神经就会兴奋地急剧往上冲，我的心跳就会加速，血液循环也会变得非常快，同时呼吸的速率也会加快，身体的这种情况就是应激反应，而这些都是由交感神经来主管的。至于副交感神经，则是负责维持人体正常的生理作用。例如，我看见了一只狗，这个时候心开始狂跳，但是我发现这只狗一转弯回家去了，这个时候，副交感神经就会做出判断：警报解除了，恢复正常的心跳、正常的呼吸吧，不用害怕了！这个过程由副交感神经来负责。也就是说副交感神经的作用是能够让心跳、呼吸和心情都平稳下来，最重要的一点是，让我重新开始有了一些快乐的念头，变得乐观积极。

关于甜橙精油的实验很多，我们再来看下面这几个。

这个实验的受试者是小学生，实验的情境是在不同的牙科诊所里。这些小学生有的因为开始换牙而要拔牙，有的则是因为有蛀牙需要修补，实验是在他们在牙科诊所等待治疗时进行的。参与的小朋友一共有 120 位，拔牙之前都闻了甜橙精油，之后测试他们的心搏、瞳孔等，看看他们的情绪是否变得比较安定。实验人员的观察报告指出，孩子们咬指甲、抠指甲，或者扭动不安的情况有 80% 以上明显降低。

另外一个实验的受试者是 39 位接受了终止孕程手术的妇女。她们在接受手术后，都明显表现出情绪的失落，或者情绪暴躁。她们很痛苦，她们的痛苦既源于生理上的疼痛不适，也源于情绪的疼痛，总而言之，这 39 位女士是非常不快乐的。实验者让她们单纯地吸闻甜橙精油，之后发现有高达 71% 的受试者觉得情绪有明显改善，只有 29% 的妇女表示没有什么效果。

### ·甜橙精油 + 柠檬精油 = 平衡油

很多资深芳香疗法治疗师在临床经验中发现，甜橙精油和柠檬精油就像是一对双胞胎，如果把它俩等比加在一起，就成为一种神奇的复方纯精油。方法是：准备一个 20 毫升的空瓶子，里面加入 10 毫升甜橙精油，再加上 10 毫升柠檬精油，混合均匀，静置 24 小时之后，这瓶精油就会变成一瓶超级无敌的平衡油。

什么是平衡油呢？很多治疗师都有这样的经验——根据理论基础设计了一个配方，但是根据配方所调出来的油，味道不太好闻，甚至闻起来还可能让人有点小恶心，可是又不能把已经调好的油丢掉，这时候就可以用这个平衡油来平衡和美化这个不好闻的气味。

除此之外，平衡油还能够帮助配方中每个精油更好地发挥功能。为什么是柠檬和甜橙搭配呢？这是特别有意思的地方。柠檬精油所代表的能量、气味，以及所含有的天然化学成分都是一种阳刚的能量，是非常男性化的；而甜橙精油所代表的能量则是非常阴柔、非常女性的。这两种精油都寓意着太阳的能量，因为都是在灿烂的阳光底下长大的，都代表了情绪的欢愉。

我们都知道有两款特别昂贵的油，玫瑰和茉莉。如果把极阴的玫瑰和极阳的茉莉调在一起，它们会"像王者一样天下无敌"。而柠檬加上甜橙，也是阴阳调和，只是没有玫瑰和茉莉那么昂贵，而且属性也不一样。玫瑰和茉莉是"花中的王后"和"花中的国王"，而甜橙和柠檬则是拥有太阳能量、果实能量，意味着你能够吃进肚子，觉得自己是丰满的，生命是充满了喜悦和饱足的。

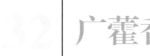

# 32 广藿香

**英文名**：Patchouli

**拉丁文名**：*Pogostemon cablin*

**家族科别**：唇形科 *Labiatae（Abiatate）*

**精油外观**

深橙色或琥珀色的黏稠液体。

**香气**

浓郁、香甜、辛辣，略带土质的木香味。持久性强，能在闻香纸上保留数月之久。

**协调油**

白芷根、佛手柑、杉木、快乐鼠尾草、乳香、天竺葵、薰衣草、没药、橙花、玫瑰、檀香木、缬草。

**种植地区**

苏门答腊、印度尼西亚的爪哇、印度、塞舌尔、巴西。

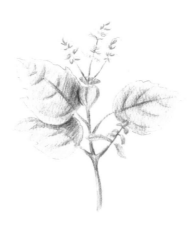

**萃取部位和萃取方法**

以蒸汽蒸馏法自广藿香干燥的叶片和嫩芽中取得精油。

**主要的化学成分**

广藿香醇(Patchouli alcohol)、石竹烯(Caryophyllene)、

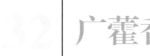

249

α-愈创木烯(α-Guaiene)、塞切烯(Seychellene)。

生理用途：粉刺、香港脚、头皮屑、皮肤炎、湿疹、护发（油性发质）、脓疱病（一种接触传染性的皮肤病）、驱虫剂、毛孔粗大、外伤、皱纹。

广藿香精油对皮肤护理非常有效，因为能促进皮肤新陈代谢，对粗糙干裂的肌肤是最佳的调理油。广藿香也是少数能愈陈愈香的精油之一。适合作为镇静油，治疗压力引起的抑郁和消化不良。

情绪用途：抑郁、焦虑、神经衰弱、压力、情绪起伏、冷漠、心因性不孕、神经紧张、优柔寡断。

居家护理：

皮肤保养：痤疮、脚气、富贵手、皲裂、头皮屑、皮肤炎、湿疹、霉菌感染、头发保养、油性皮肤、毛孔粗大、积液、伤口、皱纹（广藿香是非常好的皮肤保养用油）。

神经系统：心因性不孕、神经衰弱，以及压力引起的症状。

非常安全，没有毒性、刺激性、皮肤敏感性报告。

## 精油密码

### ·关于广藿香精油的香气

广藿香精油似乎并不是芳香疗法初学者或消费者会喜欢的精油。因为打开广藿香精油的一刹那，你原本满怀着期望，想象着能够闻到一个特别美好的香气，却不料闻到的气味中有一些泥土的味道，并不是特别的好闻，会有点失望。没错，很多人确实不太喜欢广藿香精油带着一点点土腥味的气味，但是，我却要替广藿香精油正正名，因为在香水界中，广藿香可是一个被广泛应用的精油。在全世界范围内，有高达98%左右的广藿香精油是供应给各大奢侈品牌制作香水用的，或者是一些比较受大众喜欢的独立香水品牌。每年的萃取量留在芳香疗法行业中的可能不会超过2%或3%。有人会疑惑，这么难闻的味道怎么会用在香水工业中呢？

原因是，广藿香精油是非常好的香水基调。不管是木香调的香水还是很有名的柑苔调香水，又或者是森林香调，香水师都喜欢加上一点广藿香精油，因为它代表了大地母亲的泥土芬芳。另一方面，广藿香精油也能让香水的香气持续更久，也就是能起到很好的定香的作用。另外，它也能让这些欢快或跳跃的芳香分子安静下来。

### · 天长地久的保质期

广藿香精油，堪称"精油界的女儿红"。建议当妈妈刚生下宝宝时，不管是儿子还是女儿，可以买一瓶广藿香精油，封存留着，直到20多年30年后，当女儿要嫁人了，或者儿子要娶媳妇了，就可以把这瓶广藿香精油拿出来送给女儿或儿媳妇。这时候把封存已久的广藿香精油开封，就会发现它的气味变得特别香甜，特别美好，原来的那种泥土腥气已经完全没有了。所以广藿香精油是那种越陈越香，年代越久远，精油的个性越好的精油。

有人可能会担心，20多年后广藿香精油不是就坏掉了吗？其实不然，一般精油的保存期限都很长的。除了柑橘属精油会因保存不当容易变质之外（如果保存得当，即便柑橘属类的精油也可以2～5年不变质），其他像广藿香、乳香、没药、檀香木、安息香、玫瑰、茉莉等精油，只要保存得当，即便20年、30年后，气味还是特别怡人，甚至里面所含有的天然化学成分的能力反而比它们年轻时更好、更成熟，而这也正是精油特别美好的地方。

### · 广藿香精油的萃取工艺

广藿香精油是利用蒸汽蒸馏法，从广藿香植物巨大的叶片里所萃取出来的。虽然它是叶片类的精油，而且产油量也很丰富，但是价格却会稍贵一些。原因就在于萃取高品质的广藿香精油的两种方法。

第一种方法，把摘取下来的广藿香叶片，在半干的状态下经过一个轻微发酵的过程，利用这个过程，把广藿香叶片里的细胞膜打散，也就是把含有油腺细胞、储存油腺细胞的细胞膜打散。打散之后，丰富的油脂性精油才会被蒸馏出来，所以，这就比一般的精油萃取多加了一道工序。

第二种方法，可以得到品质更好的精油，但是工序更复杂麻烦。首先是等待广藿香的叶片自然掉落到地上，也就是落叶，将落叶收集起来之后，用慢火连续蒸馏10个小时，这10个小时的蒸馏能把油腺细胞的坚硬细胞壁打散，打散之后，精油就可以被萃取出来。用这种方法萃取出来的广藿香精油，价格也会比较贵，当然品质也会更好。

专业的芳香疗法治疗师一定喜欢使用第二种方式萃取的广藿香精油，但是这种高品质的精油在市场上并不是很多。如果你买的广藿香精油土腥味特别强，那么说明它的品质并不是太好，有可能在萃取的过程中没有经过发酵，或者也没有经过 10 个小时的长时间蒸馏。广藿香精油虽然本身有一点点泥土的味道，但是整体的气味还是宜人的。

### ·大地母亲般的温暖拥抱

我喜欢把广藿香精油比喻为一位温柔、慈爱的完美的母亲。是的，广藿香精油就代表了大地母亲。试想，在什么样的情况之下，需要大地母亲呢？

远离家乡，漂泊到一个人生地不熟的地方，例如，从老家到大城市里上学，学成后留在大都市里工作，离自己的家乡很远，没有办法天天看见母亲和自小熟悉的环境，很多时候，感觉自己仿佛飘浮在空气中，双脚不落地。这种不安全感、这种思乡的情绪、这种孤独的心情，就需要用广藿香精油大地母亲般的能量，给予自己一个温暖的拥抱。

还有一种情况，就是一个人原本的舒适圈是非常明确的，而在人格特质方面也需要有一个稳定的、熟悉的安全区，我们在这个舒适圈里觉得很自在，这个舒适圈可能不仅仅是住了多年的家，也可能包含了长久以来所交往的朋友。如果这个舒适圈有一天被打破了，例如，多年跟我们在一起的人可能离开了，或者不相往来了；也可能是原本人际关系非常单纯的小公司被并购了，新的办公环境里，办公室政治变得越来越激烈、复杂。原来那个舒适圈的界限被硬生生打破了。这时，我们就会产生一种失去了根基，失去了土壤的不安全感。

所以，无论是失去了根，还是失去了土壤，或者是失去了界限，都可以求助于拥有大地母亲能量的广藿香精油。可以和它配伍的精油有：亚特拉斯杉木，杉木精油是木质类的精油，拥有一棵大树的能量，脚踏实地；白芷根，白芷根精油是根茎类的精油，能够让我们落地，安安定定地踏在泥土上；檀香木，檀香木精油能够让广藿香精油"甜和温暖"的调性发挥到更美好的极致。

将这 4 种精油以 1：1：1：1 的比例调和在一起，成为一瓶复方的纯精油，可以把它用来当作改善空间氛围的喷雾。滴在扩香器里，或者只是单纯地滴在自己的衣领上面，或滴在手掌心吸闻。

### ·力比多性能力

广藿香精油对于性冷感也有很好的功效，人们体内有一种物质叫力比多（libido），也就是性力。这里的性不是指生殖意义上的性，而是泛指一切身体器官的快感。精神分析学认为，力比多是一种本能，是一种力量，是人的心理现象发生的驱动力，能够让人对异性或者是性，产生向往和动机，并享受性。但是有一些人的力比多可能受到生理或者情绪的影响，造成了感官和感知能力的下降，所谓的感官就是嗅觉、视觉、听觉、触觉、味觉，这些能力鲁钝后，就变得不仅仅不享受性，而且缺乏了要去做这件事情的动力。

广藿香精油在这个方面有很知名的能力，能帮助恢复对性的渴望和对性的享受程度，当然也包含恢复动机。功能类似的精油还有最著名的茉莉、黑胡椒。所以可以把广藿香、茉莉、黑胡椒调和在一起，来改善这方面的问题。

最好的使用方法，是在卧室里扩香，调油的比例是：2 滴广藿香精油，2 滴黑胡椒精油，1 滴茉莉精油，调配在 10 毫升的媒介油里，或者是只单纯地把这些纯精油调和在一起使用。

### · 保养皮肤

广藿香精油可以说是帮助老化皮肤的最佳用油，因为它对皮肤细胞的再生能力有非常好的效果。当脸上已经出现老化的迹象，例如：开始出现越来越多的细纹，脸上的斑有一点点遏制不住增长的趋势，皮肤的色泽开始变得有一点晦暗，皮肤不再像年轻时有光泽……诸如此类的情况，广藿香精油都可以成为一个很好的肌肤保养油。

最好的搭配有——

◇ 乳香精油，乳香也是一个对于老化皮肤非常好的精油；

◇ 玫瑰绝对油，毫无疑问的，玫瑰精油能够帮助皮肤表面的毛细血管循环，增加氧气的供应，让皮肤产生自然的红晕；

◇ 檀香木精油，檀香木也是一个知名的针对老化皮肤的保养油，同样地，它也能够帮助人体产生力比多，所以和广藿香搭配在一起，能够起到既改善性冷淡，又增加皮肤弹性的作用。

方法是：在 20 毫升的媒介油里，加入广藿香精油 2 滴，乳香精油 2 滴，玫瑰绝对油 2 滴，檀香木精油 2 滴。调配成一瓶特别好的、针对老化皮肤的精华素。媒介油建议使用荷荷巴油、马鲁拉油，或红石榴籽油。红石榴籽油能够很好地保持皮肤细胞的活力，只是它有一个小小的缺点，就是比较浓稠，所以可以在荷荷巴油或马鲁拉油里，只添加 10% ～ 20% 的红石榴籽油，来补充它的营养成分。

# 33 欧薄荷
## （胡椒薄荷、椒薄荷）

**英　文　名**：Peppermint

**拉丁文名**：*Mentha piperita*

**家族科别**：唇形科 *Labiatae*（*Abiatate*）

**精油外观**

淡柠檬色至淡橄榄绿色。

**香气**

清新、强烈的薄荷香。

**协调油**

安息香、桉树、薰衣草、柠檬、马乔莲、迷迭香、绿薄荷。

**种植地区**

美国、中国、印度、南美洲、意大利、日本。

**萃取部位和萃取方法**

以蒸汽蒸馏法自芳香四溢、带花朵的嫩枝中取得精油。

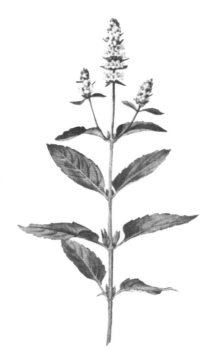

薄荷醇(Menthol)、薄荷酮(Menthone)、1,8-桉叶油素(1,8-Cineole)、异薄荷酮(Isomenthone)、柠檬烯(Limonene)。

## 芳香疗法应用

生理用途：粉刺、气喘、支气管炎、鼻塞、感冒、抽筋、皮肤炎、消化不良、胃胀气、头痛、伤风、口臭、肾虚、肌肉疼痛、身体疲惫、偏头痛、反胃恶心、心悸、痛经、鼻窦炎、牙痛、眩晕。

欧薄荷精油的成分具有局部麻醉的效果，而其薄荷脑成分，亦使欧薄荷成为良好的外伤及头痛止痛外敷剂。此外，欧薄荷精油作为医药亦有许多用途，包括松弛消化系统，缓解痉挛性咳嗽、偏头痛、头昏眼花、紧张引起之症状及皮肤干裂等症状。

情绪用途：惊吓、工作量超过负荷、呆滞、精神疲倦、无精打采。

居家护理：

皮肤保养：痤疮、皮肤炎、金钱癣、牙痛。

循环系统、肌肉和关节：肌肉痛、心悸。

呼吸系统：气喘、支气管炎、鼻窦炎、痉挛性咳嗽、口臭。

消化系统：结肠炎、胃痉挛、胀气、恶心、消化不良。

免疫系统：感冒、流感、发烧。

神经系统：神经痛、晕厥、头痛、心理疲乏、偏头痛、精神紧张、晕眩。

## 安全须知

欧薄荷精油因为含有极高的薄荷脑成分，尽可能低剂量使用，因剂量太多会导致脆弱皮肤的不适，也有可能造成失眠。

欧薄荷精油在情绪或心灵方面，并不像有些精油那么功效神奇，但这并不表示欧薄荷精油不重要或它的功效弱。

### ·止痛

欧薄荷精油有很好的止痛效果。这里的疼痛尤其指的是头痛，偏头痛，以及神经性头疼。头疼虽然不是大病，但是确实很干扰正常的生活，让人不胜其扰。

有一个双盲实验，请来了 32 位有慢性头痛的病人参与实验。双盲实验的意思是，给予实验用品的人和接受实验用品的人都不知道给了什么以及用了什么。

实验中准备了以下 4 个配方。

配方 1：在一个瓶子里装 10 克欧薄荷精油和 5 克的桉树精油。

配方 2：在一个瓶子里装 10 克欧薄荷精油，以及非常微量的桉树精油。

配方 3：在一个瓶子里装非常微量的欧薄荷精油，以及 5 克桉树精油。

配方 4：在一个瓶子里装非常微量的欧薄荷精油和桉树精油。

实验人员将这 4 个配方交给了 32 位有慢性头疼的病人，告诉他们，当头疼发作的时候，一天使用一种配方，而且使用的时候都是在实验室里，让实验人员能够进行观察。结果发现，病人抹了第 2 个配方之后，达到的效果是最好的。效果其次的是那个有

10 克欧薄荷精油和 5 克桉树精油的配方。所以前两名，都是含有 10 克的欧薄荷精油。

实验人员要求病人涂抹的方法是，头疼的时候抹在额头和太阳穴，然后等待 15 分钟，15 分钟以后观察受试者的生理反应以及情绪反应。32 位受试者都反馈第 2 个配方效果最好，不仅头疼的症状减缓了，最重要的一点是，感觉好久都没有这么轻松过了。所以欧薄荷精油在这一次的实验当中大获全胜，在止痛方面的能力得到了非常重要的肯定。

### · 皮肤痒症

有些人，皮肤会莫名地发痒。排除糖尿病和其他的生理原因的皮肤瘙痒，多半和情绪问题有很大的关系。

有一个针对这个问题的实验，请了 50 位不堪皮肤瘙痒困扰的志愿受试者，分为两组，一组 25 人。

第一组接受的是在凡士林（一种能够让皮肤表面非常油润的矿物油）里加入 5% 的欧薄荷精油。第二组接受的是单纯的凡士林，里面什么都没有添加。使用了几天之后，第一组，也就是加了 5% 欧薄荷精油的这一组，都反馈说觉得皮肤舒服多了，不痒了，而且有的人还会觉得使用后有点凉凉的、很轻松的感觉。只用了凡士林的那一组受试者，在刚抹上去的时候觉得皮肤没那么痒了，但几分钟之后反而觉得更痒，因为皮肤表面油乎乎的不舒服。

### · 杀菌

和白百里香精油、茶树精油、桉树精油相同，欧薄荷精油有非常好的杀菌效果，能对抗病毒、寄生虫、霉菌。把欧薄荷精油扩散在空气当中，对空气中存在的病原体会有非常好的抑制和灭菌的功效。

可以在欧薄荷精油里加上白百里香精油、茶树精油或桉树精油，放在扩香器里，或调在纯净水里做成喷雾。在雾霾天或者流行性感冒的季节里，用这种喷雾在居室内喷洒，可以消灭从外面带进来的细菌。

· **止呕**

欧薄荷精油能够止呕，能够抑制住想吐的感觉，例如晕车、晕船、晕机。可以随身携带一瓶欧薄荷精油，在有需要的时候把瓶子打开，闻一闻，或抹一点在鼻子下方的人中上，就能够止住想吐的感觉，也能够缓解这种晕眩和不舒服的感觉。除此之外，对孕妇怀孕初期的晨呕、吃不下饭的情况，也有很好的帮助。在孕妇睡觉的这一侧床边地上放一个脚垫，每天早上在脚垫上滴 1 滴欧薄荷精油。不要接触孕妇的皮肤，只滴在脚垫上面，它就能够抑制起床时的晨呕，或者是不舒服的感觉，同时还能促进食欲。由于欧薄荷精油也是一个利胆的精油，能够帮助胆汁的分泌，所以不仅仅能帮助消化也能促进食欲。孕妇的状态好了，舒服了，对于宝宝的健康和发育肯定是有帮助的。

# 橙叶（苦橙叶）

**英 文 名：** Petitgrain

**拉丁文名：** *Citrus aurantium var.amara*

**家族科别：** 云香科 *Rutaceae*

## 精油外观

淡黄色或琥珀色液体。

## 香气

带有令人愉悦的清新花香、橙花的特征香甜味并带点木香青草的尾调，以及非常微弱的香甜花香干涩气味。

## 协调油

安息香、快乐鼠尾草、天竺葵、茉莉、薰衣草、苦橙、柳橙、掌形玫瑰、迷迭香、乳香。

## 种植地区

法国、巴拉圭及其他南美洲国家、美国。

## 萃取部位和萃取方法

以蒸汽蒸馏法自苦柳橙树的叶片和嫩枝中萃取精油。

## 主要的化学成分

月桂烯(Myrcene)、乙酸芳樟酯(Linalyl acetate)、芳樟醇(Linalool)、α-松油醇(α-Terpineol)、乙酸橙花酯(Neryl acetate)、香叶醇(Geraniol)。

## 芳香疗法应用

生理用途：粉刺、消化不良、流汗过多、胃胀气、心悸。橙叶油对于养护及强化神经系统具有非常好的功能。同时对

精油全书（珍藏版）30年芳疗经验集成

油性皮肤具有收敛、滋养及平衡油脂分泌的良好疗效。此外，因为橙叶具有除臭的作用，故能有效抑制汗臭，并且因为香味宜人，常用于制作沐浴油、按摩油、香水、香皂、化妆品，以及古龙水。

情绪用途：孤独寂寞、不快乐、悲观主义、因季节变换引起的情绪波动、失眠、压力太大、紧张焦虑、混乱、失望、内向。

居家护理：

皮肤保养：痤疮、青春痘、流汗过多、皮肤油腻、头发保养。

消化系统：消化不良、胀气。

神经系统：心悸、失眠、精神紧张，以及压力引起的症状。

## 安全须知

和其他柑橘属精油一样非常安全，没有毒性反应报告。

## 精油密码

品质优良的橙叶精油和橙花精油都来自同一种树，也就是苦柳橙树，而非甜柳橙树。而在所有的种植地区当中，专业芳香疗法界一致认为，法国萃取的橙叶精油拥有最高的品质和疗效，原因是，法国种植商在萃取橙叶精油的时候，会非常小心地把苦橙叶上连着的嫩枝，以及还没有成熟的细小果粒拣出来丢掉，只留下苦橙的叶片进行蒸馏，而其他种植地区的精油萃取工人可能就不会那么仔细和愿意费工夫，因此所萃取出来的精油的天然化学成分就不会那么理想。

此外，萃取橙叶精油时，速度要快，因为拖得时间越长和蒸汽越干燥，就越容易伤害里面含有的宝贵的乙酸芳樟酯，而它正是橙叶精油里含量最多（46% ~ 55%），也最有理疗价值的成分。

橙叶精油和橙花精油一样，有帮助神经系统放松、康复、净化，以及振奋精神的功能。但不同的是，橙花精油能帮助的层面是更深层次的心灵疗愈；而橙叶精油帮助的层面则是意识的和心智的疗愈。由于它的香气和橙花精油有些近似，因此在调油中和橙花精油搭配在一起，一方面可以加强和延伸橙花精油纤细的香气，另一方面则能完整橙花精油在心理情绪方面的疗愈能力。

**针松**（松木）

英 文 名：Pine

拉丁文名：*Pinus sylvestris*

家族科别：**松科** *Pinaceae*

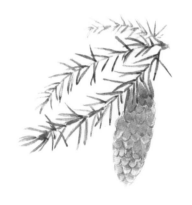

**精油外观**

1）无色至淡黄色液体。

2）无色液体。

**香气**

1）强烈的烯类香味。

2）清新、温暖的香膏香味。

**协调油**

丝柏、桉树、杜松、柠檬、马乔莲、绿花白千层、迷迭香、茶树。

**种植地区**

美国、俄罗斯、芬兰。

**萃取部位和萃取方法**

1）以干式蒸馏法自松树的针叶、嫩枝以及球果中萃取。以蒸汽蒸馏法自松木之木材及木屑中亦能萃取出精油，但较针叶精油的品质差。

2）以蒸汽蒸馏法自松树的树脂中萃取，称"松香"。

**主要的化学成分**

含有50%～90%的烯类，包含乙烯（Terpene）、米西烯

（Myrcene）、α-及β-松油精（alpha&beta Pinenes）、烯茨（Camphene）、柠檬油精（Limonene）、杜松子香油胫（Cadinene）、醋酸茨酯（Bornyl Acetate）、氧化物（Oxygen）。

## 芳香疗法应用

生理用途：关节炎、气喘、支气管炎、鼻塞、感冒、咳嗽、膀胱炎、流汗过多、身体疲倦、痛风、肾虚、传染病（一般性）、流行性感冒、肌肉酸痛、循环不畅、前列腺炎、疥癣。

针松精油甚少作按摩油使用，但以蒸气吸入，对呼吸道感染是极佳的祛痰剂。同时，它对肺部的感染也有强力的消毒功效。针松精油也能用来清洗足部感染及治疗痛风。许多针松精油被制作成涂敷用的药品或沐浴油。

同位疗法相当推崇针松精油，尤其是用来治疗风湿病、坐骨神经痛、支气管炎、咳嗽、肺炎及肾炎的外用药剂。

情绪用途：自我批判、自觉命运悲惨、过度负责、负罪感。

居家护理：

皮肤保养：痤疮、青春痘、流汗过多、皮肤油腻、头发保养。

消化系统：消化不良、胀气。

神经系统：心悸、失眠、精神紧张，以及压力引起的症状。

## 安全须知

因针松精油对肾炎较具刺激性，因此，正罹患肾炎的病人必须在医生的指导下使用。除此之外，如果低剂量使用，针松精油是非常安全，没有毒性、刺激性、皮肤敏感性的报告。

### ·安全的品种

市售的很多品牌都有松木精油，而这种高达 5 种之多的松木精油（pine oil），却只有一个品种的松木或称"针松"，是专业的芳香疗法治疗师认为最安全也最有效的。

对专业的芳香疗法治疗师来说，精油的效果固然重要，但是安全性更重要。因为在使用精油的过程中，如果安全系数不高，使用后会引致一些所谓的毒性反应，例如皮肤瘙痒、干燥、起红疹；或者对黏膜系统的损害，例如口干舌燥、想咳嗽、喉咙痒痒；也有可能造成神经的毒性反应，例如头疼、头晕、影响睡眠。因此安全性更重要。

在松木的 5 个品种当中，只有苏格兰的松木精油是大家公认最安全的。它的拉丁文名字是 *Pinus sylvestris*，*Pinus* 是所有的松木的拉丁文名的前缀，后面要看见有"*sylvestris*"的字样，这个拉丁文名才是苏格兰松木。

### ·萃取方式

苏格兰松木精油的萃取方式是以干式蒸馏法，从针叶、嫩枝、球果中萃取。有些精油书籍会将松木翻译为"针松"，就是因为它来自针叶。除了苏格兰品种的松木，有些品种的松木精油是来自植物的木心，就是把木心取出来磨成粉末，然后再经过蒸馏。但是这种方式获得的精油，其安全性堪忧。

### ·空气净化

苏格兰松木的空气净化能力，不仅能祛除不好闻的味道，还能够进一步地把空气当中的细菌等有害物质清除掉，所以它也能够很好地保护呼吸道。所有木香类的精油对于呼吸道、肺部的养护都很好，例如亚特拉斯杉木、东印度檀香木或澳大利亚檀香木，当然也包括了苏格兰松木。木香类精油由于能够清洁和净化呼吸道，所以很适合在医院的病房或者是雾霾天使用。

### ·腺体的平衡

苏格兰松木是特别棒的内分泌腺体的平衡剂，尤其是能够平衡垂体的分泌、甲状腺的分泌、肾上腺的分泌以及卵巢的分泌。所谓的调节或者是平衡，指的是如果这几个腺体的动能太低，分泌得不够，可以用苏格兰松木精油刺激兴奋这些腺体的分泌功能；但如果分泌功能太过亢奋，又可以用苏格兰松木精油让这种亢奋降低。不过，这里需要再次强调，芳香疗法治疗师的护理工作是"治未病"，并不是"治已病"。如果是需要寻求专科医生的帮助的情况，自然疗法还是要退后一步，由专科医生诊治后，芳香疗法和精油再出现在愈后或者复健中。

### ·滋补剂

苏格兰松木能滋补肺脏、肾脏还有神经系统。例如某人生了一场重病，在医院里待了一段时间，出院回家疗养后身体很虚弱，无论是肺部、肾，还是神经系统，都需要滋补和营养。除了很好地休息和恰当地补充营养之外，还可以利用精油来调养。

例如肾上腺疾病的调养。如果病人在医院的治疗结束了，回家休养期间可以用媒介油调一点松木精油，由于病后身体虚弱，所以比例要稍微低一点，避免过于刺激。可以在 10 毫升的媒介油里加入 2 ~ 3 滴苏格兰松木精油，抹在肾脏也就是后腰的部位，就能够很好地保护和滋补肾上腺。也可以抹在足底的肾上腺反射部位。如果不知道反射区在哪里，也可以在足底的凹陷部位轻轻地抹上这个滋补油，也会有很好的效果。

· **强健体魄**

从中医的角度来看，苏格兰松木精油是一个能够强健体魄的精油。所谓的"魂"其实是我们的情志、心智，是一种意志的力量。"魄"就是我们实打实的体魄。如果没有一个强健的体魄，那么就不能够去支持特别活跃的"魂"，也就是特别活跃的心智和意志。

· **呵护衰弱的神经**

对于神经衰弱的帮助，苏格兰松木和迷迭香、白百里香是齐名的。因为太操劳、太疲倦，身体已经吃不消了，这是身体的衰弱；神经衰弱则会表现在忧虑太多、繁杂的事情太多、用脑过度造成的疲倦不堪。

可以把苏格兰松木精油、迷迭香精油、白百里香精油，这 3 种精油以等比比例调和在一起，成为一瓶新的复方纯精油。使用的方法很简单：滴 1 滴在手帕或棉片上直接吸嗅，或滴在衣领上来强健精神，或在办公室里使用扩香器熏香；孩子在念书的时候，也可以用在书房来帮助注意力集中。

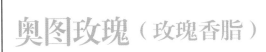

# 奥图玫瑰（玫瑰香脂）

**英 文 名：**Rose Otto,Damask

**拉丁文名：***Rosa damascena*

**家族科别：**蔷薇科 *Rosaceae*

**精油外观：**淡黄色液体。

**香　　气：**浓郁的花香。

**协调油：**大部分的精油皆可与之协调，特别是佛手柑、快乐鼠尾草、茉莉、天竺葵、香蜂草、广藿香、檀香木。

**种植地区：**保加利亚、土耳其。

# 玫瑰精油（玫瑰绝对油）

**英 文 名：**Rose Absolute

**拉丁文名：***Rosa centifolia*

**家族科别：**蔷薇科 *Rosaceae*

**精油外观：**暗橙棕色的浓稠液体。

**香　　气：**浓郁的花香。

**协 调 油：**同奥图玫瑰。

**种植地区：**摩洛哥、保加利亚、土耳其、法国、意大利、印度、中国、俄罗斯。

## 主要的化学成分

含有超过300种的成分，其中重要的有：香草醇(Citronellol)、香叶醇(Geraniol)、橙花醇(Nerol)、环状烯(Farnesene)、硬脂脑(Stearopten)、沉香油透醇(Linalool)、柠檬油醛(Citral)、香草醛(Citronellal)。

## 芳香疗法应用

生理用途：气喘、表皮毛细血管扩张、皮肤干涩、湿疹、头痛、花粉过敏症、疱疹、便秘、更年期问题、经血量过多、月经不顺、肾虚、心悸、循环不畅、皱纹及肌肤老化、子宫疾病。

情绪用途：抑郁、悲伤、经前紧张症、缺乏女性特质、压力、惊吓、失眠、精神紧张、阳痿、性冷淡。

居家护理：

皮肤保养：毛细血管扩张、干性皮肤、湿疹、疱疹、老化、敏感、皱纹。

循环系统、肌肉和关节：心悸、血液循环不畅。

呼吸系统：气喘、咳嗽、过敏性鼻炎。

消化系统：肝毒、恶心、胆囊炎。

生殖泌尿系统：经期不顺、经血量不足、经痛、子宫问题。

神经系统：抑郁、阳痿、失眠、头痛、神经紧张以及压力引起的症状。

## 安全须知

怀孕前3个月的孕妇禁用；除此之外，玫瑰非常安全，没有毒性、刺激性、皮肤敏感性的报告。

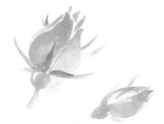

在全世界的范围之内，所有的芳香疗法治疗师都知道，女生都喜欢玫瑰精油！

目前全世界有 3200 多个玫瑰品种，而其中以 *Rosa* 这个拉丁文名字前缀的玫瑰品种，就有 150 多种，可见玫瑰是一个多么庞大的植物体系。

芳香疗法学生学习到玫瑰精油的时候，常常会把这两个名字搞混：玫瑰精油或称"玫瑰绝对油"（Rose Absolute）、奥图玫瑰或称"玫瑰香脂"（Rose Otto）。

### · 奥图玫瑰（Rose Otto/*Rosa damascena*）

我们先来看看奥图玫瑰。精油被称为"奥图玫瑰"需要两个充分必要条件：第一，品种的要求。它必须是大马士革玫瑰品种，拉丁文名必须是 *Rosa damascena*。第二，种植地的要求。你不能把大马士革的玫瑰品种拿到美国去种，然后就宣称它是奥图玫瑰。奥图玫瑰除了必须是大马士革玫瑰品种之外，对种植区和萃取地也有严格要求——必须是在保加利亚或土耳其。只有保加利亚和土耳其的玫瑰精油，才能称为"奥图玫瑰"。

奥图玫瑰之所以会如此昂贵，之所以在品质上会以贵族的身份来区别于玫瑰绝对油，除了系出名门和绝佳的生长环境之外，还有它的萃取方式。奥图玫瑰的萃取方式为"回流蒸馏"，也就是再回来蒸馏一次。工序是：先蒸馏第一遍，把第一遍蒸馏所得的 1/3

的精油先放在一边；剩下的 2/3 的精油再进行第二遍蒸馏，也就是回流蒸馏；回流蒸馏之后，把这第二次产出的精油和第一次留下来的 1/3 的精油混合在一起，就形成了特别美好的奥图玫瑰精油。

大马士革玫瑰经过回流蒸馏的产油率是，用 4000 千克的大马士革玫瑰花瓣，只能够萃取出 1 千克的奥图玫瑰精油。试想，花瓣如此之轻，4000 千克的花瓣得是多少花呀！所以，奥图玫瑰又被称为"液体黄金"，真是名副其实，一点都不为过。

### ·奥图玫瑰严格的采摘时间和工艺

不管是大马士革奥图玫瑰还是玫瑰绝对油，都要求必须在早上的 5 点至上午 10 点之间尽快把花摘下来。因为从早上 5 点起，玫瑰花就开始盛开，当它刚盛开的时候，花瓣里的精油含量是最丰富的。另外，采摘下来的花瓣，要立刻装到一个大的、有点像保温袋的厚编织袋里，并系好袋口，因为如果玫瑰花瓣被采摘下来以后，保存的温度超过 24℃ 的话，它的产油量就会减少一半。

试想，对辛苦了一年的农夫来说，如此昂贵的东西的产油量损失了一半，那岂不是要让人疯掉。所以，它采摘下来装在大编织袋里之后，就要立刻拿到蒸馏厂去。

除了产油量会减少之外，玫瑰花瓣被采摘下来以后，每个小时，花瓣中所含有的天然化学成分都会发生变化——香茅醇、玫瑰蜡、硬脂脑的含量会增加一倍，让精油的酸度提高；而有理疗功能的橙花醇和香叶醇的含量则会减少。这对价格跟着品质走、必须锱铢必较的农夫来说，也是不可承受之重。

一袋一袋的玫瑰花瓣到达蒸馏厂之后，蒸馏之前，必须先立刻倒入装着冷水的大缸里漂洗。而漂洗玫瑰花瓣的水温必须很低，才能保持它美好的天然化学成分。而这也就是保加利亚的玫瑰谷那么受欢迎的原因。现在保加利亚倾全国之力来扶持他们的玫瑰精油产业，因为这对保加利亚的 GDP 来讲是非常重要的，尤其是奥图玫瑰，在他们的出口贸易中占据着非常重要的份额，所以整个国家的农业部门，都在扶持玫瑰谷的生产。而玫瑰谷不仅仅空气好，气温适宜，在四面环绕的山上，天然水源也特别纯净，自山上流下来的泉水也很冰凉，玫瑰花瓣就是先用这个冰凉的山泉水冲洗一遍，之后立刻进行蒸馏，而整个萃取的房间都控制在 16℃以下，所以萃取出的奥图玫瑰精油无与伦比，极其美好。

所以，每年的 5—7 月，玫瑰采收和萃取的这 3 个月里，玫瑰谷的农人们都是全家总动员、全厂总动员地拼命工作，等到忙完了这 3 个月，就可以好好地享受丰收后的轻松，安逸地过冬了。

### · 玫瑰绝对油（Rose Absolute/*Rosa centifolia*）

玫瑰绝对油的拉丁文名字是 *Rosa centifolia*。以溶剂萃取法萃取。也非常昂贵，价格大约是奥图玫瑰的 1/2 或 2/3。

玫瑰绝对油的萃取和其他的花瓣类精油一样，花瓣先在容器里用溶剂洗一遍。有位英国的芳香疗法老师，把溶剂萃取法比喻为"给衣服干洗"——首先在花瓣上抹上溶剂，通常是石油醚，把位于花瓣里的油腺细胞的细胞壁溶化掉，萃取出精油，但是这个阶段所萃取出来的精油里还含着石油醚，所以要再经过一次蒸馏，把石油醚给去掉。不过，无可讳言的，我们再怎么用蒸馏去掉溶剂，精油里还是难免会有一些溶剂的残留。

所以芳香疗法界就有两派人士，奥图玫瑰的粉丝说：你看，玫瑰绝对油里还有石油醚，石油醚是一种矿物，你在活的玫瑰精油里头添加了一些死的矿物，所以还是奥图玫瑰比较好。而玫瑰绝对油的粉丝则说：可是你看，玫瑰绝对油没有经过反复热的蒸馏，所以它的天然化学成分和香气没有被破坏，更像原始的玫瑰花瓣。当然，现在有以更昂贵的二氧化碳临界萃取法来萃取奥图玫瑰精油的，就是为了堵上玫瑰绝对油粉丝的嘴啊！呵呵！

接下来我们来看看，奥图玫瑰和玫瑰绝对油有什么区别呢？

· **奥图玫瑰和玫瑰绝对油的区别**

奥图玫瑰精油的颜色偏黄绿色，质地比较清爽，从瓶里滴出的时候会比较顺畅。很多学生会问，玫瑰精油不是应该很浓稠吗？奥图玫瑰的质地为什么没有像玫瑰绝对油那么厚重啊？原因是，玫瑰绝对油里含有比较多的天然蜡质成分，也就是前文提到的让玫瑰精油拥有酸度的玫瑰蜡，所以它的质地比较厚重，比较难从精油瓶里滴出。

玫瑰绝对油的颜色是很深的棕色，质地浓稠。但不管怎么样，它们都会在低于20℃的环境下开始结晶，使用时，只要让它暖和起来就行了，例如，可以把它握在手掌心几分钟；也可以把整个瓶子包在棉布里，放在暖气片上；或放在装了60℃热水的碗里，隔水加热。所以当瓶里的精油出现结晶的硬块时，不要担心，这是纯天然玫瑰精油的正常现象，并不表示它变质了。

### ·无与伦比的理疗价值

玫瑰精油里有超过300种无法用实验仪器探知、不知名的微量元素，而偏偏就是这些微量元素，造就了它无与伦比的理疗价值。

1）呵护女性生殖系统

毫无疑问的，对于女性生殖系统的养护，包括卵巢、子宫，甚至因情绪导致的心因性不孕症，玫瑰精油都有很好的理疗功能。曾经有一个针对100多位更年期女性的实验，实验的对象包括韩国、日本、英国、美国、德国的女性。这100多位更年期女性，都深受更年期狂躁和潮热等症状的困扰。实验者把玫瑰精油和茉莉、薰衣草、天竺葵精油调在一起，滴进甜杏仁油里，请这些女士连续8周，每周用精油按摩一次腹部。8个星期之后，这100多位不管是生活在美洲、欧洲还是亚洲的女士，都宣称更年期的症状得到了非常显著的改善。

2）对皮肤的保养

将单方玫瑰精油和适合皮肤的媒介油调在一起，对皮肤的美白透亮、光泽度、红润度、抗衰老都有帮助。而最特殊的是，对于毛细血管扩张，也就是两颊的红血丝有很好的疗愈效果，不仅仅可以阻止毛细血管扩张的恶化，还能够提升毛细血管的弹性，让它变得更健康，从而淡化红血丝。这是其他精油做不到的。

3）调理抑郁导致的不孕不育

玫瑰精油也是一个很棒的抗抑郁配方。有很多人会问：玫瑰精油是不是只适合女性，不适合男人啊？其实并不尽然。

瑞士的研究者曾做以下实验——

实验邀请了 60 位因阳痿而造成不育的男士，这些男士的性功能障碍都来自他们的抑郁；实验也招募了同样有不孕症的 50 位女士。实验方法很简单，只单纯地让他们闻玫瑰精油。

实验结果显示：这 110 位受试者闻了玫瑰精油之后，对情绪的改善和不孕不育的改善，居然高达 62% ~ 63%。

4）触及心灵的疗愈能力

玫瑰精油不仅仅拥有疗愈形而下的能力，更拥有疗愈形而上的美好能力。我的老师对玫瑰的评价特别精辟，我也特别认同。她说，如果你把奥图玫瑰和玫瑰绝对油做比较的话，玫瑰绝对油会触及你的心灵领域，就是心灵所感受到的任何错综复杂的情绪；而奥图玫瑰，触及的不仅是你的心灵领域，还触及我们和"守护天使"之间的关系，"守护天使"给予了我们保护和安全感。

当然，对精油的喜好完全取决于我们自己，以及感受自己更被哪一种玫瑰精油所吸引，因为不管怎么说，玫瑰精油都是无法取代、无可比拟的。

# 迷迭香

**英 文 名：** Rosemary

**拉丁文名：** *Rosmarinus officinalis*

**家族科别：** 唇形科 *Labiatae（Abiatate）*

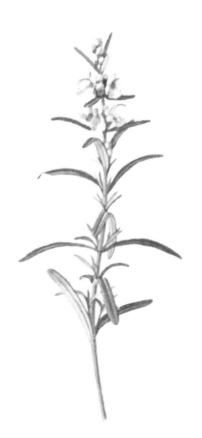

**精油外观**

　　无色至淡黄色液体。

**香气**

　　强烈、浓郁的青草香。

**协调油**

　　紫苏、佛手柑、丝柏、薰衣草、欧薄荷、绿薄荷。

**种植地区**

　　美国加利福尼亚州、俄罗斯、突尼斯、法国、西班牙。

**萃取部位和萃取方法**

　　以蒸汽蒸馏法自新鲜采摘的花朵中取得精油。

**主要的化学成分**

　　α - 及 β - 松油精 (alpha &

beta Pinenes)、烯茨 (Camphene)、柠檬油精 (Limonene)、樟脑 (Camphor)、龙脑 (Borneol)、沉香油透醇 (Linalool)。

## 芳香疗法应用

生理用途：粉刺、气喘、支气管炎、感冒、头皮屑、皮肤炎、消化不良、湿疹、胃胀气、分泌闭止、痛风、胆固醇过高、头痛、油性发质、传染病、流行性感冒、蚊虫叮伤、黄疸、白带、肌肉酸痛、神经痛、心悸、低血压、皮脂漏（皮脂分泌过多）、疥癣、静脉曲张。

由于迷迭香精油具有使人兴奋的功能，能帮助头部血液的供应，因此对于容易头晕、贫血、晕倒的人，以熏蒸法吸入迷迭香精油，是非常好的治疗和缓解方法。

迷迭香精油自古以来以头发保养功能闻名于世，对于脱发、头皮屑、头发稀疏等问题都有很好的功效。

情绪用途：疲倦、压力、犹豫不决、记忆力衰退、无精打采、过度紧张、压力引起的病症。

居家护理：

皮肤保养：痤疮、头皮屑、皮肤炎、湿疹、头发油腻、蚊虫咬伤、帮助头发生长、调节皮脂分泌、保养头皮、静脉曲张。

循环系统、肌肉和关节：水肿、痛风、肌肉酸痛、心悸、血液循环不畅、风湿、动脉硬化。

呼吸系统：气喘、支气管炎、哮喘。

消化系统：结肠炎、消化不良、胀气、口臭、肝脏的问题，黄疸、胆固醇过高。

生殖泌尿系统：停经、经血量不足、痛经。

免疫系统：感冒、流感、感染。

神经系统：行动不良、头痛、血压高、神经痛、心理疲倦、神经衰弱以及压力引起的症状。

由于迷迭香具有兴奋血液循环及刺激神经系统的作用，因此不适合给高血压及癫痫症患者使用，以避免恶化病情。此外，迷迭香具有升血糖作用，因此也不适用于糖尿病患者。孕妇也不适合使用。

## 精油密码

迷迭香精油在芳香疗法界是一个很常见的精油，性价比也很高。或许一般人对它的认识还停留在能够调节血压、振奋精神、集中注意力这些功效上。迷迭香精油确实有这些功能，但它还有一些已被科学家严谨的实验所证实的其他功能，以下详细说明。

### ·如何选购

首先说明一下选购迷迭香精油需要留意的事情。目前在市面上可以买得到的迷迭香精油有两种。一种是西班牙的迷迭香，另一种是突尼斯的迷迭香。严格来说，种植迷迭香的海拔高度，对于所萃取出的精油的天然化学成分有一定的影响。西班牙或突尼斯都属于高地，那么这两种不同的迷迭香精油有什么不同呢？

迷迭香和薰衣草长得很像，叶片都是圆滚滚、很饱满的针叶。

产自突尼斯的迷迭香在萃取精油的时候，只单纯地取用了针形的叶片，不会用到植物的茎。但是西班牙迷迭香在萃取精油的时候，是把整株的地上部分都用来蒸馏。因此，突尼斯迷迭香精油里1,8-桉叶油素的含量就会非常高，樟脑含量也会比较高；而西班牙迷迭香精油里的α-松油精含量则会比较高。

**·生发功能**

迷迭香精油对于头发的生长是很有帮助的。有一个相关的实验，实验的84位参与者都被"斑型脱发"所困扰，所谓的"斑型脱发"，是指脱发并不是整片的，而是块状的，像斑一样，或者是脱发的部位好像有一个窟窿，头发特别稀少。这84位受试者使用了一个配方，将50%的荷荷巴油和50%的葡萄籽油混合后，依次加入了白百里香精油、真实薰衣草精油、迷迭香精油以及亚特拉斯杉木精油，滴入的比例完全相同。实验者请他们每天晚上用这个配方油来按摩头皮，按摩完之后再用热毛巾热敷按摩过的部位。12个星期之后，发现有44%的受试者状况有所改善，对于结果也很满意。慢性脱发实际上并不是一个容易解决的问题。这84位受试者都没有出现头皮痒、头皮干燥，或者影响睡眠之类的副作用。

另一个实验是关于"雄激素性脱发"，也是最普通的脱发。随着年龄的逐渐增长，一般是过了中年以后，头发的密度和生长速度就开始减弱，头发会变得越来越稀疏，这种稀疏并不是在某一个特定的部位，而是头发整体开始变得稀疏。实验将受试者分为两组，一组是单纯地把迷迭香精油调在媒介油里，用来按摩头皮；

另一组是对照组，使用一种生发剂抹在头皮上。经过 6 个月，不管是抹了生发剂还是抹了迷迭香精油的两组都有效果，而且效果都差不多。这就意味着迷迭香精油其实也是一种生发剂。

### ·集中注意力

迷迭香精油能帮助集中注意力，增加认知行为，也就是能够让做事情的精确度更高，从而提升工作的效率。针对这个功能也有一个相关的实验：实验征集了 40 位健康的成年人，分别让他们吸嗅薰衣草精油和迷迭香精油。实验的具体内容是：有 20 位对照组受试者闻的是薰衣草精油，另 20 位控制组受试者闻的是迷迭香精油。经过脑电波观察，发现闻了薰衣草精油之后，脑波中的 β 波能力会增加，会使人有一点昏昏欲睡的感觉；但是闻了迷迭香精油以后，脑部前额叶的 β 波和 α 波都开始减少，人会变得更清醒，更容易集中注意力。

至于认知能力的提升，就是 1,8- 桉叶油素的本事了。设计实验的科学家研究发现，迷迭香精油里，能够让前额叶的 β 波和 α 波都减弱的天然化学成分是 1,8- 桉叶油素。这个成分在薰衣草精油里也有，但它在薰衣草精油里的含量远不如在迷迭香精油里的含量高。科学家建议，如果你希望用迷迭香精油来增加专注度，那么就要用突尼斯迷迭香，因为西班牙迷迭香的 1,8- 桉叶油素含量要少得多。

### ·对抗自由基

还有一个实验，是观察迷迭香精油能否对抗自由基对身体带来的破坏的。22 位健康的成年人参与了这个实验，他们都有特别大的工作压力，因而造成了体内压力荷尔蒙的急速攀升。所谓"压力荷尔蒙"，就是肾上腺皮质酮，这种物质会让人们变得特别毛躁，一直让人处在亢奋的状态。对于持续有压力的人，压力荷尔蒙的分泌其实是一件好事，因为如果没有压力荷尔蒙，做什么事情都会缺乏动能，会懒洋洋地不想去做。但是如果这个压力荷尔蒙一直都维持在高水平，就特别容易使肝脏受损，从而损害整个身体。

实验组织者请这 22 位健康的成年人，单纯地吸嗅迷迭香精油，在观察脑电波和各种检测后发现，闻了迷迭香精油 15 分钟之后，身体的压力荷尔蒙就会开始慢慢减退，随之身体的各个方面，包括神经系统、肾上腺皮质酮的分泌、心跳，都能够处在一种更健康的状态下。这就证实了迷迭香精油在清除破坏我们身体的自由基这件事上，也是很有成效的。

# 39 | 檀香木（东印度； 澳大利亚）

**英 文 名**：Sandalwood

**拉丁文名**：*Santalum album/Santalum spicatum*

**家族科别**：檀香科 *Santalaceae*

## 精油外观

淡黄、淡绿、棕绿色的黏稠液体。

## 香气

柔和、香甜、温暖的木香味，同时伴有动物香脂的气味，

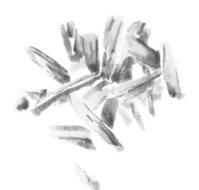

而且韧性强。没有前调，在使用过程中一直保持一致，具有萦绕般的芳香。

## 协调油

佛手柑、安息香、鼠尾草、柏树、乳香、天竺葵、茉莉、薰衣草、柠檬、没药、橙花、玫瑰、紫檀、缬草、香水树、广藿香。

## 种植地区

迈索尔（位于印度）、印度尼西亚、澳大利亚。

## 萃取部位和萃取方法

檀香为中型树（直径12～

15厘米），发育成熟需要40～50年，也就是中心纤细的树干（心材）达到含有最大量精油的时候，心材以及根部才具有最高品质的香气和精油成分。檀香木的树皮和边材与树枝都不具香气。檀香生长在印度的奈尔杰瑞（Nilgherry）山区，以印度的迈索尔（Mysore）和哥印拜陀（Coimbatore）地区所产的檀香最为珍贵。1770年海德尔·阿里（Hyder Ali）签订的协议规定，迈索尔地区的檀香树砍伐完全由东印度公司控管，东印度公司的官员负责开采木材。所以，品质最优良、价格最昂贵的檀香木精油至今仍被称为"东印度檀香木精油"。

## 主要的化学成分

α- 檀香醇（α-Santalol）、β- 檀香醇（β-Santalol）、α- 檀香烯（α-Santalene）。

## 芳香疗法应用

生理用途：粉刺、支气管炎、鼻塞、咳嗽、膀胱炎、腹泻、肾虚、阳痿、喉头炎、反胃恶心、皮肤症状（缺水老化、粗糙干裂、油性皮肤）。

檀香木精油对生殖泌尿系统有特别好的功效，对泌尿系统的感染病症具有非常好的消毒杀菌功能，同时对肺部的病症亦有显著功效。檀香木不仅拥有良好的理疗特性和宜人的香气，同时也因其特殊的成分特性，而成为非常有效的定香剂和防腐剂。

檀香木是很好的男性及女性护肤保养品，特别是针对干燥缺水性的肌肤保养，此外它也常用在男性剃须膏、剃须水的制作上。

情绪用途：抑郁、压力、

记恨、孤独、失眠、性冷淡、心因性不孕、敏感、害羞、多泪、胆怯和精神虚弱。

居家护理：

皮肤保养：痤疮、干性、皲裂、富贵手、剃须后保养、油性皮肤、保湿剂。

呼吸系统：支气管炎、鼻塞、干咳、喉炎、喉咙痛。

消化系统：腹泻、恶心。

生殖泌尿系统：膀胱炎、不孕、阳痿、性冷淡。

神经系统：抑郁、失眠、神经紧张以及压力引起的症状。

安全须知

非常安全，没有毒性、刺激性、皮肤敏感性的报告。

## 精油密码

对于芳香疗法治疗师来说，檀香木精油可以说是"神一般"的存在。其中的原因当然很多。

### ·品种

先谈一下檀香木精油目前在市面上的品种。

第1种：所谓东印度的白檀木精油。这是芳香疗法治疗师，尤其资深芳香疗法治疗师心目中不可取代的"神油"。不过，现在买到的白檀木精油，很有可能是勾兑的，或者是假冒伪劣的。因为白檀木已经是濒危物种，已被列入非常严格的保护中。

有些资深治疗师可能会有一些白檀木精油，但那一定是珍藏多年的，而且愿意出手的概率几乎是零。我自己就有一整盒珍藏了30多年的12支白檀木精油，这对我来说就是传家之宝，绝对不可能出手，顶多在遇到一些特殊情况的时候，需要用它来调油。而且在调油的时候，也会特别谨慎，因为它实在是太美好了！

第 2 种：是东印度檀香木精油。目前，市面上仍然能够买到，价格也比较昂贵，但基本上是货真价实的。东印度檀香木精油的功效和气味也都是绝美的。东印度檀香木精油的拉丁文是 *Santalum*，这是檀香木属的字根，后缀是 *album*。所以如果精油的标签上是 *Santalum album*，那就是东印度檀香木精油了。

第 3 种：芳香疗法界的一匹黑马——澳大利亚檀香木精油，拉丁文名是 *Santalum spicatum*。澳大利亚盛产高品质的茶树精油和桉树精油，而且已被全世界所接受，并得到很高的评价。澳大利亚檀香木精油是近 10 年才在市场上崛起的一个品种，在价格上和东印度檀香木精油并没有特别大的差距，大约是东印度檀香木精油的 3/5 到 4/5，属于高价位的精油，能带来很好的经济效益，所以也是澳大利亚倾国家之力扶持和推广的农作物项目。

**· 东印度檀香木精油和澳大利亚檀香木精油的区别**

东印度檀香木精油含有高达 80% 以上的 α - 檀香醇，这个天然化学成分最主要的作用是对于中枢神经系统的能力，能够非常完美地稳定情绪、对抗抑郁、增进幸福感，以及完成对心理情绪的正向暗示。这些卓越的功能真的是东印度檀香木精油无可比拟的价值。所以东印度檀香木精油特别适合以下这几种情况：练习瑜伽、早上起来打坐、禅修，或者只是单纯地希望早上起来、晚上睡前能够安静一会儿。这些情况下，都可以用东印度檀香木精油来扩香。

发挥东印度檀香木精油最美好的能力就是单独地使用它，不管是直接吸嗅，还是使用扩香器，让空间中满溢着檀香木精油的 α-檀香醇分子，都能够给人带来内心的安定和无与伦比的幸福感受。

从印度脉轮的角度来看东印度檀香木精油，它既能作用在海底轮，同时也能影响到顶轮。顶轮和海底轮分别位于一个人的头顶端和躯干的最底端，由此可见檀香木精油的贯穿能力和心灵疗愈的能力是多么强大。

澳大利亚檀香木精油中的 α-檀香醇大概只有 30%，这是它与东印度檀香木精油最大的区别。所以从情绪和灵魂疗愈的角度来看，它的疗愈能力是远远不如东印度檀香木精油的。但是澳大利亚檀香木精油也有独特之处。它的化学成分中，除了含有 α-檀香醇之外，还含有高含量的金合欢醇、乙位和丙位姜黄烯醇，以及高含量的愈创木醇。

这些化学成分都能够在 30% 的 α-檀香醇之外，发挥特别棒的生理疗愈作用。所以澳大利亚檀香木精油，对于生理创伤的疗愈能力就要高于东印度檀香木精油。因此，澳大利亚的有关人士曾宣称，澳大利亚檀香木精油既拥有灵魂疗愈能力，也具有生理疗愈能力。

### ·养护口腔、呼吸道、泌尿系统

檀香木精油，尤其是澳大利亚檀香木精油在针对呼吸道、泌尿系统的清洁方面拥有特别棒的能力。2013 年曾有实验利用澳大利亚檀香木精油来治疗因为罹患黑色素瘤而在化疗中受到的损伤。

该实验发现，无论是东印度檀香木精油还是澳大利亚檀香木精油，都能够抵抗化疗对于身体健康细胞的伤害。这是让世人惊讶的巨大成就。在这个功能上，澳大利亚檀香木精油要比东印度檀香木精油效果更显著一些。当然，还需要更多的实验去验证这项发现。

### ·缓解阿尔茨海默病

檀香木精油里含有络氨酸和胆碱酯酶，对于人体的络氨酸和胆碱酯酶是有效的抑制剂，它能有效抑制人体络氨酸和胆碱酯酶的生成，所以对阿尔茨海默病有缓解的能力。人在患有阿尔茨海默病的前期，记忆力会出现不寻常的衰退，脾气会变得暴躁，并且很难控制。当这些现象还没有发展到不可逆的情况时，无论是东印度檀香木精油还是澳大利亚檀香木精油，都可以对此起到减缓的作用。

### ·催情及皮肤保养

檀香木精油是一款具有催情作用的精油，尤其对女性动情激素的分泌有一定的兴奋和刺激作用。很多男士须后水、护肤品里会用檀香木精油作为基调。当然，这里的"催情"不是让人对于性的渴求变得很强烈，而是更能够悦纳和享受性。

除此之外，如果女性的动情激素能够持续分泌的话，皮肤会保持红润，含水量也会增加。就如同恋爱中的女人，可能不需要化妆，就能拥有天然的红晕和天然的滋润。所以，檀香木精油也是一个特别好的皮肤保养油。另外，檀香木精油也具有杀菌的功效，在滋养皮肤的同时还可以预防痤疮的形成。

# 40 茶树

**英 文 名：Tea Tree**
**拉丁文名：*Melaleuca alternifolia***
**家族科别：桃金娘科 *Myrtaceae***

**精油外观**

无色至淡黄色液体。

**香气**

温暖、清新、辛辣、刺鼻的医药味。

**协调油**

鼠尾草、天竺葵、薰衣草、马乔莲、迷迭香。

**种植地区**

新南威尔士（澳大利亚）、印度尼西亚。

**萃取部位和萃取方法**

以蒸汽或水蒸馏法自茶树之叶片和嫩枝中取得精油。

**主要的化学成分**

1，8-桉叶油素(1，8-Cineole)、α-松油烯(α-Terpinene)、γ-松油烯(γ-Terpinene)、松油烯-4-醇(Terpinen-4-ol）、对伞花烃（p-Cymene)。

注意：茶树精油价格相对低廉，而且有越来越便宜的趋势，所以对商家来说，掺和并不是件符合经济效益的事。然而，一方面有些地区采取低质量的生产工序，另一方面进口自印度尼西亚的精油（对抗微生物的功效低）中，高活性的

松油烯 -4- 醇和 α- 松油烯的含量可能较低，所以会添加松油烯 -4- 醇以及其他组分来增加它的杀菌功效。因此，混合不同茶树品种以及不同生长地区的茶树精油，也会导致品质上和功能上的极大差异。

另外，商家也会用茶树精油来作为肉豆蔻精油以及甜马乔莲精油的掺和成分，以降低这两种精油的成本价格。

## 芳香疗法应用

生理用途：感冒、鼻塞、咳嗽、发烧、气喘、膀胱炎、脚气、头皮屑、疱疹、金钱癣、尿布疹、鹅口疮、口角溃疡、囊肿、蚊虫咬伤、外伤、灼伤。

茶树精油对绝大部分传染性病原体具有抵抗力（包括细菌、寄生虫、霉菌及病毒等病原体的感染）。茶树精油还能强化免疫系统，增强身体对各种感染的抵抗能力，尤其是对经常性、反复性感染的人，以及一旦感染，就需要花很长时间来疗愈的人来说。

茶树精油是所有精油中最具防腐作用的，也可以用未稀释的纯茶树油来辅助治疗较严重的症状，例如造成顽固脚气的元凶——霉菌。此外，对于治疗囊肿及黏膜组织溃疡等感染性病变，茶树精油也颇具功效。因茶树精油有抗菌功效，其在应用时，除了针对霉菌，亦可加入用于抵御链球菌感染和鹅口疮的精油配方中。

由于具有出色的抗菌性，茶树精油多被用于清洁口腔和喉咙的漱口水 / 剂产品中，还被用于针对胸腔（吸入法）、足部(洗浴法)的保健护理用品中；香皂、牙膏、除臭剂、杀菌剂及消毒水等日常护理品中也常会用到它。

情绪用途：臆想症、神经

衰弱、焦躁不安、歇斯底里症、抑郁情绪/症。

气管炎、哮喘。

生殖泌尿系统：膀胱炎、阴道感染、会阴感染/瘙痒。

居家护理：

免疫系统：感冒（含流感）、发烧、水痘。

皮肤保养：脓肿、痤疮、脚气、囊肿、灼伤、鸡眼、头皮屑、疱疹、油性皮肤、尿布疹、疣、伤口感染。

非常安全，没有毒性、刺激性、皮肤敏感性的报告。

呼吸系统：气喘、支气管炎、鼻塞、咳嗽、鼻窦炎、

## 精油密码

茶树原为遍生在澳大利亚的野生植物，在大洋洲原住民的医药历史中早有记载。每当伤风感冒或痛疼时，大洋洲原住民将新鲜的茶树叶片摘下，简单地将它在手掌中揉搓碾碎，再直接用鼻子吸嗅手掌中油液所发出的气味，就能治愈身体上的各种不舒服。

茶树精油被用来作为天然的防腐剂及护肤用品是近世纪的事。茶树与白千层（*Melaleuca leucadendron*）及绿花白千层（*Melaleuca quinquenervia*）都属于桃金娘科。目前几乎世界各处都有人栽种茶树，而且品种繁多，数量可能在 100 种至 300 种之间，但能萃取出最优良精油品质的茶树品种 *Melaleuca alternifolia*，则仅生长于澳大利亚的新南威尔士。

茶树为一种小型树或灌木，不同于中国的山茶树，它多生于

沼泽平地而非高山。茶树的叶片为针叶，开黄色或紫色花朵。茶树有时亦被称为"Ti-Tree"或"Tee-Tree"，这个名称的由来乃是因茶树的叶片在不经意间被用来当作青草茶饮用。

背后的故事是：当英国的航海家及探险家库克船长（Captain Cook）于1770年首次踏上澳大利亚大陆时，他疲倦不堪的船员们因为在海上待了太久，已经有很长时间没有喝到茶，所以一踏上岸，就把第一眼看到的树木叶片摘下来烹煮当茶喝。让他们极为意外的是，用这个不知名的叶片煮出来的茶，不仅味道十分清香甘美，而且改善了船员们因食用新鲜绿叶蔬菜过少而引起的牙龈出血和口腔脓疮，所以这些大喜过望的船员们就将这些不知名的树木命名为茶树。而库克船长的随船医师也发现，每天饮用茶树叶片所煮出来的茶，能很好地预防和对抗坏血病的产生。

澳大利亚人第一次从生长在新南威尔士北海岸边的茶树（*Melaleuca alternifolia*）叶片中萃取出精油，则是20世纪20年代的事了。当时大量的临床实验研究证实，茶树精油对皮肤脓疮、牙龈脓疮、身体上开放性的伤口有非常好的杀菌效果，而且毒性非常低，对人体几乎无害。

茶树精油可以说是所有芳香疗法治疗师和芳香疗法爱好者所首选或必备的一款精油，同时也是欧洲家庭的医药箱里必不可少的急救宝物。

有小朋友的家庭，在清洗小朋友的衣物时，可以在最后一道漂洗的程序中滴入2滴茶树精油，也可以再加入2滴真实薰衣草精油，这样会使衣物的纤维里面携有能够有效抑菌的精油分子，预防空气或接触物的感染。除此之外，到了夏天，这两款精油的香气还能够有效地驱赶走蚊虫，给小朋友提供更完整的保护。

在英国的住宿制学校里，如果学生出现了发烧、咳嗽等感冒症状时，医务室的护士一般先不给学生们吃任何感冒药片，而是会先让孩子们吸嗅混合了茶树精油和桉树（尤加利）精油的蒸汽，因为经验丰富的护士们都知道，往往在孩子们吸嗅了热腾腾的精油蒸汽，眼泪鼻涕流了满脸之后，感冒所引起的鼻塞、头疼也就不药而愈了。

方法是：在一个大碗中倒入 80 摄氏度左右的热水，在热水里滴入茶树精油和桉树精油各 2 滴，拿一个稍大一点的干毛巾轻轻地盖住孩子的头和大碗，以防蒸汽散发掉，然后让孩子用力地吸嗅含有精油的蒸汽。

要注意的是：

1. 每吸嗅几次蒸汽之后，就要打开毛巾，让孩子休息一下；

2. 保持孩子的脸与大碗的距离大约 20 厘米，以免蒸汽太热，烫伤细嫩的皮肤；

3. 准备好足够的卫生纸，让孩子擤鼻涕和擦汗，以免着凉。

茶树精油在心理和情绪方面的功效虽然并不十分显著，但是它所具有的杀菌和消炎的功效却是其他精油所无法比拟的。无论是日常的发烧感冒，还是当年的 SARS，甚至现今的新型冠状病毒肺炎，在预防的领域里，茶树精油都可以起到很大的作用。

茶树精油的化学成分中大多为萜烯烃，主要包含单萜烯、倍半萜烯及其相关的醇类。其中使得茶树精油具有抗菌活性的主要成分是大量的松油烯 -4- 醇（Terpinen-4-ol）和 1, 8- 桉叶油素（1, 8-Cineole）。它们的具体用途体现在以下几个方面。

### ·抗细菌

茶树精油抗细菌的功效，早在大洋洲的原住民药典中就有记载，不管是将叶片碾碎吸嗅油液的气味、将油液敷在患部或将新鲜叶片摘下煮水喝，都是历史悠久的传统医疗方法，用来治疗瘀伤、昆虫叮咬、伤风、皮肤和口腔感染等。如今，在芳香疗法的应用中，在治疗皮肤的感染、皮肤痤疮、疱疹、冲洗开放性创伤等方面，茶树精油依然表现卓著。如果有青春期痤疮、痘痘或酒糟鼻等细菌感染的情况，可以用棉签蘸着纯茶树精油进行局部的"点涂"，也就是只点涂在痘痘上，尽量不要抹在周围大面积的皮肤上，以免皮肤变得发红敏感脆弱。

由西澳大学（*University of Western Australia*）教授 Carson 带领的团队所做的一项针对会引起感染的 162 种细菌的研究显示，当使用添加了 2% 的茶树精油漱口水来漱口后，其中可能导致口腔感染的两种细菌——*Streptococcus mutans* 变异链球菌和 *Lactobacillus rhamnosus* 鼠李糖乳杆菌的存活率只剩下了不到 0.5%。

### ·抗真菌

茶树精油对最难缠的真菌也具有较强的杀灭作用，可用于表层的口腔、毛发、指甲，深层的黏液组织等。将茶树精油用于抵御真菌，从 1920 年开始，就有科学的研究案例和应用历史。对于真菌所引发的生殖系统炎症，如念珠球菌感染、HPV（虽然是人乳头瘤病毒感染，但常伴随了因真菌感染而形成的免疫力下降问题）、尿路感染，茶树精油也有很好的抗菌和抑菌效果。使用时，可将 4 滴茶树精油、2 滴没药精油、2 滴百里香精油，一起滴进装了温热水的脸盆里，以坐浴的方式进行每天 15 分钟的芳香治疗。

其他的真菌感染情况，例如脚气，可以在鞋柜里放一瓶茶树精油，每天早上出门前，直接在鞋子里各滴 2 滴，就能保持一整天的抑菌、净化、理疗效果，同时也能百分百地预防脚臭；周末时，也可以将 6 滴茶树精油滴在泡脚盆里泡脚，进行 15 分钟的加强版芳香治疗。

另外，因真菌感染的甲沟炎，也可以用棉签以点涂的方式，将纯的茶树精油抹在红肿发炎的患部，再裹上创可贴，如果时间许可，可以用 4 滴茶树精油来做手浴。至于很难消除的疣（不是长在眼皮下方的油脂粒），可以在点涂了茶树精油后，盖上创可贴，每 24 小时换一次新的茶树精油和创可贴，几天或最多 2 个星期后就会完全消失脱落了。

### · 抗病毒

2005 年，西澳大学做了可以说是世界上第一个用茶树精油来对抗单纯性疱疹病毒感染的研究，而且得到令人十分满意和惊讶的研究成果——强力的灭病毒效果。

"单纯性疱疹病毒（Herpes simplex virus，HSV）是疱疹病毒的典型代表，由于感染急性期会发生水疱性皮炎，也就是单纯疱疹而得名。HSV能引起人类多种疾病,如龈口炎(Gingivostomatitis)、角膜结膜炎(Keratoconjunctivitis)、脑炎(Encephalitis)以及生殖系统感染和新生儿的感染。

在感染宿主后,常在神经细胞中建立潜伏感染,激活后又会出现,在人群中维持传播链,周而复始地循环。"

——科普中国,科学百科网络平台

西澳大学研究团队发现,如果在疱疹初发时期就用茶树精油或桉树精油来干预治疗,在被感染的患部涂抹了精油5至15分钟,那么它抑制病毒被激活的效果可以高达95%,而且几乎没有让人痛不欲生的疼痛感,这实在是十分惊人的科学数据。

### ·抗氧化及防腐

茶树精油气味清新、安全性高,再加上强大的抗菌能力,所以也是优质的天然防腐剂。它常常出现在化妆品及日用品原料的名单上,被广泛用于油性皮肤或青春痘肌肤的护肤品、去屑去油洗发护发品、男士须后水、男士香水、空气净化喷雾、家居清洁剂、除臭剂等配方中。在感冒多发季节,它也常出现在自然疗法的家居喷雾配方中。

茶树精油非常安全,而且功能全面,是一款居家必备的芳香精油。在每天的芳香养护里,它可以随时应用,让我们时时享受健康的生活。

# 百里香（白）

**英 文 名：** Thyme, White

**拉丁文名：** *Thymus vulgaris*

**家族科别：** 唇形科 *Labiatae*（*Abiatate*）

### 精油外观

清澈的淡黄色液体。

### 香气

香甜、清新、温和的药草味。

### 协调油

佛手柑、薰衣草、柠檬、马乔莲、香蜂草、杉木、迷迭香。

### 种植地区

西班牙、法国、意大利、土耳其、东欧、美国。

### 萃取部位和萃取方法

以蒸汽或水蒸馏法自百里香新鲜或半干的叶片及花朵中取得精油。

白百里香精油是经过再一次的蒸馏，去掉植物本身的刺激性成分后才产生的。而红色百里香精油是初次蒸馏所产生的精油。因此，红色百里香精油的刺激性大，而白色百里香精油则较温和，不易引起刺激。

### 主要的化学成分

香叶醇(Geraniol)、乙酸香叶酯(Geranyl acetate)、β-石竹烯(β-Caryophyllene)、香芹酚(Carvacrol)。

## 芳香疗法应用

生理用途：粉刺、关节炎、气喘、支气管炎、瘀伤、烧伤、鼻塞、蜂窝组织炎、伤风感冒、刀伤、膀胱炎、体虚乏力、消化不良、痛风、头痛、胃胀气、传染病、蚊虫咬伤、喉头炎、肌肉酸痛、肥胖、风湿、鼻窦炎、扭伤、喉咙痛、分泌闭止。

百里香精油的抗痉挛功效，使它成为治疗气喘的优良精油；而它的防腐性，对呼吸道感染尤其具有疗效，适合所有肺部传染病的护理。百里香精油与其他精油相比，有更强的防腐性。此外，百里香精油还有一个非常重要的功效——有助于刺激人体白细胞的产生，强化人体对病菌的抵抗力。

情绪用途：温暖心理和生理、过度敏感的性格、神经衰弱、心力交瘁、理解力不好、困惑。

居家护理：

皮肤保养：痤疮、冻疮、淤血、灼伤、皮肤炎、湿疹、蚊虫叮咬、牙龈发炎、油性皮肤。

循环系统、肌肉和关节：关节炎、蜂窝组织炎、痛风、肌肉酸痛、肥胖、水肿、血液循环不畅、风湿、扭伤、运动伤害。

呼吸系统：气喘、支气管炎、鼻塞、咳嗽、口臭、鼻窦炎、喉咙痛、扁桃体发炎。

消化系统：腹泻、消化不良、胀气。

生殖泌尿系统：膀胱炎、子宫发炎。

免疫系统：打喷嚏、感冒、流感、感染症状。

神经系统：头痛、失眠、因为精神紧张而引起的行动不良以及压力引起的症状。

孕妇或高血压患者禁用。

红色甜百里香含有很高比例的有毒化学成分——苯酚，可能刺激皮肤或导致皮肤过敏；白色甜百里香是红色甜百里香的再蒸馏物，性质比较温和，不过也经常被掺假，选购时要特别留意。

## 精油密码

百里香精油是一种很有价值的精油，但因为不同品种所含有的化学成分形态不同，所以选择时需要特别留意。

首先科普一个化学成分：百里香酚（Thymol）。百里香酚是皮肤和黏膜系统的致敏剂，甚至致毒剂。如果精油中百里香酚的含量过高，又使用得太频繁，就有可能会引起皮肤的红疹、发痒，对黏膜系统的刺激则会让人容易咳嗽、喉咙干渴。

有一些品种的百里香精油，虽然也很有功效，但因为所含有的百里香酚较高，所以在选择的时候还是要注意。百里香精油的拉丁文名字是 *Thymus*，后缀一定要选择是 *vulgaris*，也就是最安全的精馏白百里香，以区别于未精馏的红百里香，红百里香所含有的百里香酚高达 45% ～ 48%。

另外，资深芳香疗法治疗师和芳香疗法老师都更推荐大家使用沉香醇的百里香，拉丁文名是 *Thyme Linalol*。沉香醇百里香除了有很好的生理和情绪方面的调理功能，还非常安全，甚至对小朋友都很安全。

## ·保养呼吸系统

百里香精油对于呼吸道（包含支气管、咽喉，甚至肺部），有很好的杀菌和保养功能，如果家里有人感冒发烧、支气管发炎，都可以使用百里香精油。如果使用的是沉香醇百里香，那么即便对孩子都是非常安全有效的。

方法是：1 滴沉香醇百里香，加 1 滴的桃金娘精油，混合在 5 毫升的媒介油里，涂抹在孩子的胸腔部位，能很好地帮助化痰、减轻支气管发炎感染的症状，也可以直接把纯的沉香醇百里香精油 1 滴和桃金娘精油 1 滴，滴在比较热的热水里，让孩子吸闻水蒸气。这样既安全又能够很好地减缓因呼吸道感染导致的不适。

## ·免疫力提升

百里香精油对于免疫系统有镇静和振奋的功能。

很多实验证实，百里香精油有助于人体白细胞的健康生长。如果觉得容易感冒或发炎、总觉得头疼……这些都和免疫力下降有着直接或间接的关系。这时候，就可以用百里香精油来应对。可以把百里香精油直接滴在浴缸里泡澡，也可以跟其他对免疫能力有帮助的，能够杀菌、强健体魄的精油调和在一起使用。不过其中百里香精油的功效是最重要的。

## ·活化和兴奋脑细胞

百里香精油对脑部细胞有非常好的活化和兴奋的作用。那么在什么样的情况之下，需要去兴奋我们的脑部细胞呢？

1) 调理脑力不够用或记忆力衰退的状况

觉得最近脑子不好使了，总是记不住东西，或者忘东忘西的，或者觉得最近念了太多的书，要考试了却塞不进去了，单词都记不住。遇到这些情况时，可以单独吸闻纯百里香精油。这里需要强调的是——此时，不需要和其他精油混合，只单纯地吸闻百里香精油，效果会更好。可以把百里香精油直接滴在衣领上面，或者是书本上，也可以使用扩香器。如果使用的是沉香醇百里香精油，也不用担心孩子会觉得口干舌燥甚至头晕。

2）强化理性的思维

有的人过于感性，过于风花雪月，总是突然地、莫名其妙地悲从中来，情感特别丰沛。这些人的右脑过度开发，但控制理性的左脑却被打压。所以遇到事情时，首先冲出来的都是支配感情的右脑。这本来是不同的人格特质，并没有什么不好，但是如果右脑太过于敏感，就没有办法很理性地去看待或者分析一件事情。如果你遇到这样的情况或者自己就是这样的人，直接吸闻百里香精油是非常有助益的。因为百里香精油对于左脑的能力，对于理性分析的能力很有帮助。

这也就是我们常常推荐上学的孩子使用百里香精油的原因。它可以让孩子的学习更专注一点、对学习的投入状态更好一点，或者理解力更增加一些，同时，也有助于提升孩子的智力，甚至是创造力。

在一项研究中发现，中老年人如果开始出现注意力不集中、记忆力急剧衰退，甚至精神涣散的情况，直接吸嗅白百里香精油，或将白百里香精油稀释后喷洒在空间中，能很好地缓解这些初期症状。

### ·叛逆期的安抚

白百里香精油或沉香醇百里香精油，还有一个特殊的功能，那就是对于叛逆青少年的身心安抚。了解这一点，我相信很多家有青少年的父母会特别高兴。

有很多青少年，也许是因为无法获得父母的理解，或者总被父母唠叨功课的事情，因而觉得待在家里特别烦；也可能是自己在学校里有人际关系的压力……总之，青少年的身体里好像关着一头困兽，不能发作，但是又很想发作，所以每天跟一只刺猬一样，为了叛逆而叛逆。

如果有这样的情况，可以在孩子的卧室里用百里香精油扩香，如果不想被孩子发现，也可以在 100 毫升的纯净水里滴入 30 滴的沉香醇百里香，充分摇匀之后作为喷雾使用。它能够在一定程度上缓解叛逆的情况。青少年面对父母长辈时的逆反心理，既有生理荷尔蒙的催逼，又有不为他人所理解的困惑，用百里香精油会对其有所帮助。

# 缬草根

英 文 名：Valerian Root

拉丁文名：*Valeriana officinalis*

家族科别：缬草科 *Valerianaceae*

## 精油外观

橄榄绿至橄榄棕色液体。

## 香气

温暖、带着浓郁麝香的木香味。

## 协调油

佛手柑、罗马甘菊、杉木、快乐鼠尾草、薰衣草、乳香、檀香木、欧蓍草、岩兰草。

## 种植地区

北美、欧洲。

## 萃取部位和萃取方法

以蒸汽或水蒸馏法自缬草的根状茎中取得精油。

## 主要的化学成分

缬草酸(Valerenic acid)、醋酸茨酯(Bornyl Acetate)、松油精(Pinene)、水芹烯(Phellandrene)、缬草烷酮(Valeranone)、紫罗兰酮(Ionone)、丁子香基(Eugenyl)。

## 芳香疗法应用

生理用途：头痛、消化系统疾病、虚弱、胀气、缺乏食欲、偏头痛、水肿。

情绪用途：焦虑、抑郁、失眠、筋疲力尽、紧张、压力、脾气暴躁。

居家护理：

皮肤保养：痤疮、伤口感染。

循环系统、肌肉和关节：蜂窝组织炎、痛风、肌肉酸痛、肥胖、水肿、血液循环不畅。

消化系统：腹泻、消化不良、胀气、食欲不振。

神经系统：抑郁、头痛、失眠、因精神紧张而引起的行动不良以及压力引起的各种症状。

安全须知

没有毒性，但有轻微皮肤敏感性的报告。

## 精油密码

缬草根精油是根茎类的精油。根茎类的精油都拥有大地母亲的能量，拥有土壤的特质，所以很容易让人安静下来，例如缬草根精油、白芷根精油、生姜精油，等等。那么在什么样的情况下需要这种安静的力量呢？

第一种情况是非常忙碌。有的人可能一周需要乘坐好几次飞机，有的人每个月甚至只能在家住两天，其他的时间都在出差。这一类人可能每天都在路上跑，生活在不同的城市里。他们难免会觉得自己的脚好像没有踏在地上，总是飘飘忽忽的，觉得心里特别不踏实。这种情况势必影响一个人的情绪和身体状态，这时缬草根精油就会是特别好的选择，当然，其他的根茎类精油也是一样。

第二种情况则是离开了家乡。有的人为了个人发展，从家乡移居到了一线大城市，在这个并不属于自己的地盘上打拼。在夜深人静的时候，常常会感觉在陌生的城市中，自己是个飘浮在半空中，双脚并没有踏实地站在土地上的浮萍。这种感觉惶惑、孤寂、失根的人，就需要根茎类的精油来帮助，提供大地母亲的力量和温暖的拥抱，同时给予踏实和安全的抚慰。

针对上面两种情况，可以选择两种根茎类的精油互为作用，再加上一个柑橘属类的精油来提供阳光般的明亮心情。柑橘属精油在这个配方里非常关键，因为太多和太长时间使用根茎类精油，会让人更愿意离群索居，不想出门交朋友，所以，添加一个柑橘属精油，不但提供温暖和欢愉，还能让人打开心扉，走出户外。

### ·调理抑郁症

缬草根精油对精神层面的问题也有非常好的疗愈作用。一个实验请了112位罹患中度抑郁症的病人。控制组有56人；对照组也是56人。对照组的56位抑郁症病人，只是接受了用荷荷巴媒介油做的手部按摩；而实验组的56位病人，使用的则是在荷荷巴油里添加了5%缬草根精油的按摩油（即每10毫升的荷荷巴油里滴入5滴缬草根精油），同样地，他们也是做了手部的按摩。实验设计一天按摩3次，12个星期之后，再观察他们的情绪表现。结果发现，缬草根精油对副交感神经的作用很明显。

我们在前述的精油介绍中曾经详细地介绍过副交感神经。副交感神经系统的作用与交感神经系统的作用相反，它虽不如交感神经系统具有明显的一致性，但也有相当的关系。副交感神经系统可保持身体在安静状态下的生理平衡，它的作用有三个方面：

第一，增进胃肠的活动，促进消化腺的分泌、大小便的排出，保持身体的能量；第二，让瞳孔缩小以减少刺激，促进肝糖原的生成，以储蓄能量；第三，让心跳减慢，血压降低，支气管收缩，以节省不必要的消耗，协助生殖活动，如使生殖血管扩张、性器官分泌液增加。

### ·帮助睡眠

下面这个有关缬草根精油的实验就更加具有针对性了。主持并设计实验的专业人士，是一位在台湾地区一所医院里工作的专科医生，他发现缬草根精油里含有很丰富的、高品质的缬草酸，这是一种天然化学成分，对人体的神经系统颇有助益，能给予神经系统镇定和安抚。他设计了一个实验组和一个对照组的研究，请41位重症监护病房的重症病人作为实验组的受试者，因为病情严重，他们都表现出焦虑和害怕的情绪，既担心自己的病情，也担心牵累家人，各种情绪错综复杂；他们成天躺在病床上，睡眠质量也受到了影响，有的表现出嗜睡，或者睡睡醒醒，有的在夜里要起来好多次，也有的入睡困难……

实验组的41位病人接受的实验是，分别在神门穴、内关穴、涌泉穴上做深度的指压按摩，所使用的按摩油是在10毫升的甜杏仁油里滴入5滴缬草根精油。

方法是：在这三个穴位抹上按摩油后，用大拇指，以3~5千克的压力，按压穴位，每个穴位按压3分钟，每天进行1次。这41位病人的护士每天都要报告前一晚的睡眠情况，还要做一份史丹福的嗜睡量表。统计结果表明，他们的睡眠情况都得到了改善，而另外也在加护病房的对照组病人的睡眠情况就没有任何变化，因为他们只是单纯地以甜杏仁油为按摩油按压这三个穴位。

这个实验论文发表之后，成为缬草根精油特别重要的芳疗依据。让大家知道缬草根精油富含的高品质的缬草酸，不仅对抑郁有帮助，在睡眠方面也有显著的功效。缬草根精油可以单独使用，也可以和一些精油搭配使用。

可以搭配的精油有：罗马甘菊、快乐鼠尾草、亚特拉斯杉木、薰衣草、欧蓍草、檀香木、岩兰草等。任选以上一两种精油与缬草根精油配伍，能够有效调理失眠问题。

### · 缓解偏头痛

偏头痛是非常难以摆脱的恼人疼痛，而且会让情绪受到很大的影响。缬草根精油对于偏头痛也有很好的效果，使用方法非常简单，就是当偏头痛发作时，只要单纯地吸嗅它就可以了，或者是和上述可以配伍的一两种精油搭配混合在一起，抹在太阳穴上，用力按压 3 分钟，也能很好地缓解偏头痛。

对于一些刚刚开始学习芳香疗法的学生或治疗师来说，缬草根精油并不是一个耳熟能详的精油，但它确实是根茎类精油里特别有价值的成员。如果行有余力，要扩充精油装备的时候，缬草根精油绝对是可以优先选择的精油之一。

# 4.3 岩兰草（香根草）

**英文名：** Vetiver

**拉丁文名：** *Vetiveria zizanioides*

**家族科别：** 禾本科 *Poaceae*

## 精油外观

深棕色至琥珀色液体。

## 香气

非常浓郁、香甜，带些土壤气息的木香味。

## 协调油

白芷根、快乐鼠尾草、乳香、天竺葵、茉莉、薰衣草、马乔莲、橙花、广藿香、玫瑰、檀香木、紫罗兰叶、香水树。

## 种植地区

印度、加勒比海沿岸地区。

## 萃取部位和萃取方法

将根茎清洗干净、晒干、碾碎，再以蒸汽蒸馏法取得精油。

## 主要的化学成分

岩兰草醇 (Vetiverol)、岩兰烯 (Vetivene)、岩兰草酯 (Vetivenyl Acetate)、缬草酸 (Valeric Acids)。

## 芳香疗法应用

生理用途：粉刺、关节炎、刀伤、头昏眼花、皮肤松弛、肌肉酸痛、停经、疤痕、肌肉僵硬、皱纹。

与广藿香及檀香木一样，岩兰草是一种低度油，是常用的化妆品固定剂。此外，岩兰草精油不仅可以作为香皂、化妆品及香水的固定剂，亦能用于食物保存。

情绪用途：抑郁、沮丧、失眠、神经紧张、经前紧张症、不安全感、惊吓、焦躁不安、痛失亲人、婚变、分居。

岩兰草与茉莉一样能让人建立自信心，尤其对自卑或有罪恶感的人非常具有疗效。岩兰草亦与佛手柑相同，是抚平忧伤与沮丧的良好精油。此外，所有来经前的综合症状（如多愁善感），皆可借由用岩兰草精油按摩或泡浴而获得帮助。有时仅需嗅吸 1 滴，即可使心情转换。

居家护理：

皮肤保养：粉刺、伤口感染、皮肤松弛、老化皱纹。

循环系统、肌肉和关节：痛风、肌肉酸痛、僵硬。

神经系统：抑郁、头痛、失眠，以及几乎所有情绪症状。

## 安全须知

没有毒性、刺激性、皮肤敏感性的报告。

## 精油密码

岩兰草，有的品牌会翻译为"香根草"。岩兰草精油属于根茎类精油，但并不像白芷根、姜根、缬草根那样来自植物的粗大根茎。岩兰草是一种草本植物，埋在土壤底下的根细细的，萃取精油时是把这些细细的根洗干净，切成块状，晒干之后碾磨成粉末，再放在水里进行蒸汽蒸馏。虽然是细细的根，但毕竟还是埋在土壤里，所以还是属于根茎类的精油，也拥有根茎类精油大地母亲一般的能量，提供温暖的拥抱、呵护、安全感，以及让人有脚踏实地的感觉。

除了根茎类精油的特质之外，岩兰草精油还拥有一些独特的、有别于其他根茎类精油的功效。

### · 抑制阿尔茨海默病

实验证明，岩兰草精油对阿尔茨海默病有很好的改善效果，尤其是罹患此病时那种不可控的、非常暴躁的脾气，或者是完全失去了认知能力的情况。

有一项实验，实验方邀请了 56 位年龄在 70 岁到 92 岁之间的老人家，他们都患有重度的阿尔茨海默病。这个实验中只用了一组复合精油——岩兰草精油、薰衣草精油、甜马乔莲精油以及广藿香精油。实验人员把这 4 种精油以等比例混合为 5 克，调在一个 100 克的水溶性乳霜里。实验者把 56 位老人分为两组，两组分别接受了不同顺序的按摩。

第 1 组：在前 4 个星期，每天用调配好的含有精油的水溶性乳霜按摩 5 次，分别按摩身体和四肢；之后，再进行 4 周的按摩，但这时只是单纯地使用水溶性乳霜，里面没有添加任何精油。

第 2 组：正好与第 1 组相反，前 4 个星期，每天都使用不含精油的水溶性乳霜按摩 5 次，也是按摩身体和四肢；之后，再以含有精油的水溶性乳霜按摩，也是每天 5 次，连续 4 个星期。

实验者通过观察记录发现，两组老人接受了 8 周的按摩之后，用含有 4 种精油的乳霜按摩的那一天，老人的认知能力得到帮助，

311

能够记起来你叫什么名字，或者是你在叫他的时候，他能够回应，而且狂怒的时长和频率也大大减少。而只是单纯用乳霜按摩的那天，就又恢复到重度阿尔茨海默病的状态和情绪中了。

这个实验证实了，虽然阿尔茨海默病所显现出来的症状是不可逆的，但是当我们用精油来按摩的时候，症状还是可以得到相当程度的缓解。

家中如果有一位患有阿尔茨海默病的长辈，对家人来说是非常辛苦的，所以岩兰草以及和它配伍的精油，能够一定程度地提升老人及其家人的生活品质。

岩兰草精油含有类倍半萜烯，而且几乎是在所有的精油当中品质最好、含量最丰富的。类倍半萜烯能够帮助人体 4 个重要的系统：神经系统、内分泌系统、生殖系统，以及免疫系统。

### ·调节强迫症

实验证明，让有强迫症的病人吸嗅岩兰草精油，或者是调在媒介油里进行按摩，能够在很大程度上增加患者的安全感。有强迫症的人，很重要的一个心因性原因就是没有安全感，所以才需要规律地、不断地重复某一个行为，像进行虔诚的仪式一般；或者是某一个东西必须摆放在固定的位置。这些都是极度缺乏安全感的表现。有根茎类属性的岩兰草精油，对这种心因性情况可以提供很好的帮助。

此外，岩兰草精油所含有的类倍半萜烯，能够改善一个人的认知能力。患有强迫症的人就是因为认知能力极度僵化，缺乏弹性，所以才会一直在某个模式里转圈。由于岩兰草精油能帮助认知方面的弹性，减少对强迫行为的心理需求，所以，无论是从提供安全感上，还是从增加认知的弹性上，都能够减缓强迫症的症状。

**·缓解更年期综合征和经前紧张**

岩兰草精油中含有的类倍半萜烯能增加黄体酮（也称"孕酮"）的分泌，所以对于更年期综合征、经前紧张有非常好的功效。

因为体内黄体酮的急速下降，更年期女性很容易产生狂躁、盗汗等心理上和生理上的不良表征。类倍半萜烯不仅能滋养更年期女性逐渐干涸的生殖器官，还具有"冷却"的能力，帮助冷却生理上的燥热和潮红，以及心理上的焦躁、暴躁等。所以，岩兰草精油无论对更年期生理器官的养护，还是对更年期情绪的安抚，都非常有帮助。

另外，女性在月经期间，黄体酮的水平会急剧下降，对绝大多数女性来说，这可能不是一个很大的问题，但是对某些女性来说，她们对体内黄体酮水平的下降会有特别的敏感反应，例如变得特别爱哭，睡得不好，甚至有的人会怀疑自己的价值……总之，会出现一些月经来潮之前的情绪症状。岩兰草精油能够促进黄体酮的分泌，因此可以在一定程度上改善经前紧张。用法非常简单，可以单纯吸闻岩兰草精油，或者是调在媒介油里当作皮肤保养油来使用。

有益于更年期综合征和经期紧张的精油有：快乐鼠尾草、天竺葵、绿花白千层，以及柑橘属类的精油。

## · 保养老化皮肤

岩兰草精油具有很好的皮肤保养功能，尤其是针对老化皮肤。随着年龄的增长，面部的脂肪会逐渐流失，开始因干瘪松弛而出现下垂的现象。岩兰草精油能减缓因为年龄而出现的脂肪流失情况。另外，身体健康的因素也是造成脂肪流失的原因。

把岩兰草精油和玫瑰精油、橙花精油以及具有催情功能的檀香木精油等比调配在一起，以 1% 的浓度滴进对皮肤有滋养功能的媒介油里，就会是一款顶级的皮肤养护油。

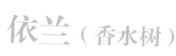

# 依兰（香水树）

**英 文 名**：Ylang Ylang
**拉丁文名**：*Cananga odorata var.genuine*
**家族科别**：番荔枝科 *Anonaceae*

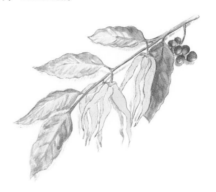

## 精油外观和香气

特级依兰精油（Extra）是蒸馏过程中的最初产物，价格最为昂贵，是一种带有浓郁花香、香甜气味的淡黄色液体，具有甲酚和苯甲酸盐的前调，持久性有限，但渐渐释出的气味更令人舒服，轻柔、香甜、淡淡的辛辣，还有香脂般的花香味。

三级依兰精油（Ⅲ）是微黄色的油性液体，散发出香甜花香和木香香脂的气味，并带有强烈又非常甜腻的香脂尾调。

三级精油（Ⅲ）在肥皂工业中非常有用，而且是非常便宜的花香原料，可用于风信子、紫丁香和其他花香基调。

一级（Ⅰ）和二级（Ⅱ）依兰精油则介于特级和三级中间，是无色至微黄色的液体，具有异国情调的花香、香甜、持久性强的气味，最经常被用来取代最贵的特级精油。

**注意：**卡南加精油（Canaga Oil，也就是依兰第二次蒸馏后的精油）是一种水蒸馏制精油，从爪哇岛（印度尼西亚）北部和西部的卡南加奥多拉塔（Cananga odorata）品种的花朵中提取。卡南加精油的外观为黄色至橘黄色或淡黄绿色，是有点黏稠、带有香甜花香、如香脂般气味强烈的液体。前调是木质香和皮革味，并且有花香尾调。它的整体气味明显比依兰精油重得多。卡南加精油可用于肥皂香料，且其受欢迎的前调可用于男士香水和女士香水中。

**协调油**

可与大部分精油混合，特别是茉莉、玫瑰、檀香木、岩兰草。

**种植地区**

科摩罗群岛、留尼汪岛、菲律宾和印度尼西亚。

**萃取部位和萃取方法**

以蒸汽蒸馏法自早晨新鲜摘取的花朵中得到精油，依据不同的蒸馏时间，所得精油中的天然化学成分也不同。

初次蒸馏出的精油为品质最佳的特级依兰精油（Ylang Ylang Extra）。目前市面上所销售的依兰精油分为五级：特级（Ylang Ylang Extra）、高级（Ylang Ylang Complete）、一级（Ylang Ylang Ⅰ）、二级（Ylang Ylang Ⅱ）、三级（Ylang Ylang Ⅲ）。

依兰经初次蒸馏后，将相同的花朵再行蒸馏后产出的精油称为"卡南加精油"（Cananga oil）。仅有特级、高级和一级依兰精油适合用于芳香疗法，其他等级的依兰精油因缺乏深度及营养成分，仅能作成花露水或用于香水工业的原料。

## 主要的化学成分

乙酸苄酯(Benzyl acetate)、乙酸香叶酯(Geranyl acetate)、苯甲酸苄酯(Benzyl benzoate)、芳樟醇(Linalool)、对甲酚甲醚(p-Cresylmethyl ether)。

一级、二级、三级的依兰精油含有高比例的芳樟醇和低比例的倍半萜烯类，而特级精油比这三种等级的精油含有更多的乙酸苄酯和对甲酚甲醚。

## 芳香疗法应用

生理用途：粉刺、虚弱、发质问题、高血压、出血过多、肾虚、心悸、心跳过速。

依兰精油具有舒缓功能，可改善呼吸过快的问题，对调节干性及油性皮肤的皮脂分泌亦很有效，还能很好地滋养头皮，著名的维多利亚"玛加萨油"（Macassar oil，一种植物性润发油），即含有依兰精油的成分。

情绪用途：性冷淡、抑郁、沮丧、失眠、神经紧张、嫉妒、愤怒、挫折。非常适用于抑郁、愤怒，或由于惊吓或重创所造成之精神创伤。

居家护理：

皮肤保养：适合痤疮、头发生长、护发素、蚊虫叮咬、敏感和油性皮肤。

循环系统、肌肉和关节：高血压、呼吸急促、心悸、心跳过速。

神经系统：抑郁、阳痿、失眠、精神紧张，以及压力引起的症状。

## 安全须知

依兰精油的香味很浓郁厚重，如果含量太浓或使用量太多，易导致反胃恶心及头痛，因此务必低剂量使用。

### · 严格的等级之分

依兰精油，也叫作"香水树"。之所以被称为"香水树"，是因为很多香水品牌都会用依兰精油来当作香水的基调，而且依兰精油的香气非常神秘，具有异域情调，让人仿佛身处一个特别妩媚、特别有情调、特别魅惑的异乡，而人在异乡就容易"放肆"，所以依兰精油在香水里试图传达的精神，就是鼓励人们稍微放肆一点地去享受生命。

依兰通常种植在热带地区，精油萃取自依兰树黄色的花朵，依兰花朵的个头很大，香气特别浓郁，通常是利用蒸汽蒸馏法或水蒸馏法萃取精油。位于依兰花朵花瓣里的油腺细胞比较特殊，对于重力（即地心引力）特别敏感，所以，萃取时，一次的萃取量不能太大，不能像薰衣草、欧薄荷、桉树这一类精油一次可以萃取那么大的量，而这也就是依兰精油价格昂贵的原因之一。当然，我们在这里所说的"昂贵"，并非玫瑰精油、茉莉精油那个级别的昂贵。

选择和购买品质好的依兰精油，是令芳香疗法初学者特别困惑的一件事，因为市售的依兰精油至少有4种，甚至有些精油供货商会有5种不同的等级，那么这些等级应该如何区分呢？

首先来看看它们的价格和品质。

毫无疑问，Ylang Ylang Extra 的品质是"特级"，也是最贵的。之后以此类推，有等级一、二、三。而 Complete 的价格通常介于等级一和等级二之间；有些精油商也会把它放在 Extra 和等级一的中间，称它为"高级"。

Extra 特级，有时还会细分出"Superior 极品级依兰精油"，它是在萃取依兰精油的前 15 分钟到半小时之内蒸馏而得的精油，而且蒸馏器要控制在大于 0.965 的重力数值内。也就是说，当把依兰花朵放进蒸馏器之后，最长半个小时之内萃取所得的精油的品质是最好的、香气也是最美的，当然价格也是最高的。

半个小时之后，蒸馏器继续蒸馏，而接下来的 1 个小时里所得到的精油就是"Extra 特级依兰精油"。特级依兰精油的价格也属于贵的，蒸馏器的重力要控制在 0.955 至 0.965 之间，这个数值需要非常精确。

接下来是等级一的依兰精油，标识是"Ylang Ylang Ⅰ"，后面跟着一个罗马数字。蒸馏器继续接着上面的萃取流程，从接下来的 1.5 个小时到 3 个小时之内所得到的就是一级依兰精油，此时蒸馏器的重力是在 0.945 到 0.955 之间。

再接下来的第 3.5 个小时到第 6 个小时，所得到的精油是等级二的依兰精油，蒸馏器重力是在 0.932 到 0.940 之间。

从第 6 个小时到第 8 个小时，甚至有时会长达到第 16 ～ 22 个小时，这是萃取的最后阶段，这个阶段所得到的精油就是等级三的依兰精油，当然它的品质和价格相对来讲都是最低的。这个等级的依兰精油会用在洗发水、沐浴乳、护手霜等日化产品里面。

而"Complete 高级依兰精油"则是用 Extra 特级加上等级一，

再加上等级二，我们称之为"完全依兰精油"或"高级依兰精油"。这样做的目的是降低价格，而且在品质上也有一定的保障。特级的和等级一的依兰精油，大多用于非常昂贵的香水制造，或者供专业的芳香疗法治疗师使用。

### ·抗癫痫

依兰精油的抗癫痫能力是非常独特的。癫痫的问题可能源于先天的遗传、后天的疾病或脑伤等。下面的实验，分别使用了三种不同方式来接受依兰精油。

第一种方式：让患者先进入催眠状态，然后让他吸闻纯的依兰精油。

第二种方式：把纯的依兰精油滴在枕头上，一周滴3次，同时将依兰精油加在媒介油里做按摩，每周2次，连续6周。

第三种方式：在患者接受催眠疗法并进入催眠状态的时候，同时吸闻依兰精油，然后和第二种方式一样，将依兰精油加在媒介油里做按摩，只是，没有在枕头上滴依兰精油。

不同的癫痫患者分别接受了三种不同的方式，而且实验人员鼓励他们，感觉癫痫要发作时，就赶快打开瓶盖吸闻依兰精油。一年之后，通过分析实验人员的记录，发现有1/3受试者的癫痫再也没有发作过，甚至有些人在之后的两年内都没有再发作过。而比照这三种方式的成效，发现进入催眠后、单纯吸闻依兰精油的效果最差，而结合了吸嗅和按摩的第三种方式效果最理想。

当然对于依兰精油控制癫痫发作的能力，还需要更多的实验来佐证，但至少这个实验已经提供了一个重要的基础，让我们了解依兰精油在预防癫痫发作和减缓症状上的作用，这样的减缓有助于减少因癫痫发作而导致的伤害（包含对肢体的伤害、对脑部神经的伤害，以及对情绪的伤害）。

**·降血压**

针对依兰精油的降血压功效也有一个实验。实验请了 52 位有血压问题的患者，将他们分为三组：第 1 组为精油组；第 2 组为安慰剂组，即用的是安慰剂，但是患者不知道他们所用的是什么；第 3 组为控制组，他们什么都不需要做。

精油组使用了一个配方，里面调和了 3 种精油：薰衣草精油、依兰精油、佛手柑精油。这 3 种精油等比调成一瓶纯的复方精油，实验人员请精油组的患者每天吸闻 2 次，连续吸闻 4 周。安慰剂组的患者也吸闻某种东西，只是不是精油；而控制组的患者什么都没做。

在实验进行之前，52 位患者都接受了各种检测，包含血压、心跳速率、血清皮质醇水平（压力指数），另外还测试了儿茶酚胺水平。儿茶酚胺在人体里会兴奋血管，使冠状动脉的压力增高，这是造成中风的危险因素。4 周后，所有的受试者再次接受检测，而检测结果表明：精油组的压力反应良好，血压也有明显的降低。

但一个实验似乎不足以说明问题，于是针对依兰精油降血压的能力，又有另外一个实验。实验参与者是 44 位有心脏病的患者，实验人员把他们分成两组，一组是实验组，一组是控制组。测试的目的是要观察他们心脏的收缩压，以及交感神经的功能有没有受到依兰精油的影响。

同样地，他们被安排吸闻精油，每天 2 次，连续 4 周。但是这个实验使用的精油有一些改变——保留了薰衣草精油和依兰精油，但把佛手柑换成了柠檬，当然，柠檬和佛手柑一样，都是柑橘属的成员。调油的比例是：将 2 滴柠檬精油、2 滴薰衣草精油、1 滴依兰精油，混合成一瓶新的复方纯精油吸闻。实验结果也证明，精油对心脏的收缩压，交感神经的功能，都有非常好的抑制和控制的效果。

第三个实验就更加精确了。实验请来了 83 位高血压患者，他们都带着 24 小时的血压监测仪，除了监测血压之外，也要测量血清皮质醇，即压力指数。实验人员将 20 滴薰衣草精油、15 滴依兰精油、10 滴甜马乔莲精油、2 滴橙花精油，调和在一起，成为一个新的复方纯精油，让受试者吸闻。他们将 83 位患者分为两组，一组吸闻上述调和的复方纯精油，而另外一组吸闻的则是人工合成的、很好闻的香水。实验结果显示，吸闻精油的那一组，血压和血清皮质醇的指数都大大降低。而吸闻人工香水的那一组则没有什么样的变化。

除了上述我列举的这三个实验之外，还有好几个实验都证明，依兰精油在降血压和控制血压上是功效卓著的，并且是源自天然的。

### ·能催情的精油

依兰精油对于女性或者是男性在性能力方面也有很好的功能。

它既能够降血压，让压力降低，同时又是一个特别性感的精油。

有一项实验，招募了 40 位健康男士参加，实验人员让这些男士吸闻依兰精油，结果他们的血压都降低了，但是皮肤表面的温度却反而升高，这说明身体的血压得到了控制，但情绪反而变得更亢奋，体内的性荷尔蒙分泌也同时增加。所以，这也是很多女士香水里会添加依兰精油的原因。

依兰精油在性能力或催情方面，无论是增加性动机、性能力，或提升对性的渴望，功效都是很强的。所以有位芳香疗法大师曾经说过，依兰精油是"天使和魔鬼的结合"，它能够让我们因为性而堕入魔鬼的境界，但是对于血压和神经系统，它又有天使般的疗愈能力。

---

• TIPS

最后还是要特别提醒一点，依兰精油的香气过于浓郁，非常强势，所以不能够因为心急，希望能更好地抗癫痫、能很快地降血压、能更强地催情，而使用较高浓度的比例，用量太高反而会适得其反。因此，在配方里，如果别的精油用了 2 滴，那么依兰精油只能用 1 滴，不仅调和油的气味恰恰好，功效也会发挥"少即是多"的魅力。我们常说，一个女人的美丽，其实要显现在那种"似有若无"和"欲拒还迎"之间，不要过于张扬或过于直接。依兰精油的香气正好为这个美丽哲学做了最好的说明和注解。

第四章　精油档案

## 能调制情绪香水的精油

以下五款精油，是价格昂贵的、在一般的芳香疗法应用
并不常见的精油，但是在以精油来调制具有心理情绪理疗功
的香水时，却极具价值。它们不仅香气隽永优美，还拥有直
心灵的疗愈能力。

# 紫罗兰叶
## [ 能调制情绪香水的精油 1 ]

**英 文 名**：Violet Leaf
**拉丁文名**：*Viola odorata*
**家族科别**：董菜科 *Violaceae*

**精油外观和香气**

　　紫罗兰叶片绝对油呈浓稠的深绿色。前调香气青春细腻，带着新鲜的、刚收割后的、让人难忘的、隐隐散花香调的青草气味，基调的香气则深沉，难以捉摸，神秘而浓厚。

　　紫罗兰花朵绝对油是绿黄色的，但产油量太低，几乎不可得，因此在市面上很少出现。

**协调油**

　　花朵类精油、快乐鼠尾草、小茴香、紫苏、柠檬、佛手柑。

**种植地区**

　　意大利和法国。

**萃取部位和萃取方法**

　　香脂或绝对油是利用溶剂萃取法从紫罗兰的新鲜叶片或花朵中萃取而来的。

　　紫罗兰，又被称为"甜蜜紫罗兰"，是堇菜科 (*Violaceae*) 家族的成员，有超过 200 种的品种。它是多年生植物，身形娇小，最多只能长到几厘米高。它有着深绿色的、心形的、背面长着软软茸毛的叶片，开着带着些蓝色的紫罗兰色、芳香馥郁的花朵。法国南部格拉斯地区，种植着大片的紫罗兰，而当地所萃取的紫罗兰叶片绝对油的绝大部分都用在高品质的香水制作上。

　　紫罗兰叶和花朵一直用于传统医药，用来治疗肺部郁结所产生的问题，也用于敏感性皮肤的护理。紫罗兰叶同时也用来缓解膀胱炎，还用来作为口部溃疡和喉咙发炎时的漱口水。古希腊人认为紫罗兰是生育与爱的象征，所以也用它来制作春药。老普林尼推荐在头上戴着紫罗兰花环来治疗头疼和头晕。大不列颠人古时曾把紫罗兰花瓣浸泡在羊奶里喝，以保养皮肤并增加女性的美丽气质。

　　由紫罗兰叶片和花朵制作成的糖浆，一直被用来帮助治疗呼吸系统的疾病，例如痰瘀、咳嗽、喉咙痛等。紫罗兰花朵是可食用的，因此常出现在沙拉、装饰性糖果、甜点中。把新鲜的紫罗兰叶片碾碎敷在皮肤上，能缓解红肿和缓和刺激；而压碎的新鲜花瓣则能放在浴缸里泡澡，既能安抚皮肤，也能借由它的香气来舒缓心灵。

　　紫罗兰叶片精油对痛经和月经不规则很有助益，也能很好地缓解失眠症状。它能很好地和玫瑰精油混合。紫罗兰叶片精油有滋养心脏的功能，也是很好的催眠剂，让人安静和安适。在生理的用途上，还具有抗炎、舒缓、止咳的功效，对支气管炎、喉咙痛、膀胱炎、脸部皮肤的红血丝和痤疮有理疗作用，还有助于促进老化皮肤的再生。

在心理用途上，紫罗兰叶精油有强化、安抚和舒缓的功效，能帮助睡眠、减缓焦虑和不安全感，缓解头晕眼花、头痛和神经衰弱。由于能强化和安抚心脏，因此能对抗和克服悲恸的情绪。很多医师都有使用它来进行心理疾病理疗的成功经验，并且公认它是用来安抚备受困扰的心灵的最佳良方。从精微能量的角度来说，紫罗兰叶片精油能保护那些极度害羞和敏感的人，并强化他们心灵的能量。

# 玉檀香（巴西圣木）
## [ 能调制情绪香水的精油 2 ]

**英 文 名**：Palo Santo
**拉丁文名**：*Bursera graveolens*
**家族科别**：**橄榄科** *Burseraceae*

### 精油外观

淡黄色或浅棕色。

### 香气

香气浓郁，前调带着愉悦的薄荷味和一丝丝的柑橘气味，基调则是强烈的花香调和木香调。其洁净、浓郁、提振、性灵的气味属性和乳香、榄香脂一样。

### 协调油

乳香、榄香脂、没药、罗马甘菊、佛手柑、柠檬，以及青草类精油。

### 种植地区

巴西。

### 萃取部位和萃取方法

用溶剂萃取法从自然倒卧老死的玉檀香大树的木心中萃取。

拥有神秘气质的玉檀香精油，在生理疗愈和形而上的超自然领域方面都有非常强大的功能，能唤醒心灵和重生。它和乳香、没药、榄香脂属于同一个家族，它的西班牙语名字是"圣木"的意思，这让我们对它的属性有了非常直观的认识。

玉檀香精油颜色淡黄或浅棕，协调油为乳香、榄香脂、没药、罗马甘菊、佛手柑、柠檬，以及青草类精油。调油或调香时，最好是一滴一滴地往上加，因为玉檀香精油的气味浓郁强烈，一个不留神加多了，就会压住所有其他精油的气味。另外，孕妇要避免使用。

玉檀香精油很适合用在胸腔问题的配方中，能帮助缓解支气管咳嗽，感冒、流感、头痛、过敏性气喘。如果用来按摩，玉檀香精油能舒缓紧绷疼痛的肌肉、发炎和僵硬的关节，对风湿尤其有效。另外，它也是胰腺分泌功能的强效滋补剂，对消化功能十分有益。在皮肤保养中，它能帮助提高健康细胞的再生速率。

在情绪的功能上，它能缓解压力、忧伤、消极思维、惊慌和焦虑，并经由产生信任，让人觉得自己是安全的和被保护的。玉檀香精油是一款极为强大的心灵精油，能帮助我们内在精微能量的工作，引导我们去寻求真实的灵魂，它同时也是进行"光晕疗法"时的净化精油，与"本我轮""第三只眼"密切相关。冥想时，玉檀香精油能引导我们和圣灵的力量深度联结，带来宁静和放松，增进注意力和创造力。在进行"死藤水仪式"（Ayahuasca ceremonies）

时，常利用焚烧玉檀香木块的烟，净化灵魂，驱赶消极的负能量。如果你相信它的神奇能力，玉檀香能为你带来好运。

　　玉檀香木的神奇能力和智慧，是在它死亡之后才显现出来的。首先，它必须是自然老死，老死后，必须在它的自然栖息地上倒卧 4 ~ 10 年，才能完成它的质变，而且只有到这个时候，它的神圣疗愈能力才能苏醒。也就是说，玉檀香木需要在 10 年间完成生命的死亡和重生。玉檀香精油储存在它的木心中，大约需要 10 年才能成熟，而且品质绝佳的精油必须是从自然倒卧死亡的老树上取得。玉檀香木的自然寿命为 80 ~ 90 年。品质绝佳的精油是以传统的、保护天然环境和怀着爱心的蒸汽蒸馏法萃取的，产油量很少。

# 47 黄玉兰
## [能调制情绪香水的精油 3]

**英 文 名**：Champaca
**拉丁文名**：*Michelia champaca*
**家族科别**：木兰科 *Magnoliaceae*

### 精油外观

绝对油颜色从褐色到琥珀色，质地极为浓稠，甚至呈厚厚的糊状，但只要稍稍把它温暖一下，就很容易滴出或倒出。

### 香气

香气极为馥郁、甜腻和魅惑，前调为香草、干花和水蜜桃的气味，基调则带着异域的、辛辣的、似茶叶般的以及干草的气味。

### 协调油

花朵类和柑橘属精油，檀香木、紫檀、快乐鼠尾草、紫苏、豆蔻、桃金娘。

### 种植地区

印度、南亚、中国、留尼汪。

### 萃取部位和萃取方法

利用溶剂萃取法从黄色的花朵中萃取精油。

　　黄玉兰被认为是来自印度和南亚的、拥有最神圣能力的树木之一。中等高度，开深橘黄色香气浓郁的花朵，是木兰科家族的成员。自古以来，黄玉兰花朵的香气就被用来敬神，也被人们，尤其是女人所喜爱。也就是说，黄玉兰树既被栽种在寺庙教堂的花园里，也被栽种在寻常人家的庭院里。它几乎愉悦了所有人。

　　在印度，黄玉兰花既被用作装饰，也被用于敬神仪式中。因其极具魅惑力的香气，它也被大量地用在香水中，被称为"attars"，堪称天然的春药。不过，attars 里面还含有基调的檀香木精油，虽然闻起来美极了，但并不是纯的绝对油。黄玉兰像所有有着甜美花香的花朵一样，是献给印度克利须那神（Krishna）[ 毗湿奴（Vishnu）的十位化身之一，是掌管爱与浪漫的神祇 ] 的花朵。黄玉兰也与弥勒佛——八大佛陀之一，有着密切的相关，由此可见它的神性有多么高。

　　黄玉兰精油能唤醒性欲、爱和浪漫，也能唤醒无条件的、宇宙的爱，让我们和天地大爱合而为一。从疗愈的角度来看，黄玉兰精油能创造放松和欢愉。在按摩油配方中，它能帮助我们拥有健康的关节和肌肉，由于具有强烈的春药属性，它还能帮助我们疗愈因精神紧张而引致的亲密感问题和性冷淡。在皮肤保养方面，黄玉兰精油能滋养活化肌肤，对干性、成熟、皱纹皮肤很有功效。另外，它美好诱人的香气，能让人在高压疲倦的一天过后，获得心灵的安适和自在放松，尤其适合成熟和感性的人。黄玉兰精油也能增强一个人的个性和目的感，去除自我怀疑，建立自信心，尤其是那些一直在怀疑自己所做的选择是否正确的人。

　　由于具有既兴奋又抗抑郁的能力，黄玉兰精油对抑郁和死气沉沉的情绪状态很有助益。它能让人感觉安定、温暖，帮助人增强自尊和自信。对经期腹部痉挛和月经不规则也有功效。

# 晚香玉（夜来香）
## [ 能调制情绪香水的精油 4 ]

**英　文　名**：Tuberose

**拉丁文名**：*polyanthes tuberosa*

**家族科别**：**石蒜科** *Amaryllidaceae*

**精油外观**

深橘色，质地非常浓稠。

**香气**

有着浓厚、甜腻的花朵香气，前调带着些微辛香，基调则是富有异国情调、光芒美好、像蜂蜜一般甜美的气味。

**协调油**

能非常美好地和所有的花朵类、辛香类、柑橘属类精油调和在一起，创造出很东方的花香调香气。

**种植地区**

墨西哥、南美洲、中国南方。暖温带地区分布广泛。

**萃取部位和萃取方法**

利用溶剂萃取法从新鲜的花苞和花瓣中取得。

晚香玉是开着大朵的、白色的、香气很像百合花花朵的多年生植物。它的花朵常用来制作装饰性的花环。晚香玉绝对油是利用溶剂萃取法从新鲜的花苞和花瓣中取得的，颜色呈深橘色，质地像糊状一般非常浓稠，调油前必须先把它温暖了，才能滴出来。它有着浓厚的、甜腻的花朵香气，前调带着些微的辛香，基调则是很富有异国情调、很光芒美好、像蜂蜜一般甜美的气味。

晚香玉绝对油的香气安定，能强化我们的坚忍性和耐力，属于昂贵的花朵类绝对油之一。当然，它完美的香气也得到了非常高的评价，在高端品牌的香水中扮演了非常重要的角色，例如，它是"Joy 香水"（由 JEAN PATOU 的调香师亨利·阿尔梅拉调制）的主要成分。它因为能保护精微能量和建立界限而知名，性感的香气有催眠和麻醉的作用。晚香玉绝对油的香气浓郁，只要很少几滴，就能留香很长时间，因此调油或调香时，最好只用几滴 10% 的浓度。

虽然它大部分的用途是在香水工业领域，但晚香玉绝对油的香气在芳香疗法界也很有价值，例如缓解失眠和深度放松，在按摩油的配方中，对总是感觉身体发冷或情感剥离的人来说，有温暖身心的功效。它也是强力的催情剂，能增强自尊，改善性冷淡。晚香玉甜美的气味也有很好的抗抑郁功能。

# 粉红莲花
## [ 能调制情绪香水的精油 5 ]

英 文 名：Pink Lotus

拉丁文名：*Nelumbo nucifera*

家族科别：睡莲科 *Nymphaeaceae*

**精油外观**

颜色呈透明的金黄色。

**香气**

有着神秘的、异域的调性，它的香气缓缓释出，就像莲花缓缓开放一样。前调是馥郁的、辛辣而温柔的花香，基调则是混合了果香、青草香、清新的泥土香的药香味。

**协调油**

能非常美好地和所有的花朵类、木香类精油调和在一起。

**种植地区**

印度。

**萃取部位和萃取方法**

利用溶剂萃取法自新鲜的花苞和花瓣中取得。

　　众多古老文化尤其佛教文化认为：莲花的根出淤泥而不染，盛开着美丽的花朵，因此，它是觉醒、纯洁、宁静与美的象征。莲花是水生的多年生植物，有着大型的扁平状叶片，以及高雅美丽的花朵。除了粉红莲花绝对油之外，也有白莲花绝对油和蓝莲花绝对油，但业界公认，粉红莲花绝对油的香气最适合香水的调制。所有颜色的莲花绝对油都需要足够的时间来熟成它的香气。

　　粉红莲花绝对油能带来深度放松、再生和提升、平静和安适。在静坐冥想的用途上，能帮助我们达到深层次的专注和理解。莲花是佛教文化中最原始的符号，其中，粉红莲花和观音密切相关。在佛教对神祇的塑像和画像中，神祇总是站在或坐在盛开的莲花宝座上，因此，粉红莲花是热情、卓越、复活、长生不老的符号。

　　在皮肤保养的领域里，粉红莲花绝对油能延缓老化的痕迹，它能镇定、舒缓和帮助细胞再生，适合干性、敏感和成熟的肌肤。调油时必须使用低的剂量，它跟前面几种绝对油一样，只要几滴就能达到很长的留香时间。在情绪理疗上，粉红莲花绝对油能放松和提振心灵，因此是驱走焦虑和压力等负能量的理想用油。此外，它也能帮助精微能量的重拾、补充和激活。

"媒介油就像是帮助精油进入身体的交通工具。"

———媒介油是什么

# PART 05

# 媒介油档案

大部分的媒介油由冷压法萃取自植物的种子或坚果，本身就具有很好的营养成分，里面所富含的维生素即便不与精油搭配也有很好的理疗功效。

# 媒介油
## 是什么?

　　从植物中提炼出的物质可分为两种:一种是在前面所介绍的纯精油;另一种就是媒介油(Carrier Oil),又称"基础油"或"基底油"(Base Oil)。

### 它是携带精油的交通工具

　　由于大多数的纯精油都因浓度太高而无法直接抹在皮肤上(薰衣草精油和茶树精油除外),因此必须以基础油稀释后,才可以接触皮肤。而基础油又称"媒介油",是因为纯精油的挥发性极强,需要借助基础油将它锁住,并将它从皮肤的表面稳稳地携带到皮肤里层。因此,媒介油就像是帮助精油进入身体的交通工具,同时也像是润滑剂,让按摩工作可以顺畅进行。

### 它有营养加分的功能

　　大部分的媒介油由冷压法萃取自植物的种子或坚果,本身就具有很好的营养成分,里面所富含的维生素即便不与精油搭配也有很好的理疗功效。因此,如果能根据精油的特性及成分,正确

精油全书(珍藏版) 30年芳疗经验集成

选择所搭配的媒介油，就能调制出具有"加分"效果的良好治疗油。另外，在调油时，如果某些媒介油属于质地浓稠的"重油"，则最好能与质地较轻的媒介油相互混合，并且最好是在使用的前一天混合，以使混合油保持最和谐的状态以及最佳的品质，同时也能维护精油成分的治疗功能。

芳香疗法的媒介油在 60℃ 以下的低温环境中冷压萃取，烹饪用的食用油则是经 200℃ 以上的高温炒炸而得。冷压萃取的植物油可以完整地保存植物中的矿物质、维生素、脂肪酸等营养物质，给皮肤提供除了芳香精油功能以外的滋养帮助。

常有人以为婴儿皮肤油是不容易引致过敏的温和油脂，因此也可充当芳疗配方中的基础油。其实不然，婴儿油是分子较大的矿物油，它的目的不是让皮肤吸收，而是停留在皮肤表面当作保护的油膜。矿物油是从石油提炼而来，不含任何养分，而且分子颗粒大、渗透力差，容易堵塞毛孔，造成粉刺与痤疮。如果将纯精油滴入矿物油抹在皮肤上，矿物油堵在毛孔外，不仅浪费了纯精油，还会因精油堵塞毛孔造成皮肤的刺痒与不适。此外，绵羊油也是因为分子颗粒过大，而不适合芳香疗法的用途。

---
**TIPS**

当混合两种或两种以上的媒介油时，必须在使用前 24 小时先进行调和，让不同的媒介油有足够的时间混合协调。

购买媒介油时，也必须和选购纯精油一样，以拉丁文名称为辨识标准。

# 甜杏仁油

英 文 名：Almond Oil,Sweet
拉丁文名：*Prunus amygdalus*

**产地：**环地中海的国家和地区，如希腊、意大利、法国、葡萄牙、西班牙以及北非等地。

**颜色：**淡黄色。

**质地：**中度，略带黏稠。

**成分：**富含三酸甘油酯、矿物质、维生素 A、维生素 $B_1$、维生素 $B_2$、维生素 $B_6$、维生素 D、维生素 E、蛋白质、脂肪酸。

**特性：**拥有温柔独特的味道。质地柔软润滑，是良好的皮肤按摩用油。广泛地被化妆品界使用，特别是在婴儿用品上。

**功能：**自开花的杏树果实萃取出来的冷压油，富含不饱和脂肪酸和维生素 D，具有良好的亲肤性，就连肌肤极为娇嫩的婴儿都能使用。

**皮肤保养用途：**甜杏仁油有很好的滋润效果，因此，对干性、皱纹、粉刺、敏感肌肤都有帮助。由于是中性油脂，不易引起过敏，甜杏仁油很适合作为敏感、干性、受损肌肤理疗配方时的基础油使用。

**芳香理疗用途：**在芳香疗法的理疗上，甜杏仁油可以作为治疗瘙痒、红肿、干燥和发炎的理疗配方基础油使用。

**保存期限：**6 个月～ 1 年。

**注意事项：**购买时要注意是"甜"杏仁油而不是"苦"杏仁油，

因为苦杏仁油具有毒性，会刺激皮肤。

有可能引致对花生过敏者的皮肤敏感反应。

# 杏核油

英 文 名：Apricot Kernel Oil
拉丁文名：*Prunus armeniaca*

产地：中亚、土耳其。

颜色：浅浅的淡黄色。

质地：轻度，非常清爽细致。

成分：维生素 A、维生素 $B_1$、维生素 $B_2$、维生素 $B_6$、维生素 C 及矿物质。其中以维生素 A 的含量为最多。

特性：高品质的媒介油，由冷压法制成，色泽呈浅淡黄色。质地非常清爽细致，具有良好的渗透能力，适用于脸部的芳香疗法保养配方，特别是敏感细嫩的肌肤。

功能：富含 β- 胡萝卜素和维生素 A，对于肤色蜡黄或严重缺水脱皮的皮肤质地有显著的改善效果，也是安抚敏感、发炎状况的滋养油。作为芳香疗法的基础油用途时，治疗师常常将它和甜杏仁油混合在一起，一方面使基础油更清爽润滑；另一方面也彼此互补，增强对皮肤和身体的保养功能。

皮肤保养用途：适合所有皮肤性质，尤其是敏感和干性肤质。具有很好的保湿和改善肤质的能力，是脸部芳香按摩时理想的调油配方，也是制作身体按摩油或身体乳液时的最佳基础油之一。

芳香理疗用途：在芳香疗法的理疗上，杏核油可以帮助舒缓紧绷的身体，用作减缓发炎、红肿、干燥等皮肤状况时的配方基础油。

保存期限：6 个月～1 年。

注意事项：在炎热的气候里，开封后最好放在阴冷处或冰箱冷藏室内保存。

有可能引致对花生过敏者的皮肤敏感反应。

# 酪梨油

英 文 名：Avocado Oil

拉丁文名：*Persea americana*

产地：以色列、南非。

颜色：深重的暗绿色。

质地：中－重度，质地浓稠。

成分：富含必需脂肪酸、蛋白质、维生素 A、维生素 $B_1$、维生素 $B_2$、维生素 D、维生素 E、β-胡萝卜素、矿物质、卵磷脂。

特性：自酪梨萃取出的多蜡脂油，因其丰富的活性成分以及高度的皮肤修复特性，可制成乳化剂或皮肤护理油。酪梨油为很深的暗绿色，虽然质地浓稠，但极易被皮肤吸收，相当适合干性

精油全书（珍藏版）30 年芳疗经验集成

或老化皮肤。

**功能**：酪梨油拥有快速的皮肤渗透能力（比甜杏仁油还要快速和深入），不仅能帮助表皮肌肤，还能深入皮肤底层，促进细胞的修复和再生功能，延缓皮肤的老化速度。此外，酪梨油还具有过滤紫外线的功能，拥有良好的防晒效果。

**皮肤保养用途**：适合所有肤质，尤其是干燥、缺水、晦暗、湿疹性肤质。丰富的活性成分可改善皮肤的弹性。

**芳香理疗用途**：对日光角化病有很好的理疗效果。

**保存期限**：6 个月 ～ 1 年。

**注意事项**：制作媒介油时，我们所说的酪梨是指"生酪梨油"（由生酪梨压制而成）。提炼出的酪梨油有以下两种质地可供选择。

1）粗炼油（Crude）。浓稠、带着厚重榛核香味的深橄榄绿色，含有非常高的维生素 E 和矿物质，尤其适合成熟老化皮肤使用。如果使用粗炼油，最好先和质地清爽的植物油混合，否则不容易推匀。

2）精炼油（Refined）。质地清爽的淡黄色，当然，所含有的天然营养物质不如粗炼油来得多，但也是高品质的脸部皮肤护理基础油。

注意，研究证实，具有防晒功能的媒介油，依防晒功能由强到弱排序如下：

酪梨油→甜杏仁油→芝麻油→红花油→椰子油→橄榄油

# 琉璃苣油

英 文 名：Borage Oil
拉丁文名：*Borago officinalis*

产地：欧洲，尤其是英国。

颜色：完全无色透明的液体。

质地：轻度，非常清爽细致。

成分：r- 亚麻油酸（GLA）、维生素 A、维生素 E、脂肪酸。

特性：含有高达 25% 的纯 r- 亚麻油酸（GLA），是晚樱草含量的两倍之多。琉璃苣油虽是近几年医学界和芳香疗法界的重要发现，但其实早在古罗马帝国时代的医书上就已经有使用它的记载。

功能：由于 r- 亚麻油酸（GLA）的含量丰富、品质又好，琉璃苣油促进乳汁分泌的效果极为显著，是很好的丰胸保养油；此外，它也拥有抗抑郁功能（古罗马帝国的医生仅仅让患者咀嚼琉璃苣的新鲜叶片，就能治愈他们的抑郁症）。将抗抑郁精油和琉璃苣媒介油搭配，是非常好的抑郁症疗养良方。

皮肤保养用途：适合所有皮肤性质，尤其是极度干燥、脱水、没有光泽的皮肤。

芳香理疗用途：在芳香疗法的理疗上，琉璃苣油可以帮助缓解抑郁、沮丧、显著情绪困难等身心困扰。在针对妇科问题的芳疗配方中，琉璃苣油是最佳基础油的选择之一。

保存期限：6 个月 ~ 1 年。

注意事项：无特殊需注意事项。

# 山茶花油

**英文名：** Camellia Oil
**拉丁文名：** *Camellia drupifera*

**产地：** 中国（长江流域）。

**颜色：** 浅黄至深黄色。

**质地：** 轻度，清爽细致、皮肤的渗透力快。

**成分：** 营养丰富，含脂肪酸（不饱和脂肪酸 93%，其中油酸 83%，亚油酸 10%）、维生素 A、B 族维生素、维生素 E，以及磷、钙、镁、锰、钾、磷脂质、鞣质等矿物质。

**特性：** 是山茶花种子（生于亚热带区域的树种）经榨油机以冷压而得。富含油脂、高抗氧化物质，能养护皮肤、头发，调整肤质并保湿，渗透性快，适用于全身肌肤。它能在表皮上形成一层很薄的保护膜，锁住皮肤内的水分，防护紫外线与污浊空气对肌肤的损伤。

**功能：** 能修复受损皮肤；用在脸部芳香疗法时，能为干性皮肤提供水分；对指甲的巩固和护理有极好的效果，是优良的手部芳香疗法基础油。对于脱发、头皮屑的护理也是它为人称道的功能。

**皮肤保养用途：** 对抗紫外线，防止晒斑及减少皱纹，对黄褐斑、晒斑的护理很有效果。

**芳香理疗用途：** 舒缓疲倦酸疼的肌肉，以及倦怠的身心状况。

**保存期限：** 6 个月～1 年。

**注意事项：** 无特殊需注意事项。

# 胡萝卜油

英 文 名：Carrot Oil

拉丁文名：*Daucus carota*

产地：英国。

颜色：橙红色。

质地：中度，质地略为浓稠。

成分：维生素 A、β - 胡萝卜素、B 族维生素、维生素 C、维生素 D、生育酚、矿物质。

特性：胡萝卜油是由天然的生胡萝卜压榨萃取而来，所含的胡萝卜素、类胡萝卜素及维生素 E，都很有营养价值。用作皮肤护理能帮助表皮细胞的形成，促进皮肤的新陈代谢和循环。

功能：最显著的效果是能帮助疤痕的愈合；用在脸部芳香疗法时，有助于对抗痤疮、皮肤发炎。

皮肤保养用途：适合用于调理早衰、成熟、痤疮、发炎的皮肤；帮助细胞再生并淡化疤痕。

芳香理疗用途：瘙痒、烧伤、过度干燥、牛皮癣、干癣、湿疹，以及恢复精力、减少惊慌。

保存期限：较短，容易变质，6 个月～ 1 年。

注意事项：长期或大量使用，会使皮肤变黄，要少量且谨慎使用，例如 10% 稀释。胡萝卜油较容易变质，每次仅调足够一次的量即可。如果要把胡萝卜油和其他的基础油混合使用，最好在使用的前一天即混合完成，以便两种油有足够的时间完全融合。

# 樱桃籽油

**英 文 名:** Cherry Seed Oil
**拉丁文名:** *Prunus cerasus*

**产地:** 土耳其中部的马拉蒂亚省。

**颜色:** 透明的淡黄色。

**成分:** 植物油酸、亚麻油酸、脂肪酸、维生素 A、维生素 E 和抗氧化成分。

**皮肤保养用途:** 富含植物油酸、亚麻油酸、脂肪酸、维生素 A、维生素 E 和抗氧化成分，不仅提供丰富的营养，同时还提供绝佳的水合功能。樱桃籽油是非常好的润肤油，不仅是天然的抗氧化剂，也含有很具价值的维生素 A 和维生素 E，对容易长青春痘、痤疮，以及发炎的皮肤有很好的疗效。

樱桃籽里所含有的维生素和营养素，能促进皮肤胶原蛋白的合成和伤口的愈合，而植物油酸、亚麻油酸、脂肪酸则能提供皮肤再生时所需要的养分，因此是非常好的芳香疗法脸部皮肤媒介油。此外，如果每天添加几滴在面霜里，能让皮肤一整天都保持水润，同时也能预防痤疮的产生。

**保存期限:** 氧化速度快，生命周期短。最好存放在阴暗凉爽的地方。6 个月 ~ 1 年。

**注意事项:** 无特殊需注意事项。

# 椰子油

英文名：Coconut Oil

拉丁文名：*Cocos nucifera*

**产地**：太平洋、南洋群岛。

**颜色**：珍珠白色。

**质地**：未精炼过的油呈中－重度，质地浓稠，有浓郁的天然气味；精炼过的油为轻度，质地轻薄，但仍有淡淡的天然椰子香气。

**成分**：维生素 E、矿物质。

**特性**：萃取自椰子肉，冷压后呈珍珠白色，略具椰子味，在低温下为凝固状态。是极佳的护发油。未精炼过的含 50% 肉豆蔻酸，精炼过的成分比其他植物油更接近人类天然分泌的皮下脂肪。

**功能**：能快速改善皮肤表皮缺水状态，增进皮肤对外界水分的吸收和维持。许多护肤品和美发产品都用椰子油作底油。

**皮肤保养用途**：不会腐臭，不会阻塞毛孔，是护理油性肌肤和问题皮肤的理想基础油。

**芳香理疗用途**：适用于干燥、瘙痒、敏感的皮肤。日光浴时用，能更好地晒出漂亮的小麦肤色。调油浓度宜 10% ～ 50%。

**保存期限**：很长，它的生命周期几乎是无限长的。

**注意事项**：若凝固可连瓶放入温热水杯，即能快速回复成油液状态。

# 晚樱草油
## （月见草油）

**英 文 名：** Evening Primrose Oil
**拉丁文名：** *Oenothera biennis*

产地：地中海地区。

颜色：金黄色。

质地：中度，略微浓稠。调油时通常以 10% 的浓度和其他较轻爽或较便宜的媒介油稀释。

成分：7% ～ 10% 的 r- 亚麻油酸（gamma-linolenic-acid,GLA）、铁、锌、维生素 C、维生素 E、维生素 $B_6$、菸碱酸。

特性：又名"月见草"，傍晚时开花，天亮即凋谢。是一种同时可以调和其他植物油和精油的基础油。由于含有丰富的 r- 亚麻油酸和矿物质，因此具有多项治疗功能。

功能：对于心血管疾病和女性更年期、生理期（尤其是经前综合征）问题的护理最具疗效。西方人将它制作成胶囊内服，是许多前更年期女性必定服用的日常保健品。在芳香疗法的用途上，将晚樱草油和其他植物油调和在一起（仅需加入 10% 的晚樱草），可以帮助调和油保存最佳的维生素品质；和纯精油搭配，则可非常有效地帮助改善湿疹、异位性皮肤炎、经期情绪不稳定，并有助于伤口愈合、延缓更年期，以及更年期的保养等。

如果湿疹或异位性皮肤炎的情况严重，以每天口服一小茶匙（约 2 毫升）的纯晚樱草油（请注意，是没有添加精油的纯晚樱草油）。

皮肤保养用途：适用于干燥皮肤，能防止皮肤早衰，也是一种极佳的皮肤保湿剂。

芳香理疗用途：适用于经前综合征、多发性硬化症、更年期生理和情绪问题、心脏病,对干癣、牛皮癣、湿疹有明显的护理效果，能减缓任何种类的皮肤发炎症状。

保存期限：氧化速度快，生命周期短。最好存放在阴暗凉爽的地方。6 个月～ 1 年。

特别说明：r- 亚麻油酸，是维系身体健康非常重要的必需脂肪酸，同时也是保持身体细胞膜健康的重要成分。可以对抗自由基、预防老化、帮助维生素 C 和维生素 E 的吸收、强化循环系统管壁的弹性、降低紫外线对皮肤和胶原蛋白的伤害等。由于人体无法自行合成 r- 亚麻油酸，因此必须从食物中摄取，绿叶蔬菜、坚果类食物中含有此成分，但含量极微。

# 亚麻仁油

英 文 名：Flaxseed Oil
拉丁文名：*Linum usitatissimum*

产地：中亚、近东地区和地中海地区。

颜色：金黄色。

质地：轻度，质地清爽。

成分：ω-3 脂肪酸，包括 α-亚麻酸、DHA、EPA；维生素 E；类黄酮。

特性：亚麻仁油中的 ω-3 脂肪酸包括 α-亚麻酸、DHA、EPA。现代营养学对油脂的营养生理功能分析表明，α-亚麻酸是维系人类脑进化的生命核心物质，在人体内可以氧化成支配大脑运转的 DNA，提供大脑充足的营养。此外，它也是构成人体组织细胞的必需脂肪酸，在体内参与磷脂的合成、代谢，转化为人体必需的生命活性因子 DHA 和 EPA。

功能：亚麻仁中粗蛋白、脂肪、总糖含量之和高达 84.07%。亚麻仁蛋白质中氨基酸种类齐全，必需氨基酸含量高达 5.16%，是一种营养价值较高的植物蛋白质。亚麻仁油中 α-亚麻酸含量为 53%，α-亚麻酸是人体必需脂肪酸，在人体内可转化为二十碳五烯酸和二十二碳六烯酸，它们为鱼油中的有效活性成分，有抗肿瘤、抗血栓、降血脂、营养脑细胞、调节自主神经等作用。

亚麻仁油中还含有维生素 E，是一种强有效的自由基清除剂，有延缓衰老和抗氧化的作用。每 100 克亚麻仁中含有类黄酮 23 毫克。类黄酮化合物有降血脂、抗动脉粥样硬化的良好作用。此外，亚麻仁含有丰富的矿物元素，其中以钾的含量最高，钾与维持人体正常血压有关。亚麻仁中锌的含量也较高，锌为人体必需的微量元素，对维持人体正常的生理功能具有重要作用。

α-亚麻酸在增长智力，保护视力，降低血脂、胆固醇，延缓衰老，抗过敏，改善湿疹等方面有很强的功效。它在人体内不能合成，必须从食物中（如三文鱼）或体外摄取。

**皮肤保养用途：** 改善皮肤脂肪含量，使肌肤更嫩滑、滋润、柔软有弹性，同时令皮肤呼吸及排汗正常，减轻种种皮肤问题。

**芳香理疗用途：** 调理经前综合征，提升抗压力，减轻过敏反应，改善关节炎、器官组织发炎、滞水症、便秘、更年期生理和情绪问题、心血管疾病、血栓、静脉曲张。

**保存期限：** 1 ～ 2 年。最好存放在阴暗凉爽的地方。

**特别说明：** 无特殊需注意事项。

# 葡萄籽油

**英　文　名：** Grape Seed Oil
**拉丁文名：** *Vitis vinifera*

**产地：** 地中海地区。

**颜色：** 淡绿色。

**质地：** 轻度，细致而清爽。

**成分：** 维生素 $B_1$、维生素 $B_3$、维生素 $B_5$、维生素 C、维生素 F、叶绿素、微量元素、必需脂肪酸、矿物质、钾、磷、钙、镁、葡萄多酚，小比例的维生素 E，此外，不含胆固醇。

**特性：** 含有两种重要的元素：r-亚麻油酸（GLA）和原花青素 Oligo proanthocyanidin（OPC）。原花青素具有增进血管弹性、预防血管粥化、降低胆固醇堆积的功能。对于皮肤，它也扮演了重要的角色，能抵抗紫外线的侵害、维持皮肤结缔组织的弹性、预防皱纹与下垂等状况。

**功能：** 葡萄籽油质地清爽，拥有良好的皮肤渗透能力，尤其适合敏感、油性、痤疮、粉刺皮肤；含有丰富的维生素 F，能增强皮肤的保湿效果，同时也可润泽、柔软肌肤。

**皮肤保养用途：** 适合所有肌肤，尤其是油性、痤疮的皮肤。质地清爽、不油腻，最常用在身体按摩油的调油配方上。

**芳香理疗用途：** 有轻微的收敛性，对神经、肌肉系统有一定的舒缓作用，也有增进血管管壁弹性、预防血管粥样硬化、降低胆固醇堆积的功能。另外，葡萄籽油有很好的消炎功能，也很适合用在有任何发炎症状的护理上，如皮肤的炎症或风湿痛、关节炎等肌肉关节炎症的护理。

**保存期限：** 氧化速度快，生命周期短。在阴暗凉爽的地方可以保存至少 6 个月。

**注意事项：** 无特殊需注意事项。

# 12 大麻籽油

**英 文 名：** Hemp Seed Oil

**拉丁文名：** *Cannabis sativa*

**产地：** 中国。

**颜色：** 墨绿色中带着些微黄色。

质地：轻 – 中度，质地清爽。

成分：90% 的不饱和脂肪酸，80% 的必需脂肪酸，γ - 亚麻酸，生育酚，植物甾醇，ω-3 和 ω-6，微量元素镁、锌、铁和磷。

特性：大麻籽油中，健康的不饱和脂肪酸含量高达 90%，其中具有调节荷尔蒙分泌功能的必需脂肪酸的含量也高达 80%。此外还含有 γ - 亚麻酸、丰富的生育酚和植物甾醇、完美比例的 ω-3 和 ω-6，以及大量的微量元素。研究表明，大麻籽油在降低胆固醇、维持心血管健康、抗氧化、清除体内自由基、保持关节健康、护肤美发等方面有很显著的作用，是有着很高价值的功能性营养油脂。

功能：大麻籽油含丰富的 ω-3 脂肪酸，经常食用 ω-3 有助于预防心脏病、高血压、中风、糖尿病、关节炎、情绪紊乱和阿尔茨海默病。此外，ω-3 脂肪酸还帮助促进脑功能健康。大麻籽油也提供大量维生素 E、镁、锌、铁和磷。大麻籽油也是多元不饱和脂肪酸含量最高的油脂，高保湿性、高蛋白质含量。大麻籽油含有极高的营养物质，可防止皮肤发炎，治疗皮肤损害、干燥、发炎与帮助愈合。

皮肤保养用途：质地清爽，穿透极快，极易吸收，不油腻，营养滋润，对皮肤来说是非常好的抗老化和水润度平衡油。

芳香理疗用途：大麻籽油的高保湿性、高蛋白质含量，作为芳香疗法按摩油时，可防止皮肤发炎，治疗皮肤损害、干燥、发炎与帮助愈合。

保存期限：大麻籽油须存放于阴凉暗处。未开封瓶可永久藏

于冷冻库，或是冷藏 1 年，室温可保留 4～6 个月。开封后可存冷
藏 10～12 周，室温则需在 2 周内用完。

注意事项：无特殊需注意事项。

# 荷荷巴油

**英 文 名**：Jojoba Oil
**拉丁文名**：*Simmondsia chinensis*

产地：以色列、美国。

颜色：黄色。

质地：轻度，虽是液态蜡质，但并不油腻，极易被皮肤吸收。

成分：鲸蜡醇、维生素 D、蛋白质、微量元素。

特性：自荷荷巴树的深棕色小豆果冷压萃取而得，植物油颜
色呈浅黄色，严格来说，它属于蜡质质地而非液体质地，只要遇
冷就会凝结成含蜡质的固体（可是只要一接触皮肤，就能立刻融
化成液体，被皮肤吸收）。由于富含多种维生素和营养油脂成分，
在化妆品界广泛地被用来制作成抗老化的皮肤护理产品。荷荷巴
油不具香味，除了是非常好的媒介油之外，即使不与精油搭配，
也可以成为功效良好的芳香疗法用油。

荷荷巴油的化学分子排列和人类的皮脂非常类似，极容易被
皮肤类化和吸收。此外，它的稳定性和延展性都很好，不容易变质，
化妆品界已经把它视为抹香鲸油脂的最佳天然替代品。

功能：由于富含营养、渗透性强、分子细腻，适用于各种肤质，

357

尤其是油性敏感、成熟老化、干性缺水皮肤，也是很好的身体保养和头皮按摩油。

**皮肤保养用途：** 适合所有肤质，渗透力强，本身就具有防腐作用，是最理想的皮肤美容护理油；它所具有的水溶性荷荷巴油酸，能帮助去除多余的游离脂肪，所以也经常用来作为减肥配方的基础油。

**芳香理疗用途：** 含有鲸蜡醇，有抗发炎的功效，所以对干癣、牛皮癣、湿疹有明显的护理效果，能减缓任何种类的皮肤发炎症状；此外，对风湿痛、关节炎也有很好的护理效果。

**保存期限：** 氧化速度慢，没有保存期限，而且由于富含维生素 E，有抗氧化作用，所以不存在某些植物油脂油容易酸化的问题。

**注意事项：** 无特殊需注意事项。

# 马鲁拉油

**英　文　名：** Marula Oil
**拉丁文名：** *Sclerocarya birrea*

**产地：** 中南非、东非。

**颜色：** 浅棕色。

**质地：** 轻度至中度，很容易被皮肤吸收。

**成分：** 维生素 C、维生素 E、棕榈酸、油酸及不饱和脂肪酸。

**特性：** 马鲁拉油（又称"硬果油"），在非洲被称为"神油"，而且非洲妇女将它用于保湿和回春已有几百年的历史。

<u>皮肤保养用途</u>：马鲁拉果实富含维生素 C（是橘子的 5 倍），从马鲁拉种子萃取的精油富含抗氧化剂和不饱和脂肪酸，能帮助皮肤重建自然的屏障，加强皮肤的抵抗力，深层保湿，有效补充肌肤水分，滋养并更新肤质。马鲁拉油里高浓度的油酸及脂肪酸，能锁住深层肌肤的水分，修护肌肤组织疤痕。马鲁拉油也含有丰富的维生素 C、维生素 E，并含有高比例的棕榈酸，对于干性肌肤有非常棒的滋养效果。此外，它优异的抗氧化能力（甚至比摩洛哥坚果油还高），能预防肌肤老化，预防鱼尾纹、细纹的产生。

马鲁拉油质地清爽，不油腻，非常容易被皮肤吸收，可以当作临睡前的芳香疗法按摩油来护理脸部和颈部皮肤。

<u>保存期限</u>：3 ～ 5 年。最好存放在阴暗凉爽的地方。

<u>注意事项</u>：无特殊需注意事项。

## 15 石榴籽油

英 文 名：Pomegranate Seed Oil

拉丁文名：*Punica granatum*

<u>产地</u>：肯尼亚、土耳其。

<u>颜色</u>：棕红色。

<u>质地</u>：重度，十分黏稠，不适合单独使用，但会是非常好的活性添加油，可以 20% 的比例和其他清爽的媒介油混合，以达到

最佳的生理功能和皮肤理疗效果。

成分：石榴籽油中含有 6 种主要脂肪酸：石榴酸、亚麻酸、亚油酸、油酸、棕榈酸、硬脂酸等。其中石榴酸约占 86%，是唯一植物源的多不饱和共轭脂肪酸，与亚麻酸一样是补充人体缺乏 ω-3 系列不饱和脂肪酸最理想的成分。也含有维生素 E、叶黄素及植物甾醇。

功能：石榴酸具有极强的抗氧化能力，可以有效地抵抗人体炎症和自由基的破坏作用。

实验证明，石榴籽油能强化人体免疫系统功能，预防动脉粥样硬化，降低癌变的可能性，帮助对抗肥胖症、糖尿病、心脏病；同时，石榴籽油中还含有与人体自然产生的雌激素结构相似的植物雌激素，有助于缓解妇女更年期综合征。

皮肤保养用途：非常适合使用在脸部皮肤的芳香疗法按摩上，对于皮肤有美白、去皱、深度滋养、增加皮肤的红润度和提亮肤色、延缓衰老的作用，是完美的皮肤护理油。

芳香理疗用途：石榴籽油因含石榴酸和多种维生素，可抑制细菌生长，促进皮肤细胞的新陈代谢，增强细胞的活力，调节脂肪代谢，促进脂肪代谢障碍所致的有毒物质通过皮肤排泄，并有排除体内毒素和清除肠毒素等作用。

保存期限：3 ～ 5 年。最好存放在阴暗凉爽的地方。

注意事项：无特殊需注意事项。

# 南瓜籽油

**英 文 名：** Pumpkin Seed Oil
**拉丁文名：** *Cucurbita pepo*

**产地：** 欧洲、北美。

**颜色：** 带着些许混合了金色、绿色、黄色的透明液体。

**质地：** 轻-中度，并不油腻，非常容易被皮肤吸收。

**成分：** 不饱和脂肪酸，如亚麻酸、亚油酸等。此外，还含有植物甾醇、氨基酸、维生素、类胡萝卜素、矿物质等多种生物活性物质，尤其是锌、镁、钙、磷的含量极高。

**功能：** 南瓜籽油中含有一种堪称"男性荷尔蒙"的活性生物触媒剂成分，能够消除前列腺的初期肿胀，预防前列腺癌，对泌尿系统及前列腺增生具有良好的治疗和预防作用，同时也能增强男性的性功能和脱发问题。

前列腺病变主要由于前列腺内含锌量减少所致，南瓜籽油中含有丰富的锌，可补充人体不足，预防前列腺病变。南瓜籽油中还含有一种独特的固醇，这种固醇可以有效地帮助肿大及衰弱的前列腺恢复。因为男性在 40 岁左右，体内荷尔蒙分泌会改变，分泌睾酮（睾丸分泌出的一种雄性激素）的同时，也会分泌出另一种雄信激素——双氢睾酮（DHT）。DHT 就是造成前列腺不断肿大的物质，而南瓜籽油中的这种独特固醇分子结构可以有效抑制DHT 对前列腺的破坏，保护前列腺。

此外，南瓜籽油中富含 70% 以上的不饱和脂肪酸与植物蛋白，经证实，不饱和脂肪酸能够乳化、分解血液中的脂质，可增进血液循环，改善血清脂质，清除过氧化物，使血液中胆固醇及中性脂肪含量降低，减少脂肪在血管内壁的滞留时间，防止动脉硬化。

芳香理疗用途：作为芳香疗法按摩油的基础油，对产后缺乳、内痔、产后手足肿、皮肤干燥敏感等具有特殊的效果。

保存期限：1～2年，最好存放在阴暗凉爽的地方。

注意事项：无特殊需注意事项。

# 17 玫瑰果油

英文名：Rose Hip Oil
拉丁文名：*Rosa canina*

产地：南美洲。

颜色：金红色。

质地：轻度，质地清爽。

成分：44%的 r- 亚麻油酸（GLA）、35%的亚麻油酸、维生素 A、维生素 C、脂肪酸、柠檬油酸。

特性：萃取自南美洲智利海拔 3000 米以上、当地人栽种的无污染野生蔷薇的果实。它最重要的成分是高含量的 r- 亚麻油酸（GLA），这种必需脂肪酸，对女性的生殖系统独具护理疗效；此外，它的脂肪分子的排序方式和人类皮脂的排序方式极为相似，非常容易被人类肌肤类化、吸收。因此，对老化、皱纹、敏感的皮肤状况以及妊娠纹，都有很好的调养功能。

功能：对多发性硬化症、关节炎、高血压、胆固醇过高有缓解改善功能；同时，对促进皮肤组织再生，改善疤痕、晦暗、青春痘、缺水、日晒后色素沉淀、晒伤、牛皮癣、湿疹都有功效。

皮肤保养用途：非常适合用在皮肤美容保养上，对于皮肤细胞再生、疤痕愈合、抚平皱纹，有极佳的调理效果。

芳香理疗用途：玫瑰果油富含丰富的维生素C，能促进皮肤细胞再生和愈合疤痕，所以适合干癣、牛皮癣、湿疹、皲裂、鳞状裂隙皮肤、烧伤、烫伤、创伤、晒伤等皮肤状况。此外，对经前综合征和更年期的身心问题也有帮助，是非常有价值的媒介油。

保存期限：氧化速度较快，生命周期较短。6个月～1年。

注意事项：玫瑰果油价格昂贵，一般调油时只需以10%的比例和其他的媒介油调在一起即可；如果是非常干燥、老化的皮肤，则可使用100%的玫瑰果油。

## 18 小麦胚芽油

英 文 名：Wheat Germ Oil
拉丁文名：*Triticum vulgare*

产地：欧洲、美国。

颜色：微红的黄橙色。

质地：重度。质地浓稠，有浓厚强烈的麦香味。

成分：维生素A、维生素D、维生素E、维生素B$_1$、维生素B$_2$、维生素B$_6$、泛酸（维生素B$_5$）、菸碱酸、亚麻油酸、亚麻脂酸、卵磷脂，以及钙、磷、铁、锌等矿物质。

特性：来自热压的小麦胚芽。加入维生素 E 油即能成为完美的脸部皮肤按摩用油。小麦胚芽油本身即含有丰富的维生素 E（每100 克中含有 190 毫克），具有超强的抗氧化功能，适用于老化的肌肤，同时也是良好的媒介油。虽然小麦胚芽油可独自使用，但因味道太浓烈、质地太厚重，所以必须加入其他质地较为清爽的少量媒介油调和后方可使用。

---------------------------------------------------• **TIPS**

与小麦胚芽油极为近似的另一种基础油是维生素 E 油（Vitamin E Oil）。维生素 E 油质地黏稠，是近乎无味的黄棕色媒介油，不能溶解于水，暴露在空气和光线下有可能变得不稳定。维生素 E 是一种脂溶性维生素，其水解产物为生育酚（Tocopherols beta gamma），是最主要的抗氧化剂之一。维生素 E 油对伤疤愈合及淡化斑点很具功效。将维生素 E 油与其他适合的媒介油混合在一起，不仅能强化其他基础油的营养价值，还能强化维生素 E 油本身的维生素 E 强度，成为良好的治疗按摩用油。由于维生素 E 的抗氧化、抗自由基功能，它适合各种肤质，尤其是干性、色斑、老化的皮肤。但是因为质地浓稠，最好和其他清爽的基础油调配使用。

功能：作为芳香疗法皮肤护理的用途时，小麦胚芽油能清除自由基，促进人体新陈代谢、预防老化、活化修复、减缓生理衰老现象、淡化妊娠纹。它的另一个功能是发挥高含量维生素 E 的抗氧化剂功能，添加在调油中，能对抗光线和空气的侵害，延长复方调油的保存期限，只要加入一小茶匙，或基础油总量的 10% 即可发挥功效。此外，在调油中加入小麦胚芽油，也能兴奋活化其他基础油的营养价值。

皮肤保养用途：非常适合用在老化皮肤的美容保养上。对于抚平皱纹、预防妊娠纹有极佳的护理效果。

芳香理疗用途：含有高浓度的维生素 E，能对抗自由基，帮助人体的新陈代谢，同时安抚紧张焦虑的神经系统。

保存期限：良好的抗氧化剂，保存期限至少 1 年以上。

注意事项：由于气味浓郁、质地浓稠，最好不要单独当作媒介油使用。

## 特殊的媒介油：有护肤功效的活性添加油

下列为芳香疗法中一些适用于皮肤护理、富含活性有效成分的植物油，可当作活性添加油使用。

## 19 黑种草油

Black current seed / *Ribes nigrum*

富含次亚麻仁油酸（GLA），具抗老化功效，适用于受损、干性及熟龄肌肤。

## 20 雷公根浸泡油

Centella / *Centella asiatica*

有研究显示，可刺激纤维组织母细胞的形成，进而增加细胞再生，改善肌肤及老旧疤痕处的血液微循环。

## 21 石栗油

Kukui oil / *Aleurites moluccana*

软化肌肤，清爽好吸收，必需脂肪酸含量高。

## 22 覆盆子油

Raspberry seed / *Rubus idaeus*

软化肌肤，抗氧化剂功能。

## 23 沙棘油

Sea buckthorn / *Hippophae rhamnoides*

良好的回春、促进细胞再生及除皱功效。

## 乳木果油

Shea butter / *Butyrospermum parkii*

良好的软化肌肤、促进细胞再生功效。

## 琼崖海棠油

Tamanu / *Calophyllum inophyllum*

对干性肌肤的疤痕组织及青春痘问题具有良好的功效。

## 特殊的媒介油：浸软油

浸软，有别于冷压法萃取，是另一种萃取基础植物油的方式。

制作的方法是：将剁碎的植物原料加入所选择的基础油中（通常是向日葵油或橄榄油），并将混合物轻轻、持续地搅拌一段时间。如此一来，所有存在于植物中、可被油溶解的天然化学物质（精质），都会融入基础油中。

目前，利用浸软方式所萃取的植物浸软油种类主要有以下两种。

# 26 金盏花油

英 文 名：Calendula Oil
拉丁文名：*Calendula officinalis*

产地：地中海沿岸。

成分：类黄酮、皂质、萜烯醇。

特性：植物油呈黄绿色，气味带着苦涩，还有些木质和麝香的气味。金盏花的精油含量稀少、质地脆弱，不易萃取，目前仅能以二氧化碳萃取方式得到价格十分昂贵的精油。一般常见的是以浸软方法，将整个开花的金盏花朵浸泡在油脂中，做成金盏花浸软油。它对皮肤有很好的滋润、消炎、细胞再生和活化作用。

功能：对伤口愈合、青春痘、皮肤冻伤、尿布疹、湿疹、皮肤炎、富贵手、静脉曲张都极有效果；此外，对肌肉酸痛、关节炎也有缓解功效；金盏花浸软油质地细致温和，非常适合儿童幼嫩的皮肤。

注意事项：无特殊需注意事项。

# 27 圣约翰草油

英 文 名：St. John's Wort Oil
拉丁文名：*Hypericum perforatum*

产地：欧洲。

成分：金丝桃素、黄酮、单宁酸、氧二苯甲酮、单烯。

特性：萃取自圣约翰麦芽（又名"金丝桃"）的花朵，萃取出的植物油呈金红色，性质稳定，不容易变质，具有修复及再生的作用。介于质重与质轻的媒介油之间。如果将它与质轻的媒介油一同混合使用，会成为一种质地极好、具有皮肤护理功效的媒介油。近年来，西方医学研究认为圣约翰草油具有镇定、抗抑郁的功效，如果将它和具有抗抑郁功能的纯精油搭配用，能发挥极好的安抚情绪功能。

功能：有止痛、消炎功能，对肌肉酸痛、关节炎、伤口、疖子、腰痛、坐骨神经痛有很好的理疗功效。

注意事项：无特殊需注意事项。

"纯露不仅仅是水而已，它也拥有大自然神奇的疗愈能力。"

——芳香疗法领域的"明日之星"

PART **06**

# 纯露档案

有几款明星品项是可以与纯精油平起平坐
的，尤其是那些拥有好闻的香气、细致的触感，
以及对女性身心有助益的纯露。

# 纯露
## 是什么?

我们先从纯露的名字开始说吧！纯露有好几种不同的英文名字，所以翻译成中文之后，也有好几个不同的称谓。首先，它最有学术范儿的名字是"hydrosol"，这是个源自拉丁文的名字，"hydro"是"水"的意思；"sol"则是"溶液"，意思是指植物经蒸馏后所得到的水性溶液。

另外，在芳香疗法领域里，纯露也经常被称为"hydrolates"。"hydrolaits"，它源于法文"lait"（乳），原因是当纯露最初被蒸馏出来时，在还没有完全稳定以及和精油分离之前，是一种乳白色的混浊液体，所以有人就以lait来说明它最初始的质地。

除了这两个比较有学术范儿的名称之外，目前护肤品界还常用"floral waters"（花水）来称呼它。不过对专业芳香疗法治疗师来说，用"花水"来称呼纯露，不是最理想的选择。因为植物精油的萃取部位，由储存精油的油腺细胞的分布而决定，而这些能萃取精油的部位包含了青草、叶片、果实、种子、木心、根茎、树脂，等等，所以单纯用"花水"来概括它们是不尽完整的。当然，目前护肤品牌所销售的纯露大多来自花朵，所以叫它们"花水"也算得上合情合理，而且这个名称也更容易被消费者所理解和喜爱。

（有些负责任并重视自己诚信价值的品牌会用"Essential Water"或"Floral Water"来标示他们"非纯露"的芳香水溶

液产品。我很尊敬他们，因为即使不是天然的精油副产物，但只要制作和配比得当，一样会有很美好的效果！）

# 纯露
## 是怎么被生产出来的？

纯露是以蒸汽蒸馏法萃取植物精油时的副产物，是在提炼精油时因油水的比重不同而分离出来的一种完全饱和的蒸馏原液。

当我们以蒸馏法萃取精油时，高温的水蒸气会将新鲜采摘或经干燥处理后的植物原材料中易挥发的成分，也就是精油成分萃取出来，这些易挥发的精油成分以水蒸气的状态，在蒸馏装置的玻璃管中流动，经过玻璃管外冷凝水的冷却后，成为液态，最后流入放在玻璃管底端的收集桶中。

当这些饱含了植物精"油"和"水"的溶液在收集桶里逐渐稳定和冷却后，因为水和油的比重不同，就形成了比重低的油悬浮于收集桶的顶端，而比重大的水则沉在收集桶的底部。那些比重低、悬浮于顶端的油相产物，就是植物精油；而那些沉在底部的水相产物，就是纯露了。

因此，纯露是完全天然的产物，一旦生产之后就不会再经过任何的加工程序了。

# 纯露有和精油相同的化学成分？

有些人用"水精油"这个名字来称呼纯露，有些芳香疗法的图书里也引用了这个名称，但我却不完全同意，原因是，这个名称容易让人误以为纯露和纯精油所含有的天然化学成分完全相同，形成"只不过是被水稀释过，浓度比精油低罢了"的错误认识。

事实上，纯露里所含有的精油量非常少，存在于纯露中的精油天然化学成分也并不完整。从气相层析质谱仪的分析来看，存在于植物精油里的某些极难溶于水的天然化学分子，甚至并不存在于从纯露中所搜集到的精油分子里。此外，精油里含有的某些重要的微量成分在纯露中可能会完全消失，而某些化学成分，则可能会以稍微不同的形态出现。

当然，精油和纯露的关系，反之亦然。有些完全溶于水的天然化学成分并不会出现在植物精油的组成分子里，反而会大量溶解于纯露中。

不过，我们不能因为纯露的成分和纯精油不同，就轻忽了它的能力。每一滴纯露都含有整株植物的能量或灵魂，它们其中有0.3%～0.5%的精油水溶性成分、植物本身的汁液，甚至是精油所没有的植物精华，例如单宁酸和类黄酮，所以纯露不仅仅是水而已，它也拥有大自然神奇的疗愈能力，而且低浓度的特性也让它更安全，并且更容易被皮肤吸收。

在纯净水里滴入几滴精油，是不是也能称之为"纯露"呢？

我在本书的"芳香进行式·润肤水"（p449）中，介绍了可以在纯净水里滴入适当比例的精油来当作润肤水使用，但它们只是用精油调制出来的润肤水，或因滴入精油的不同而具有不同功能的喷雾，它们的功效也很棒，也芬芳馥郁，但它们不是纯露。能称之为"纯露"的，只有是萃取精油时同时获得的副产物，除此之外的任何其他形式的精油水溶液，即使配方再棒、功效再好，也不能叫作"纯露"。

# 纯露的 保存期限

纯露的保存期限比纯精油要短得多。纯精油的保存期限受到植物家族的影响，其中以有光敏作用的柑橘属类精油（如佛手柑、甜橙、葡萄柚、橘、柠檬等）为最短，大约只有 2 年；而某些精油（如广藿香、岩兰草、檀香木、紫檀），和树脂类精油（如乳香、没药），如果保存得当，则完全没有使用期限，甚至会像好酒一样，越陈越香。

纯露的保存期限当然也受到储存、分装、容器，以及少部分内含化学成分的影响，但一般最多只有 1 ~ 2 年的保存期限。

# 适合女性的
## 纯露

坦率地说，有些纯露的气味并不好闻，不管是卖相或香气都不讨人喜欢，再加上纯露的价格比纯精油便宜得多，如果再算上以重量计价的运输费用，更是让它变得非常不经济划算。因此许多精油生产种植商都不太愿意在纯露的出口上花费太多工夫，除非是那些比较热门的品项。我就曾经在英国乡间的某个芳香植物种植基地，看见他们把刚萃取出的成桶新鲜纯露倒在田里，让我看得心里直淌眼泪。后来这个基地的老板在我的请求下，帮我装了十几桶各 10 升的纯露带回家，乐得我回家之后断断续续地泡了好几个月的华丽纯露浴。

尽管不是所有的纯露都受到商人们的重视，但仍然有几款明星品项是可以与纯精油平起平坐的，尤其是那些拥有好闻的香气、细致的触感，以及对女性身心有助益的纯露。

# 01 奥图玫瑰纯露 Rose / *Rosa damascene*

就和它的孪生姐妹一样，玫瑰纯露大概是所有纯露之中最受女性们喜爱和欢迎的，尤其是萃取自保加利亚大马士革玫瑰的纯露，闻着就像亲吻一朵还带着露水的新鲜玫瑰花一般，有些潮湿的质感，馥郁的甜香中带着微微的酸。新产的玫瑰纯露香气浓郁，如果不经稀释，对某些人来说甚至可能会觉得气味太浓，所以有些芳香疗法治疗师会建议——使用时，尤其是作为脸部皮肤喷雾或化妆水时，最好先以纯净水稀释，这样它的香气会更加细致优雅些。

（很可惜目前市面上有些玫瑰纯露是唯利是图的商人用人工香精调出来的，它们闻起来气味单一而空洞，甚至还带着些人工化学添加剂的酸苦味或甜腻味。不像天然玫瑰纯露的香气那样，不仅香气浓郁，气味的层次也非常丰富，至于功效上，天然的和人工的更有着天壤之别。）

## 玫瑰纯露的使用方法和效用

玫瑰纯露的使用方法很多。首先，可加入纯净水中饮用，以平衡体内的荷尔蒙环境。有些自然疗法医生会以玫瑰纯露来为更年期女性进行荷尔蒙代替疗法，而以玫瑰纯露来治疗经前紧张症、痛经、产后抑郁的实验，各地的专业人士也一直在持续进行中。

用纯净水稀释玫瑰纯露的比例不拘，可依个人"口感"而定。向来对香气有特殊钻研兴趣的日本商人，将玫瑰纯露装在胶囊里销售，并宣称每天服用能平衡荷尔蒙，让身体渐渐地散发出玫瑰的香气。另外，也有些书籍推荐在调酒、饮料、甜点里加入玫瑰纯露来增加它们的香气，我自己没有试过，但想想倒也是挺诱人的！

玫瑰纯露的外用方法也很精彩。由于它具有超强的补水能力，是各种肤质都能安心使用的保湿剂，另外，由于它有提升毛细血管管壁的韧性和促进血液循环的能力，因此对干性、老化、疲倦早熟、暗沉无生气的皮肤更是有效。

### 保湿喷雾

可以将玫瑰纯露装在喷雾瓶里，随身携带，只要感觉皮肤干燥，或因办公室里的冷暖空调太强，都可以随时拿出来作为脸部喷雾使用。当然，在任何容易干化皮肤的环境里，例如机舱内，也都可以使用它来减缓皮肤的失水速度。

### 护理面膜

将几大块正方形的无菌棉片浸在以纯净水稀释过的玫瑰纯露中（我个人的习惯是以 1 ：1 的比例来稀释），贴在洗干净的脸上，最好是连眼皮都完全盖上，然后静静地平躺 10 ～ 15 分钟。平躺的过程中可以做几次腹式呼吸，将玫瑰的香气和能量深深地吸入身体里。（因为担心市场上销售的无纺布面膜品质不好，或里面含有的纤维杂质太多，因此，我比较喜欢用医疗用的棉片来湿敷。）

### 润肤水

将玫瑰纯露直接当作润肤水使用，也备受推崇。我的做法通常是：洗完脸后，先用倒了玫瑰纯露的棉片，轻轻擦拭一遍刚被洗面奶破坏了酸碱值的皮肤，拍按几秒钟等它完全被皮肤吸收后，再抹上其他保养品。（如果日晒后皮肤泛红敏感，这个步骤我就会用罗马甘菊纯露来代替。）

### 泡浴

用玫瑰纯露来泡澡，是身心都非常奢华的享受。我的经验是：在一个正常大小的浴缸中先注入七分满的水，水温可根据室温和各人的感受和喜好而定，然后倒入 100 毫升的玫瑰纯露，再滴入总数 10 滴我喜欢或当时需要的其他精油，如此浴室里就会香气四溢，身心都美丽奢华得无与伦比。（除了把纯露分装在润肤水大小的瓶子里销售之外，有些专业的精油进口商是可以接受以 10 升装的桶来销售纯露的。）

---
**• TIPS**

玫瑰纯露的稳定性很高，因此它的保存期限可以达到 2 年或 2 年以上。当然，保存期限也和使用的花材有关，如果原材料的品质不好、蒸馏法粗糙，或使用干燥花瓣来萃取的话，它的保存期限就会大大缩短。

## 02 罗马甘菊纯露 Roman Chamomile / *Chamaemelum nobile*

实话说，罗马甘菊纯露虽然是敏感肌肤的疗愈圣品，但是它的气味和玫瑰纯露比起来，却不那么容易被所有人都喜欢。罗马甘菊纯露的气味中带着些苹果和蜂蜜的香气，还有点药味，如果萃取时原材料的品质不好，有时还会有浓浓的青草或干草的土腥气味。说它是敏感肌肤圣品的原因是，即使完全不经过稀释使用，罗马甘菊纯露也不会造成敏感皮肤的过敏或不适。另外，它的抗敏、安抚特性，也非常适合给新生宝宝和哺乳的妈妈使用。

### 罗马甘菊纯露的使用方法和效用

#### 清洗液

由于罗马甘菊纯露有非常好的镇定、消炎、修复作用，所以能用它来清洗皮肤各种感染或发炎问题。例如，可以在稀释后，用柔软的棉布来清洗哺乳妈妈皲裂的乳头，减轻疼痛感，也可以用更低比例的稀释液（如在一脸盆的清水中倒入 10 毫升的罗马甘菊纯露）来清洗宝宝的尿布疹，以减缓红肿和疼痛。此外，可以用比较高的稀释比例，甚至是纯的罗马甘菊纯露，来清洗外伤伤口、皮肤发炎溃烂、水疱、痱子、痤疮，以及严重程度还不需要就医的灼伤、烫伤。

#### 泡浴

当使用罗马甘菊纯露来泡浴或坐浴时，我喜欢把它和薰衣草纯露混合在一起使用，原因是这两种纯露的功效特性相辅相成，能很好地互补，而且混合后的香气也非常好闻。如果有睡眠和情绪的问题，可以在睡前用总数 50 毫升的混合纯露，再滴入总数不超过 6 滴的一至两种木香类精油（例如杉木、檀香木、紫檀精油）泡澡，就能很好地舒缓紧绷的神经和肌肉，提高睡眠的质量。如果新生宝宝哭闹不休，也可以将 10 毫升的混合液加在浴水里给宝宝洗澡。

### 坐浴

这是针对局部的炎症，例如产后妈妈的恶露、痔疮、尿道感染、膀胱炎、阴道炎等。如果只是一般性的清洗，可以只使用混合液；如果患部需要理疗，则可以滴入5～8滴适合症状的精油，例如丝柏、尤加利、茶树、杜松、薰衣草、没药等等，添加精油的资料和坐浴法，请参阅本书"芳香进行式·芳香泡浴"的相关内容。

### 皮肤舒缓水

我在前文玫瑰纯露中提过，如果有因为日晒或其他外部原因而导致皮肤发红、发炎、敏感时，可以用冰镇并稀释后的罗马甘菊纯露来湿敷皮肤。我发现经过罗马甘菊纯露护理后的皮肤不但很容易退红，日晒后的表浅色素也比较容易变淡，皮肤白回来的速度要比原来快得多。

### 漱口水

不论是上火、牙龈红肿发炎，或孩子长牙、牙龈肿胀疼痛，都能用高比例稀释或纯的罗马甘菊纯露来漱口，即使不慎吞入，也完全没有关系。这是成人和小孩都能用的很棒的方法。

### 洗眼液或敷眼液

罗马甘菊纯露、德国甘菊纯露、矢车菊纯露都有对抗结膜炎的功效，可以稀释后用来清洗眼睛，或湿敷眼部来缓解长时间盯着电脑导致的眼疲劳或酸疼。当然，空气污染造成的眼睛发红和刺痒，也可以用罗马甘菊纯露清洗来缓解。

**喷雾**

罗马甘菊纯露是我非常推荐的宝宝房间和儿童房间的喷雾剂。喷洒后，房间里有着几乎察觉不出的淡淡甜甜的香气，以及随之而来给情绪带来的舒适安全感，这能很好地帮助宝宝的睡眠并缓解宝宝躁动不安的情绪，对初入学的幼儿，也是很好的情绪抚慰空间喷雾。

─────────────────────────────── ● **TIPS**

罗马甘菊纯露的稳定性很高，一般至少可以保存 2 年。

# 03 薰衣草纯露 Lavender / *Lavandula angustifolia*

薰衣草纯露和玫瑰纯露一样，不仅知名度高，而且气味的识别度也非常高。此外，它大概也是芳香品牌最爱用的纯露，几乎任何一个护肤品牌在介入芳香疗法的领域时，都会以安全、有效、实用性广、香气浓郁的薰衣草纯露，或任何其他形式的薰衣草花水，来打前锋。由此，可见它在纯露界不可撼动的领导地位。当然，薰衣草纯露也并非浪得虚名，它也以严谨的专业态度来回馈喜爱并相信它的朋友们。

## 薰衣草纯露的使用方法和效用

不论是薰衣草精油或薰衣草纯露，都是众所周知的"智多星"。它是消炎、杀菌、愈合伤口和止痛的良方，因此在皮肤外用上的用途广泛，不管是作为清洗液、湿敷液，还是泡浴液、坐浴液，都很有效，而且不管是单独使用，还是与其他纯露混合使用，薰衣草纯露也都会有出色的表现。

### 油性粉刺皮肤的清洁调理液

除了清洁和平衡皮肤的油脂分泌之外，也能帮助青春痘和粉刺小伤口迅速愈合，并通过加快皮肤细胞的再生能力而尽可能地不留下疤痕。对于油性和毛孔堵塞皮肤的护理，可以将薰衣草纯露和燕麦粉以1∶1的比例调在一起，当作深层清洁面膜敷用，保留短短的5～8分钟，洗净后，就会发现皮肤清洁白净了许多。

### 各种伤口的清洗液

薰衣草纯露不仅仅对烧伤、烫伤有镇定和愈合的功能，对其他因外伤而造成的创口，也有同样的疗效。当使用薰衣草纯露作为伤口清洗液时，可以不经稀释直接使用，而且得到的效果可能会更快更好。

### 热敷液

由于薰衣草纯露拥有很好的通经和止痛功能，而且也是很好的情绪舒缓剂，所以可以用来缓解痛经和经前的腹胀绞痛。方法是：把稍厚的方巾浸在未经稀释、在微波炉里稍稍加热过的薰衣草纯露里，将充分浸湿的方巾稍微拧干后直接敷在小腹上，如果愿意，还可以在上面覆上暖水袋或热毯。如果手边还有罗马甘菊纯露或迷迭香纯露，也可以在未稀释的薰衣草纯露之外，再以等比例加入稀释后的罗马甘菊纯露或迷迭香纯露。

### 预防蚊虫喷雾

这是我养育儿子不可或缺的好朋友。儿子还小时，为了预防夏季湿热南台湾的毒蚊子，我会把薰衣草精油调在水里制作成衣物喷雾，喷在儿子的衣服、帽子、袜子和书包上，以防止蚊虫叮咬。有了薰衣草纯露以后，我有时就直接用未经稀释的纯露来喷，效果也是一样的好。此外，在漂洗儿子的衣服时，我也会滴入 1 ~ 2 滴薰衣草精油来杀菌，或直接把 20 毫升的薰衣草纯露倒进洗衣机里。

### 空气净化和舒缓情绪喷雾

这是应付快节奏的现代生活、改善个人空间的好方法。不论是呼吸道有害的雾霾、拥挤地铁里的污浊气味，还是办公室里的紧绷气氛、个人偶发的情绪低落，都可以用未经稀释的薰衣草纯露喷雾来改善小宇宙的空气质量，进而改善自己的情绪和睡眠。操作的方法很简单，只要在身体四周的空气里喷上一遍就行了。

### 头发柔顺亮泽喷雾

将薰衣草纯露单独使用，或把它和迷迭香纯露调在一起，喷在头发上，就能预防或改善干燥空气中静电所引起的发质发毛、干燥，也能让头发更好梳理、拥有健康光泽。

────────────────────────────────→ **TIPS**

薰衣草纯露的稳定性很好，至少有 2 年的保存期。

# 04 茉莉纯露 Jasmine / *Jasminum sambac*

第一次闻茉莉花纯露，你一定会有些惊讶。因为它和茉莉精油的气味不太像，反倒像邻家院墙边每到晚上就香气飘飘的茉莉花丛的香气，而且还是那种空山新雨后的香气，有点湿润，有点清凉，又有点空灵。对我来说，丝毫没有茉莉精油"花中之王"的霸气。

虽然茉莉精油是赫赫有名的高能量"花中之王"，但是它的"姐妹"——茉莉纯露却没有它那样的名声，甚至反而还有点被淹没在出身相对平凡的罗马甘菊纯露之后。不过，鉴于茉莉纯露在女性内分泌系统和生殖系统上的能力，我还是要把这位害羞的"姑娘"推出来介绍一番。

（我在阅读一份专业生产埃及茉莉纯露基地提供给我的资料时发现，他们对茉莉纯露的功效说明中大量引用了中国对茉莉花的应用经验，不管是以干燥的茉莉花瓣入药，来调理女性内分泌系统的病症，还是以茉莉花瓣烹茶，来理气生津。所以如果您对茉莉纯露感觉有些陌生，就把它当成您家厨房茶柜里的茉莉花香片对待吧！）

## 茉莉纯露的使用方法和效用——情绪能量水

我刚才说过，茉莉精油的能量极强，几乎凌驾于所有的精油之上。我曾经在一个课堂上观看授课老师播放的幻灯片，那是一组她央请朋友用美国太空总署观测太空时所用的相机拍的照片。

照片中，老师在闻香纸的尖端滴上不同的精油，然后以特殊照相机拍出这款精油的能量形式和颜色。结果我们看见，有些精油的能量分布得比较松散，外围几乎和背景融在一起，但是茉莉精油的画面却让我们极为震惊——它的能量只集中在闻香纸的一个小点上，可色彩和光线却强烈得像正午的太阳一样，让人无法久视，甚至能感受到从屏幕上传递出来的热浪。

这个画面让我久久不能忘怀，但也从此很形象地理解了茉莉精油的个性——它青衣裹素，不啰唆，不拖泥带水，不哗众取宠；它直指核心，剑一出鞘，就立刻解决问题。

虽然茉莉纯露和茉莉精油的成分并不完全相同，但它们却享有同一个母亲的身体、个性、遗传基因和能量形式，因此在萃取的过程中也得到了相同的能量频率和疗愈能力。所以我在使用茉莉纯露时，心里就冥想着它能力强大的"母亲"，如此也就得到了极好的情绪疗愈结果。建议你也这样试一试！

我用茉莉纯露作为情绪能量水的方法是直接喷在脸上。每天早上一定会做一次。当把茉莉纯露喷在脸上之后，我会一面深呼吸，一面尽可能地伸展肢体，同时冥想有一股强大的能量灌入我的体内。至于脸上的茉莉纯露，我会让它慢慢地"收干"，不管是被皮肤吸收了，还是被空气吸收了。"运功"结束后，我才开始日常的护肤保养程序。建议您可以把茉莉纯露喷雾随身带着，遇到任何需要"九阳真经"的内功加持时，就照着我刚才的方法把它喷在脸上和身体上。

对了！茉莉精油和茉莉纯露除了给予能量之外，对焦虑、恐惧、孤独、被遗弃的情绪也有帮助。此外，它也是非常好的催情剂，尤其是对男性。所以你也可以把它当成隐形香水使用，也许香气不像香水那样浓郁持久，但附着在周身的性感因子却会持久发功，大大地增加你的吸引力指数哦！

茉莉纯露当然和其他具有内分泌系统调节能力的纯露一样，可以用来泡浴、坐浴和局部热敷，不过在述说了它与众不同的能量能力之后，其他的功效似乎就显得微不足道了！

## 05 蜡菊纯露 Immortelle / *Helichrysum italicum*
（意大利永久花纯露）

我们家的浴室台面上有一瓶蜡菊纯露，它是我买给先生用的，我请他当作须后水使用，让蜡菊纯露的消炎、愈合、保湿功能，帮助他舒缓剃须后皮肤的刺激和敏感。先生向来不喜欢保养品惯常的油腻质感和香味，但他很喜欢这瓶纯露，而且对它略带日晒后的干草气味也颇能接受。我常偷看他在浴室镜前往脸上喷蜡菊纯露的样子，有点笨拙，也有点好笑，但他却认认真真地从不偷懒，也诚诚恳恳地相信这瓶纯露能带给他的好处。我想，这不就是使用任何芳香产品，或应该说使用任何保养护理产品时，最关键的一点吗？！

我在查阅国外有关蜡菊纯露的资料时，读到了一本已经有中文翻译的专业书《纯露芳香疗法》（*Hydrosols;The Next Aromatherapy*），作者苏珊·凯蒂（Suzanne Catty）在书里对蜡菊纯露（又称"意大利永久花纯露"）的介绍，是我读到的资料中最平易近人和完整的，因此将它翻译并节录于下：

"蜡菊纯露拥有强效的抗血肿能力，由于它的强效消炎和轻微止痛能力，若以湿敷的方式处理撞伤、碰伤或疼痛的旧伤，能将皮下淤血带到皮肤表面，所以它不仅能处理明面上的创伤，也能把隐藏未显的创伤表现出来。这一性能也使得它成为激烈运动后或健身后的良好喷雾按摩剂。由于蜡菊精油属于昂贵的花瓣类精油，因此用蜡菊纯露来减少蜡菊精油的使用滴数，是自然疗法治疗师常用的、降低成本的做法，尤其是那种必须接受长期疗程的情况，例如带有大量瘀血和肿胀的骨折，当然，它的成效是不会打折扣的。

"将蜡菊纯露和岩玫瑰纯露加在栓剂上，可以用来处理子宫内膜异位、子宫肌瘤，以及痛经。如果规律地持续使用，尤其是与蜡菊精油一起使用时，能明显地改善这些情况。蜡菊是任何手术后护理不可或缺的东西，它能加速切口与缝线处的愈合，减轻肿胀和瘀青现象，并且能帮助肝脏排出体内的麻醉剂。蜡菊纯露还有一个'与时俱进'的功效，用它来清洗刺青文身和体环的伤口，具有很好的杀菌和疗愈能力。

"看牙后，可以使用蜡菊纯露来漱口。在护理牙龈炎、牙龈萎缩、牙龈肿胀、疼痛等问题时，可以用一汤匙未稀释或以1：1比例加纯净水稀释的蜡菊纯露来漱口，每天至少2次。持续6个月，你的牙医就会惊讶地发现你的改变。

"在皮肤护理方面，蜡菊纯露能帮助治疗创伤后的疤痕组织，并能与蜡菊精油、乳香精油、胡萝卜籽精油、鼠尾草精油、玫瑰果油产生良好的协同作用。除此之外，它对敏感皮肤、成熟早衰皮肤、毛孔阻塞皮肤的保养效果也很好，并且能帮助治疗毛发倒刺的问题。"

就像《纯露芳香疗法》这本书的作者所说的，纯露是芳香疗法领域里的下一个关注重点，也是我称为的"明日之星"。纯露的崛起是个必然的趋势（虽然它早就存在，理疗的能力也早就被认可，但我还是觉得它的重要性是在这几年之间才被真正重视的），在越来越多人开始明白自己对大自然赠予的迫切需要时，这个既能安全使用，又物超所值的美好赠予，当然就再也无法悄然隐身于纯植物精油之后了！

"保健之道是每日做一次芳香的沐浴及按摩。"

——"医药之父"、古希腊名医希波克拉底（Hippocrates）

# PART **07**

## 芳香进行式

选好适合自己的精油，该如何正确地使用它们？在本章中，你可以看到芳香能通过哪些方式来影响和改变我们的生活，让我们身心愉悦地收获健康和美好。

# 芳香
## 泡浴

自从杨贵妃从芬芳馥郁的华清池娇羞无力地起身的一刹那开始，"泡浴"就给予人们无限的遐想。

不管是北国风情的天然温泉，还是南洋风味的贵妃花瓣浴，泡浴，一直是人们抚慰自己的最好方式。事实上，泡浴是个极为科学的治疗行为，不仅有温度、水压和对抗地心引力的浮力等物理作用层面的功效，泡浴时的全然解放，没有电脑、手机、会议的干扰，也会给情绪带来心理层面的功效。当然，如果能再加上精油，泡浴的效果会更上一层楼。

### 芳香泡浴的美丽步骤

先调配好适合自己的精油配方。如果准备直接滴入纯精油，请留意——必须遵守不超过 20 滴纯精油的原则。如果要先调配好复方泡浴油，那么必须遵守的比例是每 100 毫升的媒介油中最多滴入 75 滴纯精油。

将纯的精油或已调配好的泡浴油，滴在正在注水的浴缸内。滴精油时，最好是滴在正由水龙头流出的水上，因为流动的水会带动精油的香气和能量，让香气弥漫整个浴室，达到最好的嗅觉效果。水放好后，用手充分地搅和，使浴水中的精油完全散开。此外，泡浴的时间要控制在 15 ～ 30 分钟，才会有更好的效果。

泡浴后，只需用毛巾将身上的水分轻轻拭干即可，不需要再淋浴。那些仍然留在皮肤上的浮油，不仅具有芳香疗法的功能，还能在身上留下淡淡的香味。

请注意，泡浴前必须先将身体洗净，芳香泡浴仅以泡浴为目的，并不是用来洗净身体的。

## 注意温度、时间和入浴方法，可使效果更显著

在芳香泡浴中，精油的选择虽然很重要，但是温度、时间，甚至入浴的方法，也非常关键。建议您使用低温、长时间的入浴来解除因失眠和压力所导致的疲劳。在上班前，如果您想立即打起精神，可使用稍高温或低温，但短时间的入浴法。此外，配合泡浴目的，除了全身浴、半身浴和坐浴，也可选择手浴、足浴等部分浴的高效沐浴法。

### 泡浴的水温和功能

| 类别 | 水温 | 功能 |
|------|------|------|
| 冷水浴 | 0 ~ 21℃ | 能够帮助收敛身体组织器官和神经系统 |
| 温水浴 | 32 ~ 40℃ | 非常舒缓、愉悦，是最适合的温度 |
| 热水浴 | 40 ~ 42℃ | 可以止痛、镇静，但浴后会使人乏弱无力，需要特别留意 |

### 全身浴

借着至少覆盖到肩膀的温热水来温暖全身，提高新陈代谢、增加血液循环。想要放松时，可悠闲地泡在温水中慢慢享受；如果希望出门或工作前提提神，则可将水温加热或冷却一点，并缩短泡浴的时间即可。

## 半身浴

在浴缸中放入高至肚脐的热水，这是不会增加心脏负担的泡浴方法。浸泡 30 ~ 40 分钟，使汗水慢慢地大量流出。为了避免上半身着凉，可以包裹着毛巾，或间续地淋上热水保暖。这个方法对心脏不好或寒性体质具有很好的改善效果。

● 半身浴的 3 个要点：

√水温在 39℃ 左右；

√浸泡至肚脐部位；

√浸泡 30 分钟以上。

● 半身浴的好处在于：

从心脏流出的血液 1 分钟之内可在体内循环 1 次后回到心脏。在温水里浸泡 30 分钟，血液可在体内循环 30 次。如此，血液可在体内反复循环，有助于增强血管弹性、心脏搏动及肺脏呼吸功能。因此，保健专家指出，老年人或心脏不好的人更宜洗半身浴。

## 坐浴

在浴缸中放入约 20 厘米高的泡浴水，也可以使用可容纳下半身的大型脸盆等容器。以腰椎、尾椎、臀部为关注重点，浸泡 15 ~ 20 分钟，可帮助消除痔疮、便秘、尿路感染、会阴感染和生理期之前的不适。如果为了应对泌尿系统或生殖系统的炎症问题，请注意不要直接将精油涂抹在黏膜和黏膜周边，以免灼伤黏膜。

## 淋浴

如果外出旅行或家里没有条件，一样可以在淋浴时使用精油，

精油全书（珍藏版）30 年芳疗经验集成

方法如下。

&check;先将身体以肥皂或沐浴乳洗净。

&check;将 2 ～ 3 滴精油滴在湿毛巾或擦澡布上。

&check;由脚底往上擦洗身体。

### 缓解感冒的泡浴法

流行感冒时，可用以下方法浸浴：用一小汤匙的媒介油加入薰衣草、松针、桉树精油各 2 滴调和，在胸部、颈部、喉部等部位涂抹后，将全身浸浴在热水中 10 ～ 15 分钟，并深深吸入香薰的蒸气，等身体充分泡热后，迅速擦干身体并立刻上床就寝。

### 孩童使用芳香泡浴的注意事项

&check;年龄小于 1 岁的婴儿不可以泡浴。

&check; 1 ～ 6 岁孩童：1 ～ 2 滴纯精油用 5 毫升的牛奶稀释。

&check; 6 ～ 12 岁孩童：只能滴入 2 ～ 4 滴纯精油。

&check; 6 岁以下的孩童：绝对不可以直接滴入纯精油泡浴。精油一定要与媒介油或牛奶混合后，才可以加入浴缸中。

&check;可以用质地清爽的媒介油与任何孩童可使用的安全精油（如罗马甘菊、橘、薰衣草等）混合。

### 芳香泡浴的安全步骤

&check;浸泡前要先做个暖身淋浴，避免泡澡时脑部缺血而头昏。方法是将温水水柱从脚跟开始，慢慢往上冲刷，最后浸湿全身。

&check;进入浴池以后，先泡心脏以下的位置，3 ～ 5 分钟，让身体适应水温。等全身都温暖以后，再慢慢地泡至肩膀处。此时如果觉得心跳急速，则可先起身 3 分钟后再继续浸泡。

✓泡浴时，冬季适合的水温最好在 40 ～ 42℃，夏天则保持水温在 36 ～ 38℃为宜。

✓泡浴最适合的时长为 15 ～ 20 分钟。如果浸泡的时间太长，肌肤反而会因水分及油分的流失而干燥。此外，泡浴前后要多补充水分，最好多喝白开水。果汁无法像白开水一样，有这么好的补水效果。

✓为增进泡浴的效果，切记——浴后不要暴饮暴食，不要喝咖啡、浓茶，以及含有酒精成分的饮料。

✓精油借由泡浴达到的调理效果，比直接按摩在皮肤上的效果要快得多，因此，为了不增加身体的负担，每周最多只能泡浴 2 ～ 3 次。

✓由于泡浴是居家使用精油最有效果的方法，所以必须严格遵守精油滴数要求，最多不能超过 20 滴。

## 芳香泡浴配方

● 芳香泡浴复方配方

| 泡浴目的 | 建议配方 |
|---|---|
| 镇静浴 | ◎罗马甘菊 3 滴、薰衣草 6 滴、橙花 3 滴。<br>◎马乔莲 4 滴、檀香木 6 滴、玫瑰 2 滴。 |
| 兴奋浴 | ◎欧薄荷 4 滴、柠檬 4 滴、迷迭香 4 滴。<br>◎杜松莓 4 滴、迷迭香 4 滴、百里香 4 滴。 |
| 提神醒脑浴 | ◎紫苏 4 滴、迷迭香 4 滴、白芷根 6 滴<br>◎天竺葵 6 滴、马乔莲 4 滴、薰衣草 4 滴 |

| 泡浴目的 | 建议配方 |
|---|---|
| 舒爽清新浴 | ◎柏树 4 滴、欧薄荷 4 滴、柠檬 6 滴<br>◎迷迭香 4 滴、佛手柑 6 滴、柳橙 6 滴 |
| 松弛舒缓浴 | ◎罗马甘菊 4 滴、橙花 2 滴、薰衣草 6 滴<br>◎檀香木 6 滴、快乐鼠尾草 4 滴、马乔莲 4 滴 |
| 咳嗽 / 感冒 | ◎安息香 4 滴、黑胡椒 6 滴、马乔莲 4 滴<br>◎桉树 6 滴、迷迭香 4 滴、百里香 4 滴 |
| 神经衰弱、精疲力竭 | ◎紫苏 4 滴、天竺葵 6 滴、薰衣草 2 滴<br>◎玫瑰 2 滴、檀香木 6 滴、快乐鼠尾草 4 滴 |
| 晨浴 | ◎迷迭香 3 滴、杜松 3 滴、欧薄荷 6 滴<br>◎百里香 3 滴、迷迭香 3 滴、薰衣草 6 滴 |
| 睡前沐浴（帮助睡眠） | ◎罗马甘菊 4 滴、香水树 2 滴、薰衣草 4 滴<br>◎马乔莲 4 滴、橙花 2 滴、檀香木 6 滴 |
| 催情浴 | ◎檀香木 6 滴、玫瑰 2 滴、橙花 2 滴<br>◎茉莉花 2 滴、黑胡椒 6 滴、檀香木 4 滴 |
| 肌肉酸痛 | ◎桉树 6 滴、快乐鼠尾草 6 滴、薰衣草 6 滴<br>◎杜松莓 6 滴、迷迭香 6 滴、薰衣草 6 滴 |
| 泡泡浴 | 将 12 ~ 16 滴一种或多种的精油和一汤匙的洗发乳或泡泡浴乳混合后，倒入注满水的浴缸中，就可以享受充满美丽与芳香的泡泡浴了 |
| 牛奶浴 | 将 12 ~ 16 滴一种或多种的精油与一汤匙的牛奶混合，倒入注满水的浴缸中，牛奶可以使精油与水混合得更好，也可以保护娇嫩的肌肤 |
| 蜂蜜浴 | 敏感脆弱的肤质，可以将 10 ~ 12 滴一种或多种的精油与一汤匙的蜂蜜混合，倒入注满水的浴缸中泡浴，可以避免硬水对皮肤造成的干化伤害 |

## ●芳香泡浴单方

| 推荐精油 | 泡浴目的 |
|---|---|
| 佛手柑 | 兴奋、提神、振奋 |
| 罗马甘菊 | 松弛精神与身体 |
| 杉木 / 黎巴嫩柏 | 镇定，同时也具有振奋的效果 |
| 柏树 | 舒缓与提神 |
| 天竺葵 | 抗抑郁与振奋 |
| 杜松莓 | 同时拥有情绪及生理上的排毒效果 |
| 薰衣草 | 清洁、镇静与平衡身心 |
| 柠檬 | 减低压力、舒缓与镇定 |
| 马乔莲 | 安抚精神状态，并产生积极正面的态度 |
| 柳橙 | 兴奋与提神 |
| 橙花 | 同时镇定、舒缓身体和灵魂（精神）两个层面 |
| 广藿香 | 它略带泥土味的麝香香气有镇定、安抚的作用 |
| 欧薄荷 | 兴奋与提神（低浓度使用） |
| 玫瑰 | 华丽、珍爱、彻底清洁与恢复平静 |
| 迷迭香 | 温暖、兴奋、使头脑清醒（高血压患者禁用） |
| 檀香木 | 性感、温暖、舒缓心情 |
| 香水树 | 催情、性感、平抚愤怒不安的心情（要少量使用，它浓郁的香味可能引起头痛或恶心） |

## 芳香坐浴配方

| 坐浴目的 | 建议配方 |
|---|---|
| 痔疮 | 柏树 4 滴、没药 2 滴、桉树 2 滴 |
| 膀胱炎 | 松木 4 滴、桉树 2 滴、檀香木 2 滴 |
| 尿路感染 | 没药 2 滴、绿花白千层 4 滴、茶树 2 滴 |
| 漏尿症 | 茴香 2 滴、杜松莓 2 滴、薰衣草 4 滴 |
| 会阴炎／附件炎 | 乳香 3 滴、没药 3 滴、茶树 2 滴 |
| 坐骨神经痛 | 德国甘菊 2 滴、檀香木 4 滴、生姜 4 滴 |
| 白带 | 没药 2 滴、檀香木 4 滴、百里香 2 滴 |
| 念珠菌与鹅口疮 | 佛手柑 2 滴、天竺葵 4 滴、百里香 2 滴 |

# 芳香
## 足浴

由于我们行走和站立时，会把全身的重心放在脚上，所以脚和脚底是支撑身体全部重量的地方。再加上我们全身器官的反射区都在小腿、脚和脚掌上，因此，保护好双脚是维持身心健康非常重要的一环。芳香足浴的方法很简单，只要在泡脚的热水盆里滴入适当的精油，浸泡至少 15 分钟，就可以让小腿和脚的血路顺畅，很快且简单地消除疲劳浮肿，以及感染、发炎、多汗、脚臭等问题，甚至对于因发冷而引起的腿部抽筋疼痛也有很好的疗效。

## 芳香足浴方法

✓热水倒入盆中，放入冷水调节温度。

✓滴入 8 ~ 10 滴喜爱的精油。

✓坐在椅子上将脚踝没入热水中。

✓边泡边加入热水以防止水温冷却，并持续浸泡 15 分钟。

## 芳香足浴配方

| 足浴目的 | 建议配方 |
| --- | --- |
| 多汗 | 松木 3 滴、柠檬草 3 滴、柏树 4 滴 |
| 水肿 | 杜松莓 4 滴、柏树 3 滴、迷迭香 3 滴 |
| 脚气 | 茶树 6 滴、百里香 4 滴 |
| 痛风 | 桉树 4 滴、杜松莓 3 滴、柏树 3 滴 |
| 抽筋麻痹 | 欧薄荷 4 滴、紫苏 3 滴、迷迭香 3 滴 |
| 脚臭 | 茶树 4 滴、薰衣草 2 滴、柠檬草 4 滴 |
| 冻疮 | 罗马甘菊 4 滴、柠檬 2 滴、黑胡椒 4 滴 |
| 脚冷症 | 迷迭香 4 滴、橙叶 2 滴、柏树 4 滴 |
| 酸痛、疲惫 | 迷迭香 4 滴、薰衣草 2 滴、柏树 4 滴 |
| 足踝肿胀 | 茴香 4 滴、杜松莓 4 滴、天竺葵 2 滴 |

**极具功效的温冷交替浴——非常适用于脚冷症和脚部酸痛的人**

✓准备两个盆，一个放入 40 ~ 42℃的热水，一个放入约 15℃

的冷水，分别滴入 2 种单方精油备用。

✓请先将双脚放入热水中浸泡 3 分钟左右，之后立即放入冷水中约 1 分钟。

✓重复上述动作 3 次，最后用毛巾擦干。

✓建议您在做温冷交替浴时，选用薰衣草、柏树或柠檬等单方精油或各滴 8 滴的复方配方。

**搭配矿物浴盐去角质效果更显著**

在足浴之前先用天然的矿物浴盐搓脚去角质，此步骤除了可以去除死皮，帮助精油吸收外，还能利用浴盐里高浓度的矿物质成分，达到排毒、舒缓肌肉和松弛神经的效果。

**天然矿物浴盐有以下两种选择**

✓死海矿物盐。死海中矿物质的浓度高达 30%（w/v），是一般海水中矿物质含量的 10 倍。目前在死海中已经发现了 25 种不同的矿物质，它们都是无机物，极不易氧化，因此具有神奇的疗效和治愈能力。死海矿物盐含有蕴含在死海里的高浓度矿物质成分，最主要的矿物质为钾和镁。钾能调节身体的水分平衡，控制体内细胞含水量，因此有很好的排毒功能；镁则具有安抚、镇静神经系统的功能。

✓喜马拉雅山矿物盐。喜马拉雅山浴盐是经过几亿年的蕴藏，将地底的矿物质与海盐结合，低钠、低钾、高铁、高钙及含多种微量元素之水溶性矿物盐，含有 84 种人体所需的矿物质，由于深藏地底，未曾如普通海盐般受到污染，因此对皮肤完全无刺激性，而且有很好的排毒功效。

## 简单易行的护脚五部曲

跟随以下的护脚五部曲，每星期为脚部做一至两次全面护理，可使双脚轻盈柔软，白细动人。

### 第一步：去脚指甲边缘死皮

由于脚部负责承载重量，所以角质层较厚，脚指甲边特别容易积存死皮。可到美容用品店买一支柔软甲皮油，用来去除脚指甲旁的死皮。用法十分简单，只要沿着脚指甲边涂上，待 10 秒后便可用浸湿的棉花抹去死皮，使脚趾立刻看起来清洁许多。

### 第二步：去脚跟死皮

脚跟部分是最经常与鞋摩擦的部位，所以容易聚积厚厚的死皮。去完脚指甲边缘死皮后，把双脚浸入滴了精油的温热水中 5 分钟，待脚跟皮肤泡得柔软时，就可使用浮石（磨皮石）去除脚跟死皮。可以选 3 滴柠檬精油滴在水中，一方面杀菌，另一方面柔软皮肤。

### 第三步：磨砂净色素

如果脚面肤色不均匀，会使双脚看起来不干净。用脚部磨砂膏为双脚做去死皮护理，可使双脚皮肤白皙细腻。

### 第四步：按摩滋润

其实脚部与手部一样，也需要用营养品给予滋润，以保持弹性和柔软。磨砂后，可以用自制的脚部按摩油按摩双脚。制作的方法是：在 30 毫升的媒介油里（最好是具有滋养效果、价格又实惠的甜杏仁油），滴入柠檬 5 滴、乳香 5 滴、薰衣草 5 滴，这个配方既能美白、滋养皮肤，还能预防脚气。

**第五步：棉袜深层护理**

按摩后，穿上厚厚的棉袜，让精油和植物油脂慢慢地渗透进皮肤，达到深层护理的效果。

# 芳香
## 手浴

芳香手浴的目的并非只是为了使干燥的手恢复湿润或起到保养皮肤和指甲的功效，它最主要的功能是缓解手部的疲劳和压力，对电脑族、码农、机器操作员和手工业者尤其有效。它不仅能缓和因工作所引起的手指关节、手腕、手肘、肩膀、颈部的酸痛和紧张，同时对于手腕的疼痛和腱鞘炎也有改善作用。芳香手浴之后，如果再配合手指的收放运动，效果会更显著。

## 芳香手浴方法

✓将适温热水倒入脸盆至手腕高度。

✓滴入 3 ～ 4 滴纯精油。

✓将手掌到手腕部分没入水中约 10 分钟。

✓用毛巾擦干，接着做手部和手指的收放柔软运动。

## 芳香手浴配方

| 待解决的手部问题 | 建议配方 |
|---|---|
| 多汗 | 柠檬 4 滴 |
| 水肿 | 杜松莓 2 滴、迷迭香 2 滴 |
| 皲裂 | 天竺葵 2 滴、广藿香 2 滴 |
| 色斑 | 柠檬 2 滴、天竺葵 2 滴 |
| 皱纹 | 乳香 2 滴、玫瑰 2 滴 |
| 酸痛 | 迷迭香 2 滴、薰衣草 2 滴 |
| 甲沟炎 | 茶树 2 滴、百里香 2 滴 |
| 手冷症 | 生姜 2 滴、柏树 2 滴 |
| 关节炎 | 德国甘菊 1 滴、薰衣草 3 滴 |
| 腱鞘炎 | 德国甘菊 1 滴、桉树 3 滴 |
| 指甲保养 | 百里香 2 滴、柠檬 2 滴 |

## 自制埃及艳后的护手秘方

### 浸手油

将 50 毫升的植物油（最理想的是 40 毫升南瓜籽油，加上 10 毫升红石榴籽油），加入 10 克的蜂蜜，1 个鸡蛋取蛋清，3 滴玫瑰精油，在砂锅中文火加热至皮肤可接受的温度，将双手浸于其中 10 分钟，即可获得满意的滋养效果。每周调配 1 次护手油，坚持护理 1 个月，皮肤就会明显地回复年轻细滑。

### 护手油

将 30 毫升的植物油（最好是 25 毫升南瓜籽油，加上 5 毫升红石榴籽油），加入玫瑰、乳香、柠檬各 2 滴和半汤匙蜂蜜，调匀后装入小瓶，每天早晚抹在手背手指上，双手再用力互相搓揉帮助吸收。

### 养手膏

将半条新鲜的黄瓜捣烂滤汁，在黄瓜汁里加入 1 个鸡蛋的蛋液、1 汤匙红石榴籽油或荷荷巴油搅匀。晚上入睡前涂在手背上，戴上手套，以免弄脏床褥。第二天清晨起床后，将双手冲洗干净，涂上护手油，皮肤就会变得细腻光滑。

### 美手的营养素

平日应充分摄取富含维生素 A、维生素 E 及锌、硒的食物，还应注意钙、铜等营养素的摄入，因为身体一旦缺钙、缺铜，会导致指甲暗沉、脆弱、容易折断，影响双手的美丽。

# 热和冰的
## 芳香敷布法

每个人都一定有过身体某个部位疼痛时，将用力搓热的手掌贴在患部上的经验，或摸着冰块，将冰冷的手按压在发烧的额头上的经验。这就是通过手，将温热的体温或冰镇的感应慢慢地传导到患部，使疼痛或灼热减轻的自然行为。

将布料浸湿在混合了纯精油的热水或冷水中，敷在某处面积不大的身体部位，是很有针对性的芳香疗法。为了能加强敷布的效果，布料的选用非常重要，一方面要能留住精油，另一方面要能保持温度，此外，还要有接触皮肤时的温柔触感。因此，进行芳香敷布法时，最好的布料是法兰绒、软呢布、棉纱，或无纺布毛巾。

选择用热敷还是用冰敷，必须视需要护理的状况和部位而定。

◎热敷：减轻各种疼痛、背痛、月经痛、腹痛、风湿痛、耳痛、牙痛，如果是针对子宫症状可将敷布置于后背脊下部。

◎冰敷：用于降温、退烧、消肿、减轻疼痛、头痛、晒伤、灼伤、瘀伤、挫伤、扭伤、肿胀及关节发炎等各种情况。

### 热敷布法

√在脸盆中放入可将毛巾完全浸泡高度的热水。（大约1000毫升）

√滴入10滴（最好是单一精油）适合的芳香精油。

√将清洁敷布折叠成小册子状，浸在精油热水里。如果有比重比水轻的精油浮在水面上，可以用敷布捞起浮在水面的精油油膜，使精油渗透进敷布里。因为精油含有各种化学药理成分，所以务必用敷布尽量将这些油膜捞起来。

✓扭干敷布时，小心不要烫到手，可先将敷布两端拉离热水。

✓拿住敷布的两端用力拧干敷布。

✓如果热敷布的目的是要减缓疼痛，敷布是否温热是很重要的。在热敷过程中，如果敷布冷了，可以继续将敷布浸入水里再次加热。

✓敷上敷布后，可以在上面盖上一条大毛巾、毛毯，甚至热水袋，以尽可能地保持敷布的温度。

### 适合芳香热敷布法的精油

| 针对问题 | 推荐精油 |
| --- | --- |
| 关节炎 | 白芷根、安息香、绿花白千层、杉木、胡荽、德国甘菊、桉树、生姜、杜松莓、柠檬、马乔莲、没药、欧薄荷、黑胡椒、百里香、薰衣草 |
| 痛风 | 紫苏、安息香、绿花白千层、德国甘菊、桉树、茴香、杜松莓、柠檬、松木、迷迭香、百里香 |
| 关节／肌肉风湿痛 | 绿花白千层、德国甘菊、芫荽、桉树、生姜、薰衣草、马乔莲、迷迭香 |
| 腰痛 | 罗马甘菊、德国甘菊、天竺葵、薰衣草、生姜 |
| 背痛 | 罗马甘菊、德国甘菊、薰衣草、杉木、檀香木、松木 |
| 胃胀气 | 白芷根、紫苏、佛手柑、罗马甘菊、肉桂、芫荽、茴香、生姜、薰衣草、柠檬、马乔莲、黑胡椒、迷迭香、百里香 |
| 结石 | 柠檬、松木、迷迭香、百里香 |

| 针对问题 | 推荐精油 |
|---|---|
| 胃痉挛 | 罗马甘菊、肉桂、芫荽、茴香、生姜、薰衣草、橙花、柳橙、黑胡椒、欧薄荷、绿薄荷、马乔莲 |
| 耳痛 | 天竺葵、生姜、马乔莲、薰衣草、百里香 |
| 中耳发炎 | 百里香、绿花白千层 |
| 牙痛 | 天竺葵、生姜、马乔莲、薰衣草、百里香 |
| 痛经 | 紫苏、乳香、茉莉花、杜松、薰衣草、马乔莲、香蜂草、欧薄荷、迷迭香 |
| 淤血 | 德国甘菊、罗马甘菊、欧薄荷、没药 |

### 覆盖热敷布的部位

当热敷布覆盖在皮肤上时，皮肤表面的毛细血管会因热而扩张，致使药物成分更容易被皮肤吸收。此外，热力也会帮助肌肉和神经系统温暖而松弛，有助于缓解疼痛的症状。为了达到更好的效果，将热敷布放在患部或相关的位置，让它直接接触引发不适问题的关键点，对缓解神经性疼痛会很有效。

◎肩膀酸痛——颈部和肩膀

◎腰痛——腰椎

◎泌尿系统感染——肾脏和下背部位

◎生理痛——下腹部或尾椎骨（在尾骨稍微上面的部分）

◎头痛——颈后部或额头

### 消除眼部疲劳的薰衣草热敷布

持续阅读细小文字或长时间盯着电脑画面和手机，眼睛很容易出现干涩、有异物感、飞蚊、红血丝或酸疼的缺水现象。这个时候可以使用薰衣草温热敷布来缓解眼睛的疲劳，减轻眼压。薰衣草精油具有镇静和舒缓眼睛疲劳的作用，它的刺激性小，可以非常安全地用在眼睑上。

✓将 5 滴薰衣草精油滴入 200 毫升的热水中。

✓将敷布拧干，甩动一会儿使它稍微冷却，接着折成适当的大小。

✓覆盖在闭着的眼睛上。

✓敷布温度消失后，再浸入热水。

✓重复这个动作至少 3 ~ 4 次，就可以很快地消除眼疲劳。

**恢复宿醉的热敷布**

饮酒作乐的隔日宿醉，或在花粉"肆虐"的季节，早晨起来鼻子严重堵塞、头疼欲裂，都可以单一或调配使用薰衣草、黑胡椒、欧薄荷以及桉树等精油，滴在温热的水里制作成热敷布，敷在胸口或腹部，10 分钟后，就有舒缓神经的神奇效果。

## 冰敷布法

| 针对问题 | 推荐精油 |
|---|---|
| 静脉炎 | 柏树、柠檬 |
| 静脉囊肿 | 德国甘菊、杜松莓、绿花白千层、迷迭香、百里香 |
| 发烧 | 紫苏、佛手柑、生姜、杜松莓、桃金娘、迷迭香、茶树、百里香 |
| 偏头痛 | 白芷根、紫苏、甘菊、薰衣草、香蜂草、欧薄荷、绿薄荷 |

| 针对问题 | 推荐精油 |
|---|---|
| 眼睑发炎 | 罗马甘菊、柠檬 |
| 扭伤、劳伤 | 德国甘菊、桉树、生姜、茉莉、薰衣草、马乔莲、黑胡椒、松木、迷迭香、百里香、岩兰草 |
| 灼伤 | 罗马甘菊、桉树、天竺葵、薰衣草、绿花白千层、迷迭香、茶树 |
| 荨麻疹 | 德国甘菊、罗马甘菊、薰衣草、檀香木、百里香、茶树 |
| 牛皮癣 | 白芷根、佛手柑、德国甘菊、白千层、薰衣草、百里香 |
| 创伤 | 佛手柑、甘菊、白千层、柏树、桉树、天竺葵、薰衣草、没药、绿花白千层、广藿香、紫檀木、缬草 |
| 皮肤敏感燥红 | 德国甘菊、罗马甘菊、乳香、薰衣草、柠檬草、檀香木、茶树 |

和热敷法相同，只是将水温变成 10 ~ 15℃ 的凉水，来代替热敷法时的热水，热水袋则以冰袋或冰枕来代替。

### 日晒后的冰敷法

在阳光下暴晒后如果不立即处理，很容易有脱皮、灼痛、敏感或产生黑斑等后遗症。因此，日晒后，当皮肤还在微微发烫时，可以制作一个芳香冰敷布，来镇定敏感燥红的皮肤，预防日晒后的伤害。

推荐精油：可以单一使用薰衣草（促进细胞再生）、天竺葵（柔化肌肤）或罗马甘菊（消炎镇定）或混合这 3 种精油一起使用。

冰敷方法：外出回家后，立刻在凉水里滴入精油，将冷敷布浸湿后，覆盖在整个脸上。敷布的过程中深呼吸几次，还能让精油通过嗅觉，清凉一下头昏脑涨的神经。

### 防暑降温的薄荷毛巾

出门前，先在凉水中滴上几滴欧薄荷或绿薄荷精油，将敷布在里面完全浸湿后，放在可密封的收纳袋里，放入冰箱冷藏。回家后，就能立刻享受清新冰凉的冰敷布了。薄荷精油不仅能提神醒脑，对于预防热伤风、中暑、头疼、头晕、空气污染都有很好的理疗效果。

夏天也可用这个方法制作薄荷冰毛巾，给来访的客人使用，绝对宾主尽欢，赢得客人的赞美。

## 对抗头痛的精油敷布法

根据统计，在中国，每天有数以百万计的人在喊头痛。此外，15 岁以下的孩童，有 75% 曾经历过明显的头痛而且原因不明。引发头痛的原因很多，但专家认为，头痛人数与日俱增，与现今生活压力指数升高有关。疲劳、压力逐日累积，从肌肉紧绷到关节错位，甚至压迫血管神经，影响血液循环。头痛症状所宣告的是"身体已经透支"的事实。其实，大部分的头痛，只要找出原因，多半是可以解决的。

### 可能引起头痛的原因

压力性头痛，经常在傍晚头痛的上班族，因为疲劳累积到下午，身体已经负荷不了，建议中午小睡一下，或许可改善头痛情况。

紧张性头痛，比较常见。

因为姿势不良或肌肉紧张等造成的头痛，只要减少引起头痛的原因，譬如不良姿势和情绪，以及过度劳累、过强的压力等，通常都能获得缓解。

因情绪而造成的头痛，这在学习压力和人际压力大的孩童身上发现最多。

### 冰敷热敷，舒缓紧绷神经，化解肌肉痉挛僵硬

姿势不良引发肌肉僵硬、痉挛而造成的头痛，几乎每个人都曾有过，尤其是以肩颈部的肌肉僵硬为最常见。例如颅骨下方的颈部，左右各有四条小肌肉，当长时间盯着电脑屏幕不动时，不但眼睛疲惫会引起弥漫性的头痛，而且只要压到痛点，痛就会像通电一样传到头部。而肩颈部分的大块肌肉僵硬，则经常引发同侧头痛。这时，利用精油敷布法来解除头痛，效果会非常好。

### 冰敷

可以减少痉挛性头痛，如偏头痛、太阳穴有搏动性的疼。用冷敷或冰敷稍微压迫一下，可以缓解血管痉挛。

### 热敷

对局部血液循环不好所引起的慢性头痛极具效果，适合肩颈部。肩颈酸痛不适合冰敷，冰冷会使肌肉紧绷，反而会引发更剧烈的头痛。

# 芳香
# 按摩油

按摩大概是精油最普遍的运用方法了！按摩可以让精油在很短的时间内进入血液循环。单从按摩本身的动作来说，它就已经具有松弛肌肉、平缓呼吸，以及促进血液循环和淋巴循环顺畅的功能。而当这些按摩功效与有理疗作用的精油结合，效果就会更为显著。透过芳香按摩油的按摩，获得肌肉和精神的深度放松之后，能增强身体能量，减轻与压力相关的症候群，并且缓和疼痛，还能改善皮肤状况。

由于植物精油是一种高浓缩的物质，因此要绝对避免直接使用在肌肤上做大面积按摩，即使是薰衣草精油和茶树精油也一样。当利用它们作为按摩油或化妆品等使用在肌肤上时，必须使用纯天然的植物油（芳香疗法中被称为"媒介油""基底油"或"基础油"）稀释后再使用。

媒介油并非食用植物油（菜籽油）或矿物所制成的婴儿油，而是富含天然矿物质成分和维生素的植物油，是由植物种子经冷却压榨后所抽取出来的无臭物质，也就是指连加热处理也没有的纯粹植物油。

大部分的媒介油本身就具有很好的营养成分，里面富含的维生素即使不与精油搭配也有很好的功效。因此，如果能根据精油的特性及其成分，正确选择所搭配的媒介油，就能调制出具有"加分"效果的理疗油。

## 按摩的好处

美国迈阿密大学抚触研究学会发现，按摩可使身体放松，减少分泌压力荷尔蒙，每天接受 45 分钟按摩，一个月后免疫细胞明显增加。按摩除了有对心理和情绪上的帮助之外，对生理也有如下好处：

√按摩可以改善皮肤的呼吸和营养，有利于汗腺和皮脂腺的分泌，促进毛细血管的扩张，增进血液和淋巴液的循环，使局部皮肤温度升高、代谢增强，改善皮肤的光泽和弹性。

√按摩手法的物理力可转化为热能，增强机体代谢能量和营养物质的供应，使损害组织得到修复，同时增强肌肉组织的弹性和活力，促进炎症渗出物的吸收，消除肌肉组织肿胀、痉挛和疲劳。

√按摩还可以调节神经系统的兴奋和抑制过程，解除大脑的紧张和疲劳；可对自主神经产生影响，调节内脏血管、腺体等组织活动功能；可以改善血液有效成分，增强机体免疫能力。

## 芳香按摩油的调和

### 媒介油的选择

植物精油借由媒介油来锁住其易挥发的化学成分，同时促使天然化学分子加速渗透进肌肤。此外，媒介油中本身就有丰富的营养成分存在，所以如果选择得当，会让按摩的效果加分。以下是选择媒介油的注意事项：

√可以单纯选择 1 种或混合 2 种媒介油使用，但最好每次最多只选择 2 种，除非要调和大量的按摩油。

√媒介油因质地不同有"轻油"和"重油"之分。例如，葡萄籽油、桃核油属于轻油；小麦胚芽油、酪梨油就属于重油。调油时可以将轻油和重油混合使用。

√选择媒介油不仅要依据生理、心理、情绪的需要，也要考虑皮肤的质地。

**调油前的注意事项**

√首先，确认所使用的精油瓶是干净和完全干燥的。装入复方精油前，要确保容器内没有任何沉淀物或水渍。盛装的瓶子必须彻底洗净并置于干燥的地方风干。不要将瓶子放在冰箱冷却后再使用，表面过冷的瓶子会因温度太低而使精油的化学成分发生改变。

√不要将新调和好的精油与旧的调和油混合，即使是完全相同的配方也不可以，这样会降低精油的品质，也会极大程度地缩短它的保存期限。

√选择精油时有一些情况是需要考虑到的。比如，体质较弱的人或较小的孩子（从会走路的孩子到 10 岁的儿童），应该使用安全的精油，如柑橘属家族的精油以及罗马甘菊。请注意，薰衣草精油的气味有可能会让年龄较小的孩子感到恶心，甚至呕吐。

√脸部芳香按摩时，应选择质地清爽的媒介油，如杏核油或桃核油；身体芳香按摩油则适宜用一些质地较厚重、营养的媒介油，如甜杏仁油。红石榴籽油、小麦胚芽油都具有营养和再生特性，适合干性老化皮肤使用。

　　√小麦胚芽油能够抑制腐臭物质，在调和好的精油中加入10%的小麦胚芽油，能够帮助延长调和油的使用期限。有一些低度油，特别是广藿香，能够延长调和油的芳香气味。

　　√调和精油时，要确保室内空气新鲜，通风良好。尽量不要一次吸入过多的精油，否则会引起恶心和头晕。

　　√每次调油要尽量少量，顺序是首先倒入媒介油，然后添加纯精油；之后，用两个手掌握住瓶子，轻轻地滚动，确保媒介油和纯精油混合均匀。将调好后的油放置 24 小时之后再使用是最理想的，因为这时油的熟成和混合会十分均匀协调。

　　√按摩油如果调制太多而有剩余时，请放入遮光瓶中保存。

　　√贴上写有精油名、植物名、稀释率和调和日期的标签后置于阴凉处，并于 6 周内用完。

**调油的比例**

　　由于纯精油的浓度极高，所以通常以"滴数"来当作它的计量单位。1 毫升精油相当于 20 ～ 25 滴精油。

　　为了帮助读者更好地理解在调和油中各种精油所应占的必要的百分比情况，下表列出了 100 毫升媒介油与不同剂量纯精油的调和配比。按照这种比例，任何数量的媒介油都可以据此弹性使用，比如，你可以用 5 毫升或 10 毫升媒介油来计算。

| 百分比 | 媒介油（毫升） | 纯精油（滴） | 纯精油（毫升） |
|---|---|---|---|
| 0.5% | 100 | 12 | 0.5 |
| 1% | 100 | 25 | 1 |
| 2% | 100 | 50 | 2 |
| 3% | 100 | 75 | 3 |
| 4% | 100 | 100 | 4 |
| 5% | 100 | 125 | 5 |

还有另一种测量方式是：5 毫升 = 1 小茶匙；10 毫升 =1 中匙；
15 毫升 =1 汤匙

### 调油的比例与应用范围

| 调油比例 | 适用范围 |
|---|---|
| 0.5% | 适用于儿童、孕妇、老人 |
| 1% | 适用于脸部按摩油 |
| 2% ~ 2.5% | 适用于成年女性的身体按摩油 |
| 3% | 适用于成年男性或身材丰腴女性的身体按摩油 |
| 4% 或 5% | 由于浓度过高，不适合用于按摩油的调配，仅适用于敷用、局部泡浴、熏蒸等用途 |

### 幼童的调油比例

| 年龄 | 使用方法 |
|---|---|
| 12 ~ 18 岁 | 以不高于 2% 比例的成人剂量配比 |
| 6 ~ 12 岁 | 以成人剂量的 1/2 配比 |
| 1 ~ 5 岁的幼儿 | 在 10 毫升媒介油中加入 1 ~ 2 滴安全的纯精油用于按摩使用；或在 1 汤匙牛奶或蜂蜜中加入 1 ~ 2 滴纯精油，用于泡浴使用。请不要按摩幼儿的脸部 |

## 调油时的安全比例

| 按摩用 | | |
|---|---|---|
| 年龄段 | 媒介油 | 精油滴数 |
| 12 ~ 65 岁 | 20 ml | 10 滴 |
| 6 ~ 12 岁 | 20 ml | 8 滴 |
| 4 岁~ 6 岁 | 20 ml | 5 滴 |
| 老年人 | 20 ml | 5 滴 |
| 1 ~ 4 岁（含 4 岁） | 20 ml | 2 滴 |
| 1 岁以下 | 20 ml | 1 滴 |

| 泡浴用 | | |
|---|---|---|
| 年龄段 | 水量 | 精油滴数 |
| 12 ~ 65 岁 | 浴缸 | 7 ~ 10 滴 |
| 4 岁~ 12 岁 | 浴缸 | 3 ~ 5 滴 |
| 老年人 | 浴缸 | 3 ~ 5 滴 |
| 1 ~ 4 岁（含 4 岁） | 浴缸 | 1 ~ 2 滴 |
| 1 岁以下 | 浴缸 | 1 滴 |

| 乳霜或润肤水用 | | |
|---|---|---|
| 年龄段 | 乳霜或润肤水量 | 精油滴数 |
| 12 ~ 65 岁 | 50g | 25 滴 |
| 4 岁~ 12 岁 | 50g | 12 滴 |
| 老年人 | 50g | 12 滴 |
| 1 ~ 4 岁（含 4 岁） | 50g | 6 滴 |
| 1 岁以下 | 50g | 3 滴 |

| 洗发乳或泡泡浴乳 | | |
|---|---|---|
| 年龄段 | 洗发乳或泡泡乳浴量 | 精油滴数 |
| 12 ~ 65 岁 | 100 ml | 25 滴 |
| 4 岁~ 12 岁 | 100 ml | 12 滴 |
| 老年人 | 100 ml | 12 滴 |
| 1 ~ 4 岁（含 4 岁） | 100 ml | 6 滴 |
| 1 岁以下 | 100 ml | 3 滴 |

**特别提醒**

√小麦胚芽油可以延缓物质氧化，延长按摩油的使用期限。

√制作按摩油每次宜少量，以免与空气长时间接触而发生化学反应。

√当使用多于一种以上的媒介油进行调和时，应于使用前 24 小时先将媒介油混合好。

√如担心有过敏反应，请按过敏反应测试，在芳香按摩前 24 小时用手肘内侧的皮肤做过敏测试。

√由于精油的穿透力很强，部分人群使用时需要格外小心，例如幼儿。越年幼的人，对精油的反应就越强烈，所以必须做更短、更轻柔的按摩。此外，心脏有问题或糖尿病患者的按摩也要轻柔简短；体质虚弱的人（这些人一般很瘦弱，倦容满面）的按摩也宜轻、短，以免增加其疲劳感。

**过敏反应测试**

如果担心会发生过敏，滴一滴调好的按摩油在手肘内侧，用透气性贴布覆盖（如果对橡皮过敏，则使用纱布覆盖）。24 小时后，如果出现红斑，则不要采用任何方式使用精油，包括按摩或沐浴。

## 居家自我按摩法

### 第 1 步：进行浴室的准备工作

◎准备一个插电的热油皿。热油皿能将按摩油加热并保持在身体能接受的最适当温度，不仅能帮助皮肤吸收，还能利用温热触感达到安抚神经和肌肉的目的。

◎将根据身体、情绪或皮肤需要调好的芳香按摩油倒在热油皿里加热保温。

◎热油皿会将温热的按摩油里的香气分子扩散开来，弥漫在浴室的空气中，达到通过嗅觉治疗的效果。

### 第 2 步：洗个舒服的热水澡

注意水温不要太高，以免头晕。热水洗澡后身体皮肤的血液循环加快，毛孔张开，肌肉柔软，神经放松，是最容易吸收精油并达到最好按摩效果的时机。洗澡时，可以做几个深呼吸，将弥漫在水蒸气中的香气分子吸进鼻腔内。（也许你没有明显地感觉到空气中的香气，别担心，即使气味薄弱，香气分子仍然存在于浴室湿热的空气中。）

### 第 3 步：浴后将身体完全擦干

如果身上还残留着水珠会影响精油的吸收。

### 第 4 步：倒按摩油在手上

从热油皿里倒适量的按摩油在手上，先搓揉双手，让温热的按摩油服帖在手掌心。

### 第 5 步：按摩

按摩需要按摩的部位，如腹部、后腰、胸腔或全身皮肤。

### 第 6 步：按摩后

按摩后不需要再淋浴或泡澡，让精油充分地渗透进皮肤里。如果在夏季多汗季节，可以用干毛巾将皮肤表面的浮油稍加擦拭。按摩后最好就上床休息，让全身的肌肉和神经放松，放手让精油运行，发挥更好的疗效。

## 芳香按摩油的配方——生理功能

下列配方中的滴数是以在 10 毫升的媒介油里滴入 2% 的纯精油为例，可以依实际需要的比例来调整精油滴数。

| 针对问题 | 建议配方 |
|---|---|
| 肌肉酸痛 | ◎德国甘菊 2 滴、生姜 2 滴、薰衣草 1 滴<br>◎黑胡椒 2 滴、岩兰草 2 滴、快乐鼠尾草 1 滴 |
| 风湿痛、关节炎 | ◎德国甘菊 2 滴、杜松莓 2 滴、薰衣草 1 滴<br>◎桉树 2 滴、安息香 2 滴、柠檬 1 滴 |
| 痛风 | ◎紫苏 2 滴、安息香 2 滴、迷迭香 1 滴<br>◎德国甘菊 2 滴、杜松莓 2 滴、桉树 1 滴 |
| 麻痹 | ◎薰衣草 2 滴、杜松莓 2 滴、欧薄荷 1 滴<br>◎紫苏 2 滴、杉木 2 滴、迷迭香 1 滴 |
| 痉挛（足、腿） | ◎黑胡椒 2 滴、松木 2 滴、芫荽 1 滴<br>◎百里香 2 滴、柏树 2 滴、葡萄柚 1 滴 |
| 背痛、腰痛 | ◎罗马甘菊 2 滴、檀香木 2 滴、天竺葵 1 滴<br>◎德国甘菊 2 滴、杉木 2 滴、薰衣草 1 滴 |
| 肌肉松弛 | ◎柏树 2 滴、黑胡椒 2 滴、迷迭香 1 滴<br>◎柏树 2 滴、杜松莓 2 滴、葡萄柚 1 滴 |
| 血液循环不畅 | ◎芫荽 2 滴、柏树 2 滴、天竺葵 1 滴<br>◎生姜 2 滴、绿花白千层 2 滴、柠檬 1 滴 |
| 静脉曲张（只需抹上，不可用力按摩） | ◎德国甘菊 2 滴、柏树 2 滴、桉树 1 滴<br>◎欧蓍草 2 滴、桃金娘 2 滴、迷迭香 1 滴 |
| 便秘 | ◎肉桂 2 滴、生姜 2 滴、柳橙 1 滴<br>◎马乔莲 2 滴、生姜 2 滴、橘 1 滴 |

| 针对问题 | 建议配方 |
|---|---|
| 水肿 | ◎天竺葵 2 滴、杜松莓 2 滴、柠檬 1 滴<br>◎茴香 2 滴、柏树 2 滴、迷迭香 1 滴 |
| 胃痉挛 | ◎罗马甘菊 2 滴、芫荽 2 滴、薰衣草 1 滴<br>◎茴香 2 滴、生姜 2 滴、甜橙 1 滴 |
| 胃胀气 | ◎紫苏 2 滴、黑胡椒 2 滴、佛手柑 1 滴<br>◎肉桂 2 滴、生姜 2 滴、迷迭香 1 滴 |
| 心灼热 | ◎芫荽 2 滴、香水树 1 滴、薰衣草 2 滴<br>◎马乔莲 2 滴、柠檬草 2 滴、黑胡椒 1 滴 |
| 消化不良 | ◎柳橙 2 滴、马乔莲 2 滴、佛手柑 1 滴<br>◎茴香 2 滴、黑胡椒 2 滴、柠檬草 1 滴 |
| 结肠炎 | ◎佛手柑 2 滴、松木 2 滴、迷迭香 2 滴<br>◎肉桂 2 滴、绿花白千层 2 滴、柠檬草 2 滴 |
| 胆囊炎 | ◎柠檬 2 滴、松木 2 滴、迷迭香 2 滴<br>◎百里香 1 滴、德国甘菊 1 滴、薰衣草 3 滴 |
| 脂肪肝 | ◎柠檬 2 滴、杜松莓 2 滴、葡萄柚 2 滴<br>◎莱姆 2 滴、松木 2 滴、迷迭香 1 滴 |

注：生理功能按摩油最好的使用方法，是直接按摩在"患部"。

对心脏和循环系统有帮助的精油：肉桂、迷迭香、香水树、马乔莲。

能增进造血（红细胞）功能的精油：岩兰草、黑胡椒。

经由释放肾上腺皮质内的肾上腺素以达到提升血压的精油：百里香、迷迭香。

保护脉管系统：柠檬（因为含有维生素 PP）。

如果肾脏正在发炎时，不可使用杜松和杜松莓。

泌尿系统发炎时，檀香木、绿花白千层、松木、桉树都是非常好的护理油。

增进免疫功能的精油：葡萄柚、百里香、迷迭香、天竺葵、茶树、紫檀木。

强化身体自我防御机能的精油：薰衣草、茶树、绿花白千层、百里香。

能兴奋淋巴细胞功能的精油：佛手柑、薰衣草、甘菊、檀香木、百里香、岩兰草。

帮助脾脏的功能：黑胡椒、薰衣草、豆蔻。

杀菌（细菌、病毒）：佛手柑、薰衣草、桉树、迷迭香、茶树、百里香。

杀菌（霉菌、病毒）：茶树、百里香。

兴奋神经系统：迷迭香。

调节神经系统：檀香木、薰衣草、佛手柑。

滋补神经系统：岩兰草、紫苏。

营养神经系统的一般功能：柠檬（含维生素 $B_1$、维生素 $B_2$、维生素 $B_3$）。

任何萃取自树木和树根的精油，都有助于呼吸系统的保养。

呼吸系统的兴奋剂：肉桂、桉树、桃金娘。

预防感冒：大蒜。

帮助维生素 C 的摄取和提高呼吸的获氧率：柠檬。

能刺激肾上腺皮质分泌功能的精油：天竺葵、松木、迷迭香。

对内分泌/生殖系统有影响的精油：柠檬、天竺葵。

拥有卵巢激素同质性并具有平衡分泌功能的精油：柏树、快乐鼠尾草、天竺葵。

## 芳香按摩油的配方——情绪功能

2% 比例（以 10 毫升为媒介油的计量单位）。

| 针对问题 | 建议配方 |
| --- | --- |
| 紧张焦虑 | ◎快乐鼠尾草 2 滴、乳香 2 滴、佛手柑 1 滴<br>◎薰衣草 2 滴、檀香木 2 滴、橙花 1 滴 |
| 抑郁沮丧 | ◎茉莉 2 滴、檀香木 2 滴、佛手柑 1 滴<br>◎香蜂草 2 滴、香水树 1 滴、薰衣草 2 滴 |
| 头痛 | ◎桉树 2 滴、马乔莲 2 滴、薰衣草 2 滴<br>◎罗马甘菊 2 滴、檀香木 2 滴、欧薄荷 2 滴 |
| 失眠 | ◎罗马甘菊 2 滴、薰衣草 1 滴、橘 2 滴<br>◎橙花 2 滴、檀香木 2 滴、缬草 1 滴 |
| 神经衰弱 | ◎紫苏 2 滴、缬草 2 滴、薰衣草 1 滴<br>◎马乔莲 2 滴、檀香木 2 滴、百里香 1 滴 |

注：情绪功能按摩油最好的使用方法是按摩在胸口以及太阳神经丛部位，按摩后深呼吸几次，将调油的香气深深地吸入脑部和胸腔内。

2% 比例（以 5 毫升为媒介油的计量单位，加入 3 滴纯精油）。

| 针对问题 | 推荐精油 | 备注 |
|---|---|---|
| 痤疮（毛孔粗大，伴随皮脂感染现象） | 柠檬、柠檬草、薰衣草、桃金娘、绿花白千层、橙叶、檀香木、茶树、百里香、缬草 | 胡萝卜油、山茶花油、杏核油、樱桃油是护理痤疮很好的媒介油 |
| 痤疮（开放性痤疮，以及皮肤表面红肿、疼痛） | 佛手柑、白千层、甘菊、天竺葵、桃金娘、檀香木、茶树、百里香、缬草 | 胡萝卜油、山茶花油、杏核油、樱桃油是护理痤疮很好的媒介油 |
| 痤疮（封闭性囊疱和皮下肿块淤塞） | 甘菊、快乐鼠尾草（当脓疮浮现到皮肤表面时,改成佛手柑）、天竺葵（当脓疮浮现到皮肤表面时，改成薰衣草）、檀香木 | |
| 毛细血管扩张 | 德国甘菊、罗马甘菊、玫瑰、柠檬 | 用小麦胚芽油＋荷荷巴油作为媒介油，或者是马鲁拉油、红石榴籽油 |
| 疣 | 百里香、茶树 | 直接将精油滴在疣上，并将患部以贴布覆盖住 |
| 肉瘤／鸡眼 | 肉桂叶、柠檬、茶树 | 方法同上 |
| 皮肤皲裂 | 安息香、没药、广藿香、檀香木 | |
| 伤口溃疡 | 安息香、甘菊、桉树、天竺葵、薰衣草、没药、茶树、百里香 | 用玫瑰果油作为媒介油 |
| 接触性皮肤炎（如化妆品、花粉、金属） | 白千层、杉木、甘菊、牛膝草、杜松、薰衣草、掌形玫瑰、广藿香、迷迭香 | |
| 湿疹（干性） | 佛手柑、杉木、甘菊、天竺葵、薰衣草、没药、广藿香、玫瑰、迷迭香、百里香 | |

第七章

芳香进行式

## 芳香按摩油的配方——炎症皮肤护理

2% 比例（以 5 毫升为媒介油的计量单位，加入 3 滴纯精油）。

| 针对问题 | 推荐精油 | 备注 |
| --- | --- | --- |
| 头虱 | 肉桂叶、桉树、天竺葵、薰衣草、柠檬、柠檬草、迷迭香、茶树、百里香 | 使用至少 3 种所建议的精油来按摩头发和头皮。在将按摩油冲掉之前，至少用毛巾包着停留几个小时，甚至停留一夜 |
| 荨麻疹 | 德国甘菊、罗马甘菊、薰衣草、檀香木、茶树 | 可以纯净水代替媒介油 |
| 牛皮癣 | 白芷根、佛手柑、甘菊、白千层、薰衣草 | 在受感染的部位滴 1 滴精油，或调油使用 |
| 金钱癣 | 薰衣草、没药、迷迭香、茶树、百里香 | 在受感染的部位滴 1 滴精油，或调油使用 |
| 疥疮 | 佛手柑、肉桂叶、薰衣草、欧薄荷、松木、迷迭香、茶树、百里香 | 在受感染的部位滴 1 滴精油，或调油使用 |
| 伤疤 | 乳香、薰衣草、柠檬、橘、橙花、掌形玫瑰、广藿香、紫檀木、檀香木、紫罗兰 | 使用至少 3 种所建议的精油调在媒介油中，顺着疤痕四周皮肤生长的方向按摩，以帮助细胞的生长 |
| 蚊虫咬伤 | 桉树、薰衣草、茶树、香蜂草 | 在受感染的部位滴 1 滴精油，或调油使用 |
| 湿疹（潮湿性） | 德国甘菊、杜松莓 | |
| 耳痛 | 甘菊、白千层 | 在耳朵的周围抹按摩油 |
| 齿龈囊肿、口腔溃疡 | 柠檬、没药 | 不可食用，仅抹在脸颊皮肤上，或滴 2～3 滴在漱口水里漱口 |
| 皮肤敏感 | 德国甘菊、罗马甘菊、柏树、薰衣草、马乔莲 | 可以纯净水代替媒介油 |

## 芳香按摩油的配方——基础皮肤保养

1%比例（以3毫升为媒介油的计量单位，仅加入1滴纯精油）。

| 针对问题 / 目的 | 推荐精油 | 媒介油 |
|---|---|---|
| 中性皮肤的一般保养 | 乳香、天竺葵、没药、广藿香、檀香木、桃金娘 | 核桃油、杏核油 |
| 油性皮肤的一般保养 | 佛手柑、白千层、柏树、天竺葵、薰衣草、柠檬、橘、桃金娘、橙叶、掌形玫瑰、广藿香、檀香木 | 胡萝卜籽油、葡萄籽油、杏核油、樱桃油 |
| 干性皮肤的一般保养 | 橙花、紫檀、檀香木、桃金娘、玫瑰、安息香、天竺葵、茉莉 | 荷荷巴油、红石榴籽油、马鲁拉油、晚樱草油 |
| 干性敏感 | 罗马甘菊、乳香、薰衣草、玫瑰、紫檀木、紫罗兰 | 杏核油加小麦胚芽油、维生素E油、红石榴籽油、马鲁拉油、荷荷巴油 |
| 皱纹老化 | 快乐鼠尾草、乳香、天竺葵、茉莉、薰衣草、没药、橙花、广藿香、玫瑰、紫檀、檀香木、香水树 | 维生素E油、红石榴籽油、荷荷巴油 |
| 敏感燥红 | 德国甘菊、罗马甘菊、薰衣草、天竺葵、玫瑰、柠檬草、檀香木 | 芦荟胶、玫瑰纯露、薰衣草纯露 |
| 剃须后的敏感燥红 | 佛手柑、白千层、薰衣草、柠檬、莱姆、橘、甜橙 | 将精油与纯净水调和，当作剃须后的爽肤水使用 |
| 青春痘 | 佛手柑、白千层、薰衣草、柠檬、莱姆、橙叶、绿花白千层、茶树 | 可先以薰衣草纯露蒸脸，再用按摩油或直接将茶树精油抹在青春痘上 |
| 晒伤 | 德国甘菊、罗马甘菊、薰衣草、天竺葵、檀香木、桃金娘 | 芦荟胶、玫瑰纯露、薰衣草纯露 |

| 针对问题 / 目的 | 推荐精油 | 媒介油 |
|---|---|---|
| 扩张纹 | 乳香、柠檬、薰衣草、橘、橙花、掌形玫瑰、广藿香、紫檀木、檀香木、紫罗兰 | 20% 小麦胚芽油加上 80% 荷荷巴油 |
| 头发保养 | 罗马甘菊、迷迭香、百里香、杉木 | 椰子油、甜杏仁油 |
| 手与指甲的保养 | 柠檬、安息香、没药、广藿香、檀香木、百里香 | 手部护理：使用甜杏仁与小麦胚芽油<br>指甲护理：使用媒介油时，最好先将油温热 |

## 芳香按摩油的配方——内分泌 / 生殖系统的保养

2.5% 比例（以 10 毫升为媒介油的计量单位）。

| 针对问题 | 建议配方 |
|---|---|
| 痛经 | ◎天竺葵 2 滴、柏树 2 滴、薰衣草 2 滴<br>◎薰衣草 2 滴、乳香 2 滴、迷迭香 2 滴<br>◎紫苏 2 滴、马乔莲 2 滴、生姜 2 滴 |
| 月经不顺 | ◎紫苏 2 滴、柏树 2 滴、迷迭香 2 滴<br>◎茴香 2 滴、杜松莓 2 滴、天竺葵 2 滴<br>◎快乐鼠尾草 2 滴、檀香木 2 滴、柏树 2 滴 |
| 经血过多 | ◎罗马甘菊 2 滴、柏树 2 滴、玫瑰 2 滴<br>◎茴香 2 滴、柏树 2 滴、天竺葵 2 滴 |
| 经血太少 / 不规律 | ◎紫苏 2 滴、柏树 2 滴、薰衣草 2 滴<br>◎肉桂 2 滴、柏树 2 滴、欧薄荷 2 滴 |
| 月经闭止 | ◎罗马甘菊 2 滴、柏树 2 滴、天竺葵 2 滴<br>◎快乐鼠尾草 2 滴、百里香 2 滴、绿花白千层 2 滴 |

| 针对问题 | 建议配方 |
|---|---|
| 生殖系统的<br>一般保养 | ◎玫瑰 2 滴、檀香木 2 滴、天竺葵 2 滴<br>◎茉莉 2 滴、柏树 2 滴、薰衣草 2 滴 |
| 更年期（潮红） | ◎罗马甘菊 2 滴、柏树 2 滴、茴香 1 滴<br>◎天竺葵 2 滴、岩兰草 2 滴、茉莉 1 滴<br>◎玫瑰 2 滴、檀香木 2 滴、广藿香 1 滴 |
| 不孕 | ◎玫瑰 2 滴、柏树 2 滴、天竺葵 2 滴<br>◎生姜 2 滴、檀香木 2 滴、茉莉 2 滴<br>◎香蜂草 2 滴、香水树 1 滴、玫瑰 2 滴 |
| 阳痿 / 性冷淡 | ◎快乐鼠尾草 2 滴、香水树 2 滴、黑胡椒 2 滴<br>◎黑胡椒 2 滴、杉木 2 滴、茉莉 2 滴 |

注：内分泌 / 生殖系统的保养按摩油最好的使用方法是在月经来的前 7 天，每天晚上按摩腹部和后腰部，一直到月经来潮为止。如果有痛经的问题，可以在生理期继续使用，并且佐以热敷法，效果更好。

## 芳香按摩油的配方——孕期和产后的保养

1% 比例。在 10 毫升的媒介油里滴入 3 滴精油。在怀孕期间禁止使用任何具有调经或催经功能的精油。只有柑橘属的精油才能放心使用。

| 针对问题 | 推荐精油 | 备注 |
|---|---|---|
| 痉挛<br>（腹部和腿部） | 任何柑橘属精油 | 按摩腿部。睡前洗个温水澡，也有帮助 |
| 便秘 | 橘、柳橙 | 以顺时针方向按摩腹部 |
| 头痛 | 绿薄荷 | 吸入法：滴 1 滴在指尖，抹在额头和后脑 |
| 心口灼热 | 柠檬草 | 泡浴、熏蒸、按摩背部 |

| 针对问题 | 推荐精油 | 备注 |
|---|---|---|
| 高血压 | 橙花 | 滴入 3 滴在温水浴里 |
| 失眠 | 橘、橙花 | 滴 1 滴在枕头上、熏蒸、按摩、睡前泡浴皆可 |
| 恶心、晨呕 | 绿薄荷、生姜 | 滴几滴精油在盛着热水的杯子里，放在床边 |
| 手和手指浮肿 | 柠檬、橘、甜橙 | 直接按摩手部 |
| 预防妊娠纹 | 橙花、橘 | 轻轻按摩腹部 |
| 生产过程中 | 快乐鼠尾草 | 帮助子宫收缩（按摩下背部） |
| | 芫荽 | 减轻疼痛（按摩下背部） |
| | 茉莉 | 吸入法。可帮助子宫收缩 |
| | 薰衣草 | 吸入法。减轻焦虑 |
| | 绿薄荷 | 吸入法。可减轻呕吐现象 |
| 产后 | 杜松莓、薰衣草、马乔莲 | 产后疼痛（选 1 种精油，调和后按摩） |
| | 茴香、柠檬草 | 乳汁分泌不足（选 1 种精油，调和后按摩） |
| | 乳香、葡萄柚、茉莉花、薰衣草、橙花、广藿香、玫瑰 | 产后抑郁症（选 1 种精油，调和后按摩或泡澡） |
| | 罗马甘菊、薰衣草 | 伤口缝线疼痛、溃疡（选 1 种精油，调和后按摩或坐浴） |
| | 茴香、天竺葵 | 胀奶、乳房疼痛（选 1 种精油，调和后按摩） |

注：产后身体犹虚，最好只用一种纯精油。孕期中，媒介油宜使用营养价值极高、又有深度滋养皮肤功能的荷荷巴油。产后，晚樱草油、玫瑰果油、圣约翰草油则是比较适合的媒介油，因为含有重要的女性营养素，另外在调油中加入一点小麦胚芽油或维生素 E 油，可以帮助伤口的愈合和细胞再生。

# 芳香
# 吸嗅法

利用空气当作媒介来吸入精油，是最简单的精油芳香疗法，尤其适合于护理呼吸系统、神经系统和情绪等问题。使用的方法有很多。

## 滴在掌心

### 热压面部

将一滴精油滴在掌心，搓揉双掌后，将手掌摊平，掌心捂住鼻子，四指则盖住眼睛部位，用力但缓缓地深呼吸6次。这个方法可以随时使用，既简单，效果又好。适合鼻塞、头疼、恶心时使用，也很适合帮助各种情绪症状的缓解。

香蜂草：能很快地改善抑郁低沉的情绪，很适合有重度情绪问题（如抑郁症）时使用。

檀香木：情绪非常激动或压力太大几乎要崩溃爆发时，缓缓地深呼吸，心情会慢慢地安定下来。

马乔莲：刚发完脾气，心脏还在剧烈跳动，觉得喘不过气来时，缓缓地深呼吸，剧烈的心跳就会渐渐地平复和缓许多。

橙花：早上不知道为什么要起床、要出门，心情极坏极差；或者夜晚害怕睡不着觉时，都可以使用。

玫瑰：发现自己需要更多的愉悦感和被爱着的感觉时，可以增加感受幸福的能力。

茉莉：需要拥有直面生活的勇气和能力时，茉莉是精油界能量最强的精油，能给予我们太阳般的温暖能量。

桃金娘：看不见自己的美丽，觉得不喜欢自己时，可以在早上出门前吸嗅它。

安息香：莫名其妙的恐惧，或在人群中没有安全感，都可以深深地吸嗅它。

### 挤压太阳穴

滴 1 滴薰衣草精油在手掌心，将双手放在头的两侧，掌根贴在太阳穴上，指尖则向内平铺在整个头顶上。双掌掌根稍加压力在太阳穴上做大螺旋的按摩动作。之后，双手手指加入，双掌用力向内挤压头部。保持这个压力 30 秒钟。接着，掌根离开太阳穴，慢慢上提双手，指尖穿过头发，握紧拳头，轻轻将头发由发根部位往上拉。

● **TIPS**

头疼时，滴 1 滴薰衣草在指腹上，按揉太阳穴部位。用指腹以逆时针方向轻轻按摩太阳穴，可以立即减轻痛苦。

### 缓解眼部疲劳

长时间坐在电脑前，感觉眼睛非常疲劳时，放松臂肘在桌子上，闭上双眼。滴 1 滴薰衣草精油或罗马甘菊精油或快乐鼠尾草精油在手掌心里，双手搓揉，接着将双手放在眼睛上，以掌心捂住眼窝。保持该姿势几分钟。掌心的温暖和精油能够减轻眼睛的酸痛和疲劳。

## 滴在手帕或面巾纸上

将 3 ～ 4 滴所选择的精油滴在手帕或面巾纸上，做 3 次深呼吸吸入精油，接着将面巾纸或手帕塞在衬衫、胸罩或睡衣里，如此可以借着身体的热度让精油持续蒸发，继续提供精油的疗效。

旅途中晕车想吐时的对应良方，就是嗅闻含有清新醒脑香气的精油手帕或纸巾。

**恶心、想吐：**黑胡椒、欧薄荷。

**头晕、脑涨：**佛手柑、葡萄柚。

**疲倦、紧张：**薰衣草、快乐鼠尾草。

**宿醉、头痛：**檀香木、杜松莓、欧薄荷、薰衣草、迷迭香（可缓和头痛、恶心，具有排出酒精成分的功效）。

## 滴在枕头上

将纯精油滴在枕头上；或滴在棉花球上，再塞在枕头底下；也可以滴在睡衣的衣领上。

**帮助睡眠：**薰衣草、橙花、檀香木、紫罗兰叶。

**减少杂梦：**罗马甘菊、檀香木、紫罗兰叶。

**清洁呼吸道，减缓因感冒、鼻窦炎、鼻塞而导致的睡眠问题：**桉树、绿花白千层、桃金娘。

## 滴在刚烧开的热水盆里

将精油滴在装了刚烧开热水的盆里，用一条大毛巾盖着头和热水盆，深深地吸入随着蒸汽而散发出来的精油。蒸汽法是利用水蒸气让精油的香气和天然化学分子散发出来，经过呼吸进入肺部循环。这种方法对提振情绪、促进血液循环、改善上呼吸道系统疾病十分有效。但气喘病患者不适合使用。

滴在盆里的精油可单独一种或混合两种使用，由于精油的气味很强烈，所以滴数一定要控制在安全的范围内。例如桉树，一脸盆热水最多只能滴 6 滴。此外，能治疗和缓解鼻窦炎、咳嗽等症状的精油，气味都比较辛辣，为了避免太过强烈而刺激黏膜组织，在利用蒸汽法吸入精油时，必须时常将覆盖的大毛巾暂时掀开，呼吸一下新鲜空气。另外，充满精油的蒸汽有时也会刺激眼睛，所以在吸入蒸汽时最好闭上双眼。

**减缓头痛**：薰衣草。

**治疗感冒**：茶树、百里香、桉树。

**纾解鼻塞**：桉树、桃金娘、山鸡椒。

**鼻子过敏**：绿花白千层、罗马甘菊、安息香。

**皮肤护理**：桃金娘、橙叶。

**孕妇晨呕**：绿薄荷（短时间、低量使用）。

## 滴在扩香器里

熏蒸法是营造室内氛围、调整情绪以及驱除室内异味的最佳方式。扩香器的使用剂量是每 5 平方米的空间滴入 3 滴纯精油，如果滴入混合精油，最多不能超过 3 种。

扩香器的种类有：利用蜡烛燃烧加热的熏蒸台；特殊石材制作、利用插电加热的扩香石热油皿；插电、内部有个小风扇的冷风扩香器。扩香石热油皿和冷风扩香器是现在最流行也最常被推荐的扩香器，因为它很安全，不必担心水烧干了或蜡烛灭了的问题，也可避免因为烛油的熏烟影响了精油的气味，或因为熏烟而造成呼吸系统的不适。扩香扇（扩散器）由于马力比较强大，适合大房间或宴会时使用。

**香茅**：是有效去除房间各种异味的首选精油。

**薰衣草**：去除新装修房间的油漆味、树脂味，能中和甲醛、苯等有害化学药剂。

**佛手柑**：增进愉悦的氛围。早上起床后出门前，可以在客厅熏蒸，给家人一天的好心情。在接待厅、店铺熏蒸，能刺激顾客的购买欲。

**檀香木**：制造温暖、和谐、感性的氛围，适合卧室、瑜伽室、练功房。

**百里香**：增进智慧的精油，促进脑细胞的活动，适合书房、会议室；开会时熏蒸百里香，能帮助脑力激荡，启发创意，得到更好的会议效果。

**柠檬**：提神醒脑，增进工作效率。下午昏昏欲睡、效率低落时，柠檬可以去除室内空气中的异味，改善工作环境，进而提升工作效率。

**桉树**：清洁室内空气，杀菌，尤其是预防呼吸系统的感染，很适合在病房内熏蒸。

**桃金娘**：流感期间，在小朋友的房间内熏蒸，可以预防传染。

（最好是滴在热水里。）

**绿花白千层**：能在夏天驱除房间的蚊虫，预防野猫入室。

## 滴在任何热源上

可将精油滴在任何热源上，如暖气片上，也可以同样达到熏蒸的效果。夏天，在冷气的出风口里塞入一个浸满了精油的棉花球，就能使满室清凉中弥漫着淡淡的芳香。欧薄荷精油和柠檬精油是最好的选择。

## 办公室熏香配方

| 功效 | 针对问题 | 建议配方 |
|---|---|---|
| 抑制感冒病菌的散播 | 当办公室里有人患了感冒或是流感时，用精油喷雾或熏蒸可以有效降低感冒病菌的传播 | 桉树 4 滴、茶树 2 滴、迷迭香 2 滴 |
| 振奋头脑 | 当你需要充沛的脑力去应付重要的会议或是一件富有挑战的工作时 | 欧薄荷 2 滴、迷迭香 3 滴、百里香 3 滴 |
| 应对经前综合征 | 如果你或你的同事正在遭受经前综合征的困扰时 | 佛手柑 2 滴、快乐鼠尾草 2 滴、天竺葵 3 滴、玫瑰或橙花 1 滴 |
| 激励 | 当一天的工作接近尾声，你感觉有些松散和懒怠时 | 佛手柑 4 滴、葡萄柚 4 滴、杜松莓 2 滴 |
| 调节办公室的紧张气氛 | 当办公室的气氛异常紧张时 | 马乔莲 2 滴、快乐鼠尾草 1 滴、佛手柑 3 滴、柠檬 3 滴 |

✓在棉花球上滴 2 滴柠檬精油，塞在电脑键盘里，可以提升工作效率。

✓在汽车方向盘上，放一块滴了 2 滴紫苏、柠檬或迷迭香精油的棉片，可预防开车时犯困。

✓在电话话筒上贴一块滴了百里香、快乐鼠尾草、佛手柑或甜橙的棉片，有助于更好地与对方交流。

✓参加重要会议、向客户做简报、面试时，塞一块滴了桃金娘精油的棉花球在上衣领口内，可以帮助提升自信，从容地应付局面。

✓约会前，将一个滴了 2 滴玫瑰精油的棉花球塞在胸罩里，增加约会时的浪漫气氛。

# 芳香喷雾法

把精油加入蒸馏水中，灌进喷雾瓶，随时喷洒在床上、窗帘上、衣服上、家具上、宠物身上、书橱上、地毯上，就能起到消毒除臭、改善生活环境的作用。利用精油的芳香气味来清新空气的选择有很多，有花香味、清凉味，或消毒味。空气清香剂可用于喷洒地毯、厨房地板、洗涤槽及水管。

常用的精油有桉树、迷迭香、柠檬、甜橙、欧薄荷、天竺葵、薰衣草、百里香等。

## 精油的居家清洁妙用

精油独特的杀菌特性可以用来清洁居室环境，而且比起很多的化学清洗剂，精油会更安全一些。

**喷雾消毒——清洁物体表面，给孩子玩耍的地方消毒**

配方：白醋 150 毫升 + 水 100 毫升 + 茶树精油 20 滴。

方法：在装有白醋和水的喷雾瓶中滴入茶树精油，摇匀后直接喷洒。

**让吸尘器焕然一新——打扫的同时清新房间**

配方一：桉树精油 6 滴 + 百里香精油 2 滴。

配方二：迷迭香精油 8 滴。

方法：将 8 滴精油滴在脱脂棉上，之后将棉片置于吸尘器内；或将 8 滴精油直接滴在吸尘器的过滤网上。

**给地毯做一次芳香疗法**

将苏打碳酸氢盐、滑石粉装在一个塑料袋内，加入 30 滴精油（薰衣草、茶树、桉树、绿花白千层、杉木、松木等），系紧袋口，摇匀。停留几个小时，等滑石粉将精油完全吸收后，将滑石粉撒在地毯上，半小时后用吸尘器吸净。

**为衣物加一点香氛**

在洗衣机内加入 4 滴佛手柑精油或 4 滴其他任何柑橘属精油，让你的衣物既干净又清新芳香！

**赶走老鼠**

老鼠痛恨欧薄荷的气味。在250毫升水里滴入20滴欧薄荷精油，喷洒在老鼠经常出没的地方，保证老鼠不再光顾。

### 空气清香剂

准备一只喷雾瓶，将10滴精油滴入50毫升水中，摇匀后喷洒在空气不流通、沉闷、充满油烟味或是烟雾缭绕的房间内。此方法还可快速营造美好的室内氛围。

√清除烹饪味道——欧薄荷2滴、薰衣草4滴、柠檬4滴。

√清除烟雾——迷迭香2滴、茶树3滴、桉树5滴。

√给清晨一个好心情——橘5滴、佛手柑3滴、天竺葵2滴。

√轻松的晚餐——佛手柑6滴、天竺葵2滴、檀香木2滴。

√冬夜的温暖——橘6滴、乳香2滴、杉木4滴。

# 芳香美学：
# 精油在皮肤美容方面的用途

芳香美学除了对皮肤的质地有所帮助，最重要的是它对影响肌肤最显著的情绪有所帮助，这些情绪包括了焦虑、压力、紧张、恐惧、愤怒、情绪敏感及抑郁沮丧等等。这些被用来作为护理目的的精油，有些能够平衡肌肤，有些则能促进细胞再生，有些具有抗发炎的功效，有些则能够促进表皮的血液循环。但不管它们对皮肤的功效如何，它们也都能在心理及情绪方面发挥极大的疗愈功能。

以下列举适合各种不同类型皮肤和情绪的精油。

## 适合各种皮肤类型的万用芳香美学精油

拥有完美平衡功能的两种精油：天竺葵精油、薰衣草精油。

## 适合干性肌肤的芳香美学精油

被干性肌肤所困扰的人群，有越来越年轻化的倾向。气候变迁、污染、空调设备及营养缺乏都则令皮肤缺水的情况更为严重。会导致肌肤干化的情绪有：压力、紧张、焦虑、愤怒、抑郁、神经质及悲伤。

以下精油具有舒缓压力和镇定的功效，对因为情绪而引发的干燥及脱水现象都很有帮助，代表精油如下。

### 罗马甘菊

适用肤质：缺水肌肤、荷尔蒙失衡肌肤、敏感肌肤。

心理功能：可改善抑郁、易怒及脾气焦躁的情况，使人镇定放松；适用于不觉得被爱和被需要的人群。

### 橙花

适用肤质：干性肌肤、各种肤质、敏感性肌肤。

心理功能：可改善受到惊吓、郁郁寡欢、焦虑、神经过敏及情绪濒临崩溃的情况。

### 掌形玫瑰（又称"棕榈草"）

适用肤质：缺水肌肤、敏感肌肤、干性肌肤。

心理功能：可改善易被激怒、易失控、神经质及抑郁症。

### 大马士革玫瑰

适用肤质：干性肌肤、未老先衰肌肤、红血丝和过敏肤质。

心理功能：可改善多愁善感、无缘无故的悲伤、感到孤独、情绪敏感及抑郁症。

### 乳香

适用肤质：干燥受损肌肤、敏感肌肤、未老先衰的干燥肌肤、皱纹老化肌肤。

心理功能：可改善焦虑、身心疲惫枯竭、来自原生家庭的压力而导致悲伤及情绪波动的情况。

干性肌肤的标准配方为玫瑰草、奥图玫瑰及罗马甘菊，混合于可软化肌肤的植物油里，例如富含脂肪酸的甜杏仁油、玫瑰果油、荷荷巴油、红石榴籽油。这个配方可唤醒、重建肌肤状态，为肌肤带来光泽感及柔嫩度。

## 适合油性肌肤的芳香美学精油

皮脂腺分泌旺盛的问题常起因于体内荷尔蒙分泌环境的变化，皮肤因此变得油腻、毛孔堵塞和不干净；服用治疗性的药物或情绪上的压力（如紧张、愤怒、悲伤及抑郁），也可能导致油性肌肤问题恶化。

### 香水树

适用肤质：油性青春痘肌肤、混合性肌肤。

心理功能：可改善沮丧、愤怒的情绪，使人镇定；适用于体力透支者或工作狂。

### 佛手柑

适用肤质：油性肌肤、痤疮、青春痘。

心理功能：可改善遇事消极悲观的惯性思维，以及压力带来的精神紧张。

### 薰衣草

适用肤质：粗糙肌肤、油性肌肤、不健康肌肤。

心理功能：可改善无精打采、没有原因的闷闷不乐，以及整体性的情绪敏感。

### 杉木

适用肤质：痤疮、阻塞性肌肤、混合性肌肤。

心理功能：可改善退缩、在人群中非常害羞，以及社交焦虑。

### 德国甘菊

适用肤质：具有抗菌的功效，适用于各种发炎或青春痘肌肤。

心理功能：可改善敏感忧虑，以及过度敏感导致的易怒、恐惧等。

油性肌肤的标准配方为薰衣草、香水树及杉木，混合于质地较为清爽的植物油中，例如葡萄籽油、杏核油、亚麻仁油、樱桃籽油。这个配方可净化及调理皮脂腺分泌、改善暗沉肤色。

## 适合老化肌肤的芳香美学精油

皮肤老化会出现失去弹性及松弛下垂的情况，而唯一能够避免肌肤老化的方法就是尽可能不要让自己有持续的压力、保持身体健康、少吃药、禁烟限酒、多吃新鲜食物、不要吃太多红肉、远离各种人工合成有刺激性的皮肤护理品，除此之外，还要尽可能远离各种污染源。当然，个人的遗传因素也会影响肌肤老化的速度和表现情况。

### 乳香

适用肤质：干燥受损肌肤、敏感肌肤、未老先衰的干燥肌肤、皱纹老化肌肤。

心理功能：可改善焦虑、身心疲惫枯竭、因原生家庭的影响而导致的悲伤及情绪波动。

### 安息香

适用肤质：回春、促进肌肤再生、调理肌肤、恢复肌肤的弹性。

心理功能：可缓解上瘾症及神经衰弱。

### 快乐鼠尾草

适用肤质：早熟老化肌肤、使肌肤回复活力。

心理功能：可帮助镇定慌慌不安的情绪，帮助睡眠。

### 黑胡椒

适用肤质：活化肌肤循环、促进细胞的再生、改善晦暗的肤色。

心理功能：可改善被日常生活的琐碎、繁重困扰的状况等，以及觉得精疲力竭、情绪淡漠、对什么事情都提不起劲儿来的情况。

### 广藿香

适用肤质：活化趋于代谢迟缓的肌肤、帮助肌肤的油水平衡、柔软皱纹的僵硬度和深度。

心理功能：可改善无来由的闷闷不乐、不安全的惶恐，以及动不动就掉眼泪的多愁善感的状况。

### 檀香木

适用肤质：刺激动情激素的分泌，从而帮助皮肤保持红润度和含水量；减缓皮肤老化的外在表现。

心理功能：提供安全感、改善遇事犹豫不决、焦虑及抑郁。

老化肌肤的标准配方为乳香、快乐鼠尾草、檀香木及广藿香，混合于好吸收、营养成分高的植物油中，例如：荷荷巴油、红石榴籽油、晚樱草油、马鲁拉油、榛果油。这个配方可改善肤色、消除因身心压力产生的皱纹。

# 精油日用保养品

## 精油乳霜

将精油与不含香料成分的乳霜，以大约 6 滴精油与 30 克乳霜的比例相混合即可。选择不含香料的皮肤保养油也可以达到同样的效果。

精油除了可用来制作保养面霜外，还能用来制作具有治疗功能的药膏，如茶树乳霜能用于治疗脚气，没药乳霜能抵抗念珠菌。

**100% 纯天然乳霜配方——可用作洁肤乳、润肤露或护手霜**

40 毫升甜杏仁油

5 毫升小麦胚芽油

10 克蜂蜡

40 毫升玫瑰水（或橙花水）

30 滴纯精油

**可可油乳霜配方——丰富滋养的面部乳霜**

50 毫升甜杏仁油

5 毫升小麦胚芽油

35 克可可油

10 克蜂蜡

45 毫升玫瑰水

30 滴纯精油

**制作方法**

①将蜂蜡或 / 和可可油细细切碎，放在一碗热水（煮沸热度）中使其融化成糊状。

②再慢慢加入已预先加热温暖的基础油，即甜杏仁油和小麦胚芽油。

③玫瑰水隔水加热，缓缓倒入装有基础油的碗中，并持续搅拌，直到玫瑰水全部倒入，制成乳霜。

④依照需要加入所选择的精油，将精油滴入乳霜中，并用玻

璃调棒持续搅拌均匀，制成精油乳霜。

⑤将做好的精油乳霜倒入已消毒的深色罐子里，置于冰箱冷藏室。

### 功能性保养乳霜的精油选配建议

| 建议配方 | 功效 |
| --- | --- |
| 罗马甘菊 12 滴、橙花 12 滴、玫瑰 6 滴 | 对干燥、缺水皮肤具有很好的补水滋养功效。 |
| 乳香 15 滴、橙花 8 滴、玫瑰 7 滴 | 帮助减轻皱纹和细纹，使老化肌肤重现青春 |
| 佛手柑 15 滴、杜松莓 8 滴、乳香 7 滴 | 中和肌肤多余油脂，非常适用于油性肌肤 |
| 茶树 12 滴、薰衣草 12 滴、乳香 6 滴 | 对于痤疮皮肤具有非常好的收敛功效。也非常适合青春期的男孩子使用 |

## 精华液

如果希望改善特定的皮肤问题，除了利用精油的理疗功能之外，借助特定媒介油的营养价值特性也能起到非常理想的加分效果。

能制作出理想的皮肤护理精华液的媒介油有：荷荷巴油、玫瑰果油、红石榴籽油、马鲁拉油、樱桃籽油、杏核油、酪梨油及小麦胚芽油。因为它们富含脂肪酸、矿物质、维生素，对抗肌肤的老化极具功效，如果再将它们和具有修复、再生功能的精油混合，如玫瑰、橙花、广藿香、乳香、檀香木或其他具有皮肤保养功能的精油，就能制作出非常好的皮肤保养精华液。

制作精华液的比例是：每 10 毫升媒介油里加入 3 滴纯精油。

精油全书（珍藏版）30 年芳疗经验集成

80% 杏核油 +20% 红石榴籽油的媒介油，与玫瑰精油制成的精华液，适用于毛细血管破裂（红血丝）肌肤。

80% 杏核油和 20% 樱桃籽油的媒介油，与桃金娘精油制成的精华液，适用于毛孔粗大肌肤。

## 润肤水

### 制作方法

准备稍微温热的纯净水（一般饮水机的热水就够了）100 毫升，滴入 5 ～ 6 滴的纯精油。

稍微搅拌一下，盖好并静置 1 ～ 2 天待其冷却沉淀。

用喝咖啡的滤纸过滤，以便将其中尚未分散的精油油滴过滤，精油润肤水就制作完成了。

每次使用前，记得要摇晃一下。

备注：当然，制作精油润肤水时，也可以使用植物性的乳化剂。方法是先将精油和植物性乳化剂以大约 1：7 的比例充分溶解均匀，然后将溶解均匀的精油液体倒进纯净水中，充分摇匀后即可使用。

| 肤质 | 建议配方 |
| --- | --- |
| 油性皮肤 | 佛手柑 3 滴、柏树 2 滴 |
| 干性皮肤 | 广藿香 3 滴、天竺葵 3 滴 |
| 老化皮肤 | 乳香 2 滴、檀香木 4 滴 |
| 敏感皮肤 | 玫瑰 2 滴、罗马甘菊 2 滴 |
| 缺水皮肤 | 橙花 2 滴、檀香木 4 滴 |
| 正常肤质 | 天竺葵 3 滴、掌形玫瑰 3 滴 |

## 漱口水

和制作润肤水的程序相同。漱口时，将漱口水停留在口腔中至少 20 秒钟，并使其在口腔中上下左右冲刷，完全接触到整个口腔内的黏膜组织，然后吐出，重复至整杯水用完。请特别注意牙缝或平时不易照顾到的口腔角落。每天用精油漱口水漱口，可除去口腔内膜发炎或发臭的黏液表面，保持口气清新，保护牙齿，并减少喉炎发生。如果有感冒前兆的喉咙不适或发痒、疼痛，也可以在漱口时尽量仰头，让漱口水深入咽喉的部位进行消毒。

漱口水的调油比例为：100 毫升纯净水，加入 3 滴单方精油。

| 针对问题 | 推荐精油 |
|---|---|
| 口臭 | 佛手柑、薰衣草、欧薄荷、迷迭香、绿薄荷、没药、甜橙、柠檬 |
| 牙痛 | 丁香苞、德国甘菊、罗马甘菊、欧薄荷、绿薄荷、没药 |
| 喉咙痛 | 佛手柑、百里香、桉树、天竺葵、生姜、薰衣草、绿花白千层、茶树 |
| 扁桃腺炎 | 佛手柑、天竺葵、生姜、牛膝草、桃金娘、柠檬、百里香 |
| 齿龈囊肿口腔溃疡 | 柠檬、没药、茴香、欧薄荷 |

## 香水

使用植物性的乳化剂，先将自己所喜欢的精油和植物性乳化剂以大约 1 ：7 的比例充分溶解均匀，然后将溶解均匀的精油液体，以 1 ：1 的比例倒进纯净水中，充分摇匀后即可使用。

### 科隆香水

制作属于自己独特的科隆香水或是须后水。这个方法曾经被拿破仑使用过。配方是：在 100 毫升蒸馏水中，加入佛手柑 30 滴、柠檬 15 滴、柳橙 15 滴、橙花 8 滴、薰衣草 8 滴、迷迭香 4 滴。

将所有精油放在一个深色的玻璃瓶里，加入蒸馏水，摇晃均匀；或是先使用植物性的乳化剂也可以，再加入香水酒精或伏特加来延长使用的期限。

使用前将玻璃瓶置于阴凉避光的地方几天或几周，以保证香水的质量。

### 须后水

与科隆香水的制作方式相同。

配方是：在 50 毫升纯露 +50 毫升香水酒精或伏特加的混合液中，加入杜松莓 6 滴、薰衣草 6 滴、檀香木 3 滴、乳香 3 滴。

## 精油洗发乳、护发油

在每 100 毫升的洗发乳里加入 25 滴的纯精油，再充分摇匀。能让你的洗发乳变成既具护发疗效，又能调理情绪的精油洗发乳。也可以在媒介油里滴入精油当作护发油使用。

| 针对发质 | 推荐精油 |
|---|---|
| 干性头发 | 天竺葵、紫檀木、檀香木、香水树 |
| 油性头发 | 杉木、柏树、天竺葵、迷迭香、百里香 |
| 头发分叉 | 紫檀木、檀香木（用荷荷巴油作媒介油） |
| 头发稀少 | 月桂、杉木、杜松、广藿香、迷迭香、快乐鼠尾草、欧蓍草（使用滋养性质的媒介油，如甜杏仁油、椰子油、荷荷巴油、小麦胚芽油） |
| 脱发 | 罗马甘菊、迷迭香、杉木、百里香 |
| 头皮症状 | 杉木、天竺葵、迷迭香、香水树 |
| 头皮屑 | 佛手柑、杉木、桉树、薰衣草、柠檬、迷迭香、茶树 |
| 头垢 | 杉木、桉树、柠檬、广藿香、迷迭香、茶树 |
| 头虱 | 肉桂叶、桉树、天竺葵、薰衣草、柠檬、柠檬草、迷迭香、茶树、百里香 |
| 任何发质 | 薰衣草、杉木、迷迭香、香水树 |

**使用的方法**：先用洗发乳或精油洗发乳清洁头发，待头发半干时，以护发油按摩头发，使精油完全渗入发丝，至少让精油在头发上停留1个小时（如果喜欢可以停留一个晚上）。使用洗发乳清洁头发前，先用一块拧干的热毛巾包裹头发几分钟，然后直接在头发及头皮上充分搓揉洗发乳，再将头发浸湿清洗，确保留在头发表面的精油完全洗净。

## 精油的居家小妙方

√多滴几滴薰衣草精油或天竺葵精油在棉花球上，用纱布包住，挂在衣橱里，当作衣物清香和除霉除虫剂使用。

√在100毫升纯净水中滴入20滴薰衣草精油、柠檬精油或佛手柑精油，装在喷壶中，喷洒在亚麻制品（如窗帘、沙发、床罩）上。

✓在 100 毫升温水中加入 20 滴佛手柑，装在喷壶中，用作地毯清新剂喷洒在地毯上。

✓在 100 毫升清水中加入 5 滴葡萄柚、柠檬或柳橙，装在喷壶中，用作冰箱除味剂。

✓在 1000 毫升清水中加入 10 滴葡萄柚、柠檬或柳橙，用来擦拭卧室衣橱、镜子、厨房料理台、浴室，既清洁杀菌，又能除去油污异味。

✓在洗衣机里滴几滴柠檬精油，就能清洗掉衣物上附着的油渍气味。

✓在洗衣机里滴几滴蓝胶属的桉树精油，就能有效抑制床单、被套上的螨虫。

✓如果希望衣物保持精油的香味久一点，可以在热风烘干前先以冷风"转"5 分钟，再正常以热风烘干，精油的香气就会持久很多。

✓滴几滴喜欢的精油在面巾纸上，放在信签盒内，存放几天，信签纸便会充满精油的芳香。可以使用玫瑰、橙花、茉莉、薰衣草这些气味比较美好的闻香型精油。

✓制作带着精油香味的芳香砂糖。选择喜欢的精油（水果香、花香、青草香）滴在面巾纸上，将面巾纸放在密封的糖罐里保存至少一个星期。之后，你就能拥有独一无二的芳香砂糖，连喝咖啡都有芳香疗法的感觉了。

"每一种植物精油
都有其正统的代表
产地。"

——精油辨识方法中关于产地的
鉴别

# PART 08

# 芳香收藏室

有些精油具有很强的毒性和过敏性，必须在有专业资格且经验丰富的资深芳香疗法师指导下才可使用。

# 辨识精油的
# 方法

    所有从事芳香疗法工作的专家，都无法举出一套既符合科学辩证手续，又简单易行的选购精油的方法，经验的累积仍然是目前最可行的方式。但即便如此，对于初入门的朋友来说，选择精油仍然有以下这些可用于辨认的具体项目，供大家参考。

## 一、品名标识

    国际精油制造商协会严格要求，只有 100% 萃取自天然植物，没有任何人工合成成分的精油，才能标示"Pure Essential Oil"（单方精油）。如果产品中只添加了少量的精油成分，其他部分都是生化科技的产物，那么产品的名称只能以"Aromatherapy Oil" "Aromatherapy Blend" "Essence" "Fragrance Oil" "Nature Identical Oil" "Perfume Oil"等名称来标示。

## 二、产品标签和说明书

### 1. 拉丁文名

除了英文、法文、德文或中文等品名之外，还必须要有拉丁

精油全书（珍藏版）30年芳疗经验集成

文的品名。因为，同一个"纲目"的植物家族里还细分了不同"属种"的植物，而这些细分的属种只能通过它们的拉丁名称才分辨得出来。例如：桉树精油（或称"尤加利精油"）是公认的具有良好清洁呼吸道功能的用油，但目前坊间能够买到的桉树精油当中，只有拉丁文名称为"*Citriodora*"的、具有柠檬香气的桉树精油才是温和安全适合幼童使用的。

## 2. 纯度

纯度是选购精油时非常重要的考量标准。有一些昂贵的花香调精油，例如玫瑰，需要上百朵新鲜玫瑰的花瓣才能萃取出 1 毫升的玫瑰纯精油，因此这些昂贵的花香调精油，如玫瑰、茉莉、橙花、紫罗兰、莲花等，就有两种不同的纯度 ——100% 精纯和仅含 5% 精油、其余为荷荷巴媒介油的可供选择，而这两种纯度精油的差价自然是十分惊人，因此在选购时必须认明。

## 3. 产地

在标签或说明书上必须标示产地。每一种植物精油都有其正统的代表产地，因为那里有最适合该植物生长的气候，如温度、雨水量、日照量、水源、空气品质，以及几百年来的原生品种和累积多年的采收、萃取经验。因此，不同地方生长的植物所萃取出的精油，所含有的天然化学成分在品质和性能上有时会有极大的差距。比方说，最好的檀香木精油品种来自东印度，印度其他地区和其他国家虽然也种植檀香木并萃取精油，但是气味却无法和东印度的檀香木精油相提并论，而功能也不尽相同。

植物的产地、栽培方式、土壤的维护情况、采摘时机、采集人工成本及萃取方式等等，都关系着同一种植物不同产地的价格差异，就像是咖啡豆或其他原料一样，常有波动，也直接影响品质。等级好的精油与较差的精油，在疗效上与价格上的差距就甚为悬殊。

### 4. 萃取方式

说明书上必须说明该精油的萃取方式。有些精油成分非常脆弱，遇热会失去它的理疗性能。例如，所有柑橘属家族的精油都必须以冷压法萃取，而不是最常见的蒸馏法，但是柑橘属家族的莱姆是唯一例外，必须以蒸馏法萃取才能得到更好的品质。因此，负责和专业的厂商都会说明萃取方法，以取信顾客。

### 5. 萃取部位

萃取部位的不同也会影响精油的性能和品质。例如：苦柳橙树的花瓣能制作出品质精致细腻的橙花精油，适合缺水、干性皮肤使用，也是优秀的抗抑郁精油；苦柳橙树的叶片则能制作出橙叶油，适合油性、不洁净的皮肤使用，也有很好的利尿功能；而苦柳橙树的果实所萃取出的苦柳橙油，则是养胃的良方。此外，极品檀香木精油是来自半晒干的檀香木树干的木心，如果将整株檀香木一起蒸馏，虽然所得的精油量增加，但是品质却次了许多。

## 三、装瓶

太阳光、空气、高热、潮湿、水分，都会破坏精油的成分（阳光、空气和水，是植物生长所依赖的元素，但如果精油遇上阳光、空气和水，就会开始进行光合作用，进而产生变质的现象），所以精油必须装在深色的玻璃瓶里来保存它的品质和延长它的保存期限。如果所购得的精油是以透明玻璃瓶盛装，就表示品质不够专业，至于以塑料瓶包装的那就更糟，因为精油长时间与塑料瓶接触会分解并释放出塑料瓶的有毒成分。不过，精油的塑料瓶盖因为不直接接触精油，不会与精油产生作用，所以不必有安全上的顾虑。但是，附滴管的精油包装，滴管上的橡胶球很快就会与精油相互作用而变质，也是很不专业的包装方式。

目前，纯精油装瓶大多以深褐色、琥珀色、深蓝色、深绿色的玻璃瓶为主。其中，深绿色的玻璃瓶价格较贵，因为它对精油的保存期限要比深褐色和琥珀色的更长。

此外，纯精油的装瓶还必须附上安全盖和滴头，因为纯精油的计量是以"滴数"而非毫升来计算的，而安全盖的设计则是为了预防幼童不慎取用。

## 四、价格

品质纯正的精油在蒸馏过程中，不能添加任何化学药剂，因此价格都不会太便宜，所以太低价的精油有可能代表它掺杂了人工合成的化学香料或不属于有疗效的精油，例如，在昂贵的香蜂草精油里勾兑便宜得多的柠檬草精油，就是不够专业诚信的精油商经常采用的做法。

但是，如果每种精油价格都相同的话，又可以肯定里面装的不是由天然植物所萃取而得的纯植物精油。因为每种植物萃取精油时因油腺细胞的多寡而有产油率的差异，同时，它们所需要采用的萃取方法也不同，所以最终所产出的精油价格是一定会有所不同的。例如，最贵的精油当数花瓣类精油，就拿玫瑰精油来说，200千克的玫瑰花瓣才能提炼出1千克的玫瑰精油。柑橘、薄荷、桉树的油腺细胞本身含芳香精油的浓度很高，而且萃取容易，所以价格与玫瑰精油可能会有10倍以上的差距。

因此，精油的萃取方法和产油率决定了它的价格。此外，萃取方式的繁复与否和所使用的萃取溶剂也决定了精油的价格。

另一种昂贵的精油是香蜂草，原因是香蜂草植物的油腺细胞里所含有的精油极其稀少，全世界的精油制造商每年只能萃取出不超过2.5千克的量。

除此之外，精油的价格相当程度地反映了它的品质和护理的功效。所以，千万不要用低廉的价格去购买原本应该昂贵的精油，如玫瑰、茉莉、橙花、香蜂草、紫罗兰叶、莲花。当然，这并不完全表示只要是价格昂贵的精油就一定是有功效的油；但是，可以明确地说，价格低廉的精油极有可能是人工合成、品质低劣或是纯精油含量极稀微的油。

在购买精油时请仔细辨识精油的质地和制造时间，专业精油供应商都会清楚地标示和提供相关的资料。向有良好信誉的供应商采购精油，是选购精油的要诀之一。

## 五、证书或保证书

由于消费者对精油品质和它的安全性日渐重视，许多精油制造商已开始生产有机精油。有机精油因严格控制植物的种植环境，品质较为精纯，它们的售价当然也比一般精油贵了许多。如果购买有机精油，必须要认明有国际有机土壤协会（International Organic Soil Association）所颁发的有机土壤证书（Soil Association·Organic Standard）才算数。而且要留意的是，这个证书有效期只有 1 年，每年都必须更换一次。

## 六、以自己的嗅觉试试

大部分的纯天然植物精油，即使未经稀释，闻起来也不会太过刺鼻，不会让人头痛、头晕或恶心。如果滴到面巾纸上，大概半天时间味道就会消逝，那是因为它具有挥发性，不会残留。化学香精香气刺鼻而持久，滴到面巾纸上，有的还会留下不会消失的油印，甚至油哈味，而纯天然的植物精油是不会有这种现象的。

## 七、和精油有关的品名标签

Pure Essential Oil/ Essential Oil 纯精油。

Essence Oil/ Essence 精华油。表示不是纯精油，里面的精油比例较低，可能添加了其他的化学成分。

Perfume Oil 香水油。含有香水酒精成分的油。纯精油比例低，通常还含有定香剂。

Fragrance Oil 香精。其中精油含量可能只有 2% 或 3%，其余则为香精，很香但没有疗效。

Aromatherapy Oil 芳香按摩油。与媒介油调和过的复方油，通常适用于美容、美体。

Aroma Massage Oil 表示它也和媒介油调和过，而且纯精油的含量极少。

Environmental Oil 用来清洁空气、制造氛围的空气清香油。

## 八、何谓有机精油

全球空气、土壤、水源等生态环境已受到了人为过度开发的伤害，品质每况愈下，近年来，发病率靠前的现代文明病，都与人体内在、外在环境的污染有关。因此，医药界、食品界，乃至化妆品界，都开始致力于研究"Organic"有机产品的开发。

所谓"有机"，指的是在饲养栽培动植物的过程中，举凡土壤、水源、饲料、化肥，甚至杀虫剂、驱虫药，等等，都受到严格的安全控制和污染检测，使动植物在安全无污染的环境中生长，进而确保人类的健康。

根据世界卫生组织对有机产品的管理要求，所有在销售产品上标明"Organic"（有机）字样的厂商，都必须出示世界卫生组织——有机标准协会对该厂商种植或饲养环境的检测合格证书，取得合格证书的要求是：

√有至少 3 年以上未使用有害化学成分（如化学杀虫剂、抗生素、激素等）饲养或栽种的证明。

√有完善的净化设备，包括土壤净化、水源净化、空气净化等。

√该检测合格证书必须每年接受检查并更新。

√必须提交详细的工作记录，以备随时抽查。

## Certificate of Registration

*This is to certify that*

**Absolute Aromas**
2 Grove Park, Mill Lane, Alton, Hampshire, GU34 2QG, UK

*has satisfied the requirements of the Soil Association Standards*
*for Organic Food and Farming and Regulation (EEC) No 2092/91 for*

**Organic**
Apricot Kernel Oil • Bergamot Oil • Calendula Carrier Oil • Calendula Oil • Carrot Carrier Oil • Cedarwood Atlas Oil •
Chamomile Roman Oil • Clary Sage Oil • Eucalyptus Globulus Oil • Eucalyptus Radiata Oil • Geranium Egyptian Oil •
Geranium Oil • Grapefruit Oil • Jojoba Oil • Juniper Berry Oil • Lavender Oil • Lemon Essential Oil • Lemon Oil • Lemongrass
Oil • Mandarin Oil • Orange Oil (sweet) • Patchouli Oil • Peppermint Oil • Rose Otto 5% Dilution • Rosemary Oil • Sesame
Oil • Sesame Oil • St Johns Wort • St. John's Wort Carrier Oil • Sunflower Oil • Sunflower Oil • Sweet Almond Oil • Tea Tree
Oil • Ylang Ylang Complete Oil • Ylang Ylang Extra Oil

| | |
|---|---|
| CERTIFICATE VALID FROM | 29 November 2001 |
| CERTIFICATE RENEWAL DATE | 31 December 2006 |
| LICENCE NUMBER | 05360 |

**Soil Association**
**Certification Limited**

Bristol House
40–56 Victoria Street
Bristol BS1 6BY
www.soilassociation.org

SIGNED _____
For and on behalf of Soil Association Certification Limited

第八章

芳香收藏室

# 精油的
# 保存与注意事项

纯植物精油非常容易受到温度、湿度、光线、空气等因素的影响而变质。因此，所有储存纯精油的容器都必须是深色、有儿童安全瓶盖的玻璃瓶，并且最好保存在 15 ～ 20℃的常温环境中。

## 保存期限和注意事项

√所有的木质类精油、树脂类精油，以及广藿香精油，都具有越陈越香、年代越久品质越好的特性，不仅香味更浓郁，理疗效能也更好。

√薰衣草、佛手柑，以及所有柑橘属家族的精油都拥有新鲜清香的气味，因此，购买时如果其气味混浊浓重，就表示有可能已经变质了。

√没有开封的纯精油的保存期限，根据精油的种类可以长达 3 ～ 10 年，甚至更久；开封后的纯精油，如果储存情况良好，则可保存至少 5 年；而复方精油的保存期限，则因媒介油会变质的关系，保存期限较短，不能超过 1 年。

精油全书（珍藏版）30 年芳疗经验集成

√调和好的复方油使用后必须立刻以面巾纸将瓶口擦干净，否则瓶口会出现氧化后的块状物质，不仅不容易去除，还会缩短复方油的使用寿命。而含蜡质高的树脂类精油和玫瑰、茉莉、德国甘菊精油，也有相同的情况，所以使用后必须把瓶口擦干净。

√绝对不可以在没有用完的复方油瓶中再加上新的调油，即使是完全相同的基础油和纯精油配方也不行。

## 影响精油品质的因素

√空气：空气进入任何一种精油瓶内，都会破坏、改变它的化学性质。这个过程，我们称之为"氧化"。萃取自树脂的精油，如乳香、没药，接触空气后，会变得更黏稠厚重，柑橘属精油接触空气后，则会快速地失去气味，并且变质。

√光线：由于所有精油都含有叶绿素成分，因此极容易和光线产生光合作用。最好的方法是将存放在深色玻璃瓶中的精油，储存在松木制成的木盒中，完全避免阳光的照射。

√水：在玻璃瓶或其他容器里倒入调好的复方油之前，一定要确认容器是完全干燥的，否则复方油在 24 小时之内就变质了！

## 使用精油的注意事项

精油浓度非常高，必须与媒介油调和使用。

唯有薰衣草和茶树可以直接接触皮肤。

精油仅可外用，不可内服。

避免直接接触眼睛。若不慎入眼，请立即用冷水冲洗。如有需要，请即刻就医。

放在儿童接触不到的地方。

佛手柑精油中含有的"呋喃香豆素"（Bergapten）成分具有高度的光敏作用，易使皮肤晒伤及出现色素沉着现象。但目前佛手柑精油的制造技术已可将此成分过滤去除，精油标示为"FCF"。因此购买前请确认是否为不含呋喃香豆素的佛手柑精油（Bergamot FCF）。

很多精油都具有通经功能，能够帮助和促进行经，孕妇应谨慎使用。如有疑问，请寻求专业建议。

严重疾病患者，使用精油前请得到专业医师的医嘱并征询有资格的专业芳香疗法师的意见。

使用顺势疗法治疗时，勿使用黑胡椒、樟脑、桉树及薄荷类精油，因这几种精油具有削弱顺势疗法的特性。

癫痫症患者避免使用茴香、牛膝草、山艾和迷迭香精油。

高血压患者避免使用迷迭香、山艾、牛膝草和百里香精油。

糖尿病患者避免使用白芷根精油。

严重的肾功能不全者避免使用杜松精油和茴香精油，因其可能导致肾中毒。

婴儿及儿童可安全使用的精油：罗马甘菊、薰衣草、橘。

敏感性皮肤者使用精油前请先进行皮肤测试，以防出现过敏反应。方法是将 1 ～ 2 滴精油滴在一侧手臂上，盖上创可贴停留 24 小时，去掉贴布后若出现反应，请不要以任何方式使用该种精油。

注意：如有任何疑问，请咨询医生或专业芳香疗法师。

## 某些精油应注意的事项

| 精油 | 注意事项 |
|------|---------|
| 白芷 | 必须使用萃取自白芷根部的精油而非萃取自其种子的精油。从白芷种子萃取的精油具有高度的光毒性。此外，糖尿病患者不宜使用白芷根精油，因为它的糖分含量很高 |
| 佛手柑 | 佛手柑精油内含 Bergapten 化学成分，该成分会经由光敏作用导致皮肤过敏。Bergapten 的特性会在使用佛手柑精油 24 小时后发生作用，所以在使用佛手柑精油后最好不要在阳光下暴晒。购买时最好选购已去除 Bergapten 成分的佛手柑精油（标明 FCF 的） |
| 樟脑 | 褐色和黄色樟脑具有毒性，只可以使用白色的樟脑精油 |
| 肉桂 | 自肉桂皮中萃取出的精油需谨慎使用；肉桂叶有可能会引起黏膜组织发炎，也应注意适度使用 |
| 丁香苞 | 所有含有丁香酚类的精油都会引致皮肤和黏膜组织过敏，要慎重使用 |
| 茴香 | 癫痫病患者禁用 |
| 天竺葵 | Bourbon 类型的天竺葵高剂量使用时，有可能会使一些敏感性皮肤引发皮炎 |
| 生姜 | 具有轻微的光毒性 |
| 牛膝草 | 要少量适度使用，癫痫及高血压患者禁用 |

| 精油 | 注意事项 |
|------|----------|
| 杜松／杜松莓 | 急性肾脏疾病患者切勿使用 |
| 柠檬 | 具光毒性，某些人会引起皮肤发炎及过敏；不要用在直接暴露于阳光下的皮肤上 |
| 柠檬草 | 某些人会引起皮肤发炎及过敏，应谨慎使用 |
| 欧薄荷 | 内含薄荷醇成分，有可能导致皮肤过敏 |
| 黑胡椒 | 含有发红剂成分，多量使用有可能会引致皮肤过敏 |
| 快乐鼠尾草 | 饮酒后切勿使用。快乐鼠尾草精油会使人麻醉，产生酒醉幻觉。此外，开车时应格外小心 |
| 山艾 | 山艾精油会抑制母乳产生。另外，山艾中含有50%的酮成分（有毒物质），禁止用于芳香疗法护理，特别是癫痫病患者 |
| 西班牙山艾 | 几乎不含毒性，但也应适度使用；高血压患者禁用 |
| 迷迭香 | 高血压和癫痫病患者禁用 |
| 香水树 | 香水树味道浓烈，有些人用后会感觉头痛和恶心，应小量适度使用 |

注：1. 某种精油若说明含有"毒性"，并不表示会夺人性命，只是有可能引发若干不适，若是低剂量、非长期使用，则不会有不适的情况发生。

2. 精油的毒性反应大约分为以下几种类型：

神经性毒性——使用后，感觉四肢末梢神经发麻、睡眠被干扰，头疼头晕、手抖。

皮肤性毒性——使用后，皮肤出现瘙痒、燥红、红疹、红斑反应。

黏膜性毒性——使用时或使用后，打喷嚏、口干舌燥、流鼻涕、流眼泪、咳嗽。

## 某些情况应注意的事项

| 情况 | 注意事项 |
|---|---|
| 怀孕 | 很多精油都具有通经功效（影响月经），因此建议怀孕期间只使用柑橘属类精油，特别是橙花精油，这是最安全的。即使是柑橘属精油，在某些情况下也会引起恶心和不舒服的感觉。因此使用前应先闻一下精油，如果闻起来感觉不舒服，那么最好只用媒介油进行按摩 |
| 顺势疗法 | 如果正在接受顺势疗法，则不得使用以下精油：樟脑、桉树、黑胡椒、欧薄荷。这些精油会影响顺势疗法功效的发挥 |
| 儿童 | 对于儿童，柑橘属、甘菊、薰衣草精油是比较安全的。如果孩子患了感冒、咳嗽等疾病需要使用其他精油，则务必谨慎使用。（可将 1 ～ 2 滴桉树精油滴在孩子的枕头、睡衣或室内净化空气机的出风口上） |
| 癫痫病患者 | 禁用牛膝草、鼠尾草、迷迭香、山艾精油 |
| 高血压患者 | 避免使用牛膝草、迷迭香、鼠尾草、山艾精油 |
| 糖尿病患者 | 不要使用白芷根，也避免使用茴香、牛膝草精油 |
| 皮肤过敏 | 人工合成或劣质精油会引起皮肤过敏，有时会刺激黏膜组织。疾病和压力也会加重皮肤的敏感性 |
| 头痛 / 恶心 | 吸入过多的精油会引起头痛和恶心 |
| 光毒性 | 如上面所提到的，有些精油具有光毒性，暴露于光线下，特别是过强的紫外线下，会使皮肤出现水疱、晒斑和色素沉着等现象 |

## 不允许使用在芳香疗法用途上的精油

以下所列精油建议不要用于任何芳香疗法护理中。这些精油具有很强的毒性和过敏性，必须在有专业资格且经验丰富的资深芳香疗法师指导下才可使用。

| 精油名称 | 拉丁文名称 |
| --- | --- |
| 苦杏仁 | *Prunusamygdalus* |
| 波多叶（Boldo leaf） | *Peumus boldus* |
| 白藤 | *Acorus calamus* |
| 褐色/黄色樟脑 | *Cinnamomum camphora* |
| 肉桂（cassia） | *Cinnamomum cassia* |
| 肉桂皮 | *Cinnamomum zeylanicum* |
| 土木香 | *Inula helenium* |
| 苦茴香 | *Foeniculum vulgare* |
| 辣根 | *Armoracia rusticana* |
| 毛果芸香叶 | *Pilocarpus jaborandi* |
| 芥菜 | *Brassica nigra* |
| 矮松木 | *Pinus mugo* |
| 芸香 | *Ruta graveolens* |
| 黄樟 | *Sassafras labium* |
| 巴西黄樟 | *Ocotea cymbarum* |
| 双子柏 | *Juniperus sabina* |
| 南木 | *Artemisia abrotanum* |
| 艾菊 | *Tanacetum vulgare* |
| 金钟柏（雪松叶） | *Thuja occidentalis* |
| 金钟柏（华盛顿） | *Thuja plicata* |
| 冬青树 | *Gaultheria procumbens* |
| 土荆芥籽 | *Chenopodium anthelminticum* |
| 山道年草 | *Artemisia absinthium* |

## 附 录 纯精油中文名/英文名/拉丁文名/家族科别对照表

| 中文名称 | 英文名称 Common Name | 拉丁文名称 Latin Name | 家族科别 Families |
|---|---|---|---|
| 紫苏 | Basil | Ocymum basilicum/Ocimum basillicum | Labiatae（Abiatate） |
| 佛手柑 | Bergamot | Citrus bergamia | Rutaceae |
| 黑胡椒 | Black Pepper | Piper nigrum | Piperaceae |
| 白千层 | Cajeput | Melaleuca leucadendron | Myrtaceae |
| 豆蔻 | Cardamon | Elettaria cardamomum | Zingiberaceae |
| 杉木（亚特拉斯） | Cedarwood, Atlas | Cedrus atlantica | Cupressaceae |
| 杉木（得克萨斯） | Cedarwood, Texas | Juniperus ashei | Cupressaceae |
| 杉木（维吉尼亚） | Cedarwood, Virginian | Juniperus virginiana | Cupressaceae |
| 甘菊（德国） | Chamomile, German | Matricaria recutica | Compositae/Asteraceae |
| 甘菊（摩洛哥） | Chamomile, Maroc | Ormenis multicaulis/Chamaemelum nobile | Compositae/Asteraceae |
| 甘菊（罗马） | Chamomile, Roman | Anthemis nobilis /Chamaemelum nobile | Compositae/Asteraceae |
| 肉桂叶 | Cinnamon Leaf | Cinnamomum zeylanicum | Lauraceae |
| 香茅 | Citronella | Cymbopogon nardus | Poaceae(gramineae) |

| 中文名称 | 英文名称 Common Name | 拉丁文名称 Latin Name | 家族科别 Families |
|---|---|---|---|
| 快乐鼠尾草 | Clary Sage | Salvia sclarea | Labiatae（Abiatate）/ Lamiaceae |
| 丁香苞 | Clove Bud | Syzygium aromaticum | Myrtaceae |
| 胡荽 | Coriander | Coriandrum sativum | Apiaceae(umbelliferae) |
| 柏树 | Cypress | Cupressus sempervirens | Cupressaceae |
| 桉树（蓝胶树） | Eucalyptus,Blue Gum | Eucalyptus globulus | Myrtaceae |
| 桉树（柠檬味） | Eucalyptus,Lemon Oil | Eucalyptus Citriodora | Myrtaceae |
| 桉树（窄叶树） | Eucalyptus,Narrow-leaved peppermint | Eucalyptus Radiata | Myrtaceae |
| 桉树（胶树） | Eucalyptus,Gully gum | Eucalyptus Smithii | Myrtaceae |
| 茴香（甜） | Fennel, Sweet | Foeniculum vulgare | Umbellifereae |
| 天竺葵 | Geranium | Pelargonium graveolens | Geraniaceae |
| 生姜 | Ginger | Zingiber officinalis | Zingiberaceae |
| 葡萄柚 | Grapefruit | Citrus paradisi | Rutaceae |
| 红桧 | Ho wood | Cinnamomum camphora | Lauraceae |
| 牛膝草 | Hyssop | Hyssopus officinalis | Labiatae |
| 杜松莓 | Juniper Berry | Juniperus communis | Cupressaceae(Coniferae) |

| 中文名称 | 英文名称 Common Name | 拉丁文名称 Latin Name | 家族科别 Families |
|---|---|---|---|
| 真实薰衣草 | Lavender,True | *Lavandula angustifolia/ Lavandula officinalis* | *Labiatae（Abiatate）* |
| 法国薰衣草 | Lavandin | *Lavandula intermedia* | *Labiatae（Abiatate）* |
| 宽叶薰衣草 | Lavender,spike | *Lavandula latifolia* | *Labiatae（Abiatate）* |
| 柠檬 | Lemon | *Citrus limon* | *Rutaceae* |
| 柠檬草 | Lemongrass | *Cymbopogon Citratus* | *Poaceae* |
| 莱姆（青柠） | Lime | *Citrus aurantifolia* | *Rutaceae* |
| 橘 | Mandarin | *Citrus nobilis* | *Rutaceae* |
| 马乔莲（甜） | Marjoram,Sweet | *Origanum marjorana* | *Lamiaceae / Labiatae（Abiatate）* |
| 马乔莲（西班牙） | Marjoram,Spanish | *Thymus mastichina* | *Lamiaceae* |
| 山鸡椒 | May Chang | *Litsea cubeba* | *Lauraceae* |
| 真香蜂草 | Melissa true | *Melissa officinalis* | *Labiatae（Abiatate）* |
| 桃金娘 | Myrtle | *Myrtus communis* | *Myrtaceae* |
| 苦橙花 | Neroli (Neroli Bigarade; Orange Flower) | *Citrus aurantium var.amara* | *Rutaceae* |
| 绿花白千层 | Niaouli | *Melaleuca quinquenervia* | *Myrtaceae* |
| 苦柳橙 | Orange,Bitter | *Citrus aurantium var.amara* | *Rutaceae* |

附录

| 中文名称 | 英文名称 Common Name | 拉丁文名称 Latin Name | 家族科别 Families |
|---|---|---|---|
| 甜橙 | Orange,Sweet | Citrus sinensis | Rutaceae |
| 棕榈草（掌形玫瑰） | Palmarosa | Cymbopogon martinii | Graminaceae |
| 广藿香 | Patchouli | Pogostemon cablin | Labiatae（Abiatate） |
| 欧薄荷 | Peppermint | Mentha piperita | Labiatae（Abiatate） |
| 橙叶 | Petitgrain | Citrus aurantium var.amara | Rutaceae |
| 针松（苏格兰） | Pine,Scotch | Pinus sylvestris | Pinaceae |
| 迷迭香 | Rosemary | Rosmarinus officinalis | Labiatae（Abiatate） |
| 紫檀 | Rosewood | Aniba rosaeodora | Lauraceae |
| 山艾（西班牙） | Sage,Spanish | Salvia lavendulaefolia | labiatae |
| 檀香木 | Sandalwood | Santalum album | Santalaceae |
| 绿薄荷 | Spearmint | Mentha spicata | Labiatae |
| 茶树 | Tea Tree | Melaleuca alternifolia | Myrtaceae |
| 百里香（白） | Thyme,White | Thymus vulgaris | Labiatae（Abiatate） |
| 缬草根 | Valerian Root | Valeriana officinalis | Valerianaceae |
| 岩兰草 | Vetiver | Vetiveria zizanioides | Poaceae |
| 欧蓍草 | Yarrow | Achillea millefolium | Asteraceae(compositae) |
| 依兰（香水树） | Ylang Ylang | Cananga odorata var.genuine | Anonaceae |

绝对油和树脂油（Absolutes & Resins）

| 中文名称 | 英文名称 Common Name | 拉丁文名称 Latin Name | 家族科别 Families |
|---|---|---|---|
| 安息香 | Benzoin | *Styrax benzoin* | *Styraceae* |
| 乳香 | Frankincense | *Boswellia carterii* | *Burseraceae* |
| 茉莉 | Jasmine | *Jasminum grandiflorum* | *Oleaceae* |
| 没药 | Myrrh | *Commiphora myrrha* | *Burseraceae* |
| 奥图玫瑰 | Rose Otto,Damask | *Rosa damascena* | *Rosaceae* |
| 西洋蔷薇 | Rose,Cabbage | *Rosa centifolia* | *Rosaceae* |

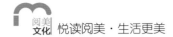

悦读阅美 · 生活更美

## \* 好 书 推 荐 \*

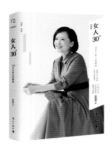

**《女人30⁺——30⁺女人的心灵能量》**

(珍藏版)

**金韵蓉/著**

畅销20万册的女性心灵经典。

献给20岁：对年龄的恐惧变成憧憬。

献给30岁：于迷茫中找到美丽的方向。

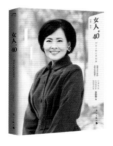

**《女人40⁺——40⁺女人的心灵能量》**

(珍藏版)

**金韵蓉/著**

畅销10万册的女性心灵经典。

不吓唬自己，不如临大敌，

不对号入座，不坐以待毙。

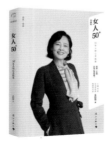

**《女人50⁺：50⁺女人的心灵能量》**

(珍藏版)

**金韵蓉/著**

前半生，美好的仗已经打过，

对自己、对孩子、对先生、对家庭俯仰无愧，

50岁后，开始真正为自己而活，

这不是自私，是心灵的自由。

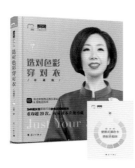

### 《选对色彩穿对衣（珍藏版）》
### 王静/著

"自然光色彩工具"发明人为中国女性
量身打造的色彩搭配系统。

赠便携式测色建议卡+搭配色相环。

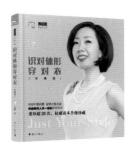

### 《识对体形穿对衣（珍藏版）》
### 王静/著

"形象平衡理论"创始人为中国女性
量身定制的专业扮美公开课。

体形不是问题，会穿才是王道。

形象顾问人手一册的置装宝典。

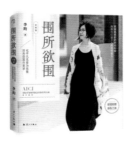

### 《围所欲围（升级版）》
### 李昀/著

掌握最柔软的时尚利器，

用丝巾打造你的独特魅力；

形象管理大师化平凡无奇为优雅时尚的丝巾美学。

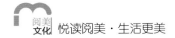

悦读阅美·生活更美

\*好书推荐\*

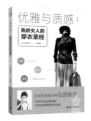

**《优雅与质感1——熟龄女人的穿衣圣经》**

[日]石田纯子/主编 宋佳静/译

时尚设计师30多年从业经验凝结，

不受年龄限制的穿衣法则，

从廓形、色彩、款式到搭配，穿出优雅与质感。

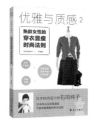

**《优雅与质感2——熟龄女人的穿衣显瘦时尚法则》**

[日]石田纯子/主编 宋佳静/译

扬长避短的石田穿搭造型技巧，

突出自身的优点、协调整体搭配，

穿衣显瘦秘诀大公开，穿出年轻和自信。

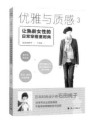

**《优雅与质感3——让熟龄女人的日常穿搭更时尚》**

[日]石田纯子/主编 宋佳静/译

衣柜不用多大，衣服不用多买，

现学现搭，用基本款&常见款穿出别样风采，

日常装扮也能常变常新，品位一流。

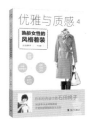

**《优雅与质感4——熟龄女性的风格着装》**

[日]石田纯子/主编 千太阳/译

43件经典单品+创意组合，

帮你建立自己的着装风格，

助你衣品进阶。

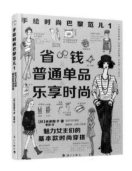

**《手绘时尚巴黎范儿1——魅力女主们的基本款时尚穿搭》**
[日]米泽阳子/著 袁淼/译
百分百时髦、有用的穿搭妙书，
让你省钱省力、由里到外
变身巴黎范儿美人。

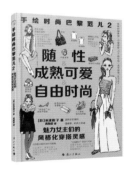

**《手绘时尚巴黎范儿2——魅力女主们的风格化穿搭灵感》**
[日]米泽阳子/著 满新茹/译
继续讲述巴黎范儿的深层秘密，
在讲究与不讲究间，抓住迷人的平衡点，
踏上成就法式优雅的捷径。

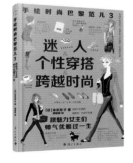

**《手绘时尚范黎范儿3——跟魅力女主们帅气优雅过一生》**
[日]米泽阳子/著 满新茹/译
巴黎女人穿衣打扮背后的生活态度，
巴黎范儿扮靓的至高境界。

**图书在版编目（CIP）数据**

精油全书：珍藏版：30年芳疗经验集成 / 金韵蓉
著. —— 桂林：漓江出版社, 2020.6（2024.10 重印）
ISBN 978-7-5407-8857-5

Ⅰ. ①精… Ⅱ. ①金… Ⅲ. ①香精油 – 保健 – 基本知
识 Ⅳ. ①R161②TQ654

中国版本图书馆CIP数据核字（2020）第026419号

**精油全书（珍藏版）——30年芳疗经验集成**

JINGYOU QUANSHU（ZHENCANG BAN）——30 NIAN FANGLIAO JINGYAN JICHENG

金韵蓉 著

出　版　人：刘迪才
策划编辑：符红霞　　　　责任编辑：符红霞　赵卫平
封面设计：孙阳阳　　　　版式设计：夏天工作室
责任监印：黄菲菲

出版发行：漓江出版社有限公司
社　　址：广西桂林市南环路22号
邮　　编：541002
发行电话：010-65699511　0773-2583322
传　　真：010-85891290　0773-2582200
邮购热线：0773-2582200
电子信箱：ljcbs@163.com
网　　址：www.lijiangbooks.com
微信公众号：lijiangpress

印　　制：北京中科印刷有限公司
开　　本：880 mm × 1230 mm　1/32
印　　张：15.75
字　　数：280千字
版　　次：2020年6月第1版
印　　次：2024年10月第6次印刷
书　　号：ISBN 978-7-5407-8857-5
定　　价：98.00元

悦 读 阅 美 · 生 活 更 美